사회인지 향상을 위한

그룹작업치료

프로그램과 적용사례

사회인지 향상을 위한

그룹작업치료: 프로그램과 적용사례

2019년 5월 10일 1판 1쇄 인쇄
2019년 5월 20일 1판 1쇄 발행

지은이 | 이민재, 최선희 외
펴낸이 | 김진환
펴낸곳 | 학지사메디컬 HAKJISA MEDICAL
04031 서울특별시 마포구 양화로 15길 20 마인드월드빌딩
대표전화_ 02-330-5188 팩스_ 02-326-0338
등 록 | 2010년 2월 8일 제313-2010-36호
메 일 | hakjisamd@hakjisamd.co.kr
홈페이지 | http://www.hakjisamd.co.kr

ISBN 978-89-6069-790-4 93510

가 격 | 22,000원

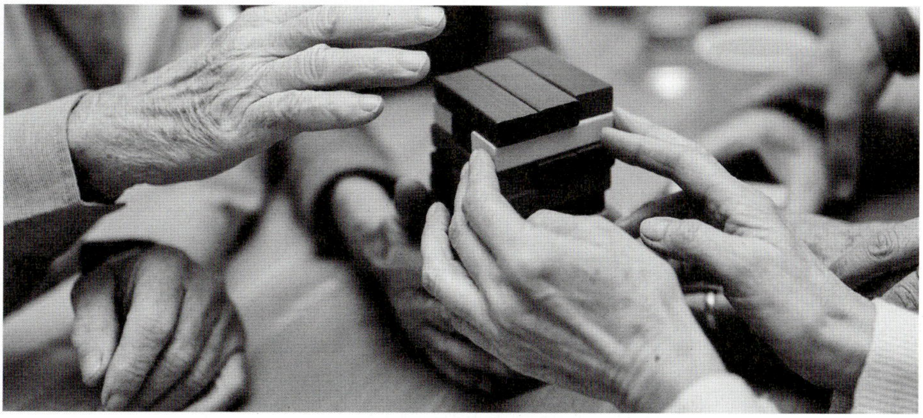

사회인지 향상을 위한

그룹작업치료 프로그램과 적용사례

이민재, 최선희, 서원영, 강현규, 이은재, 정재영, 유수연, 손상원, 오태형 공저

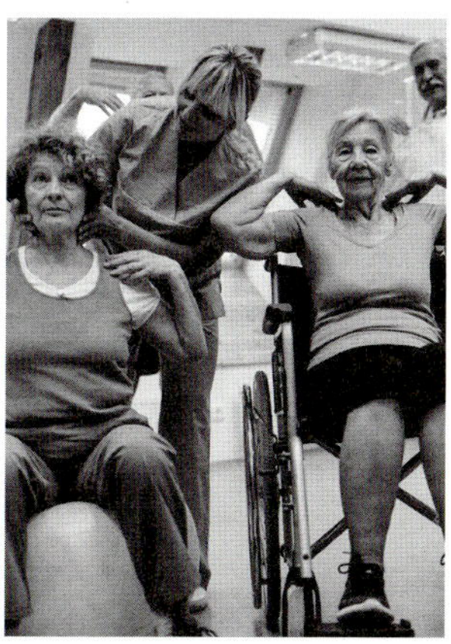

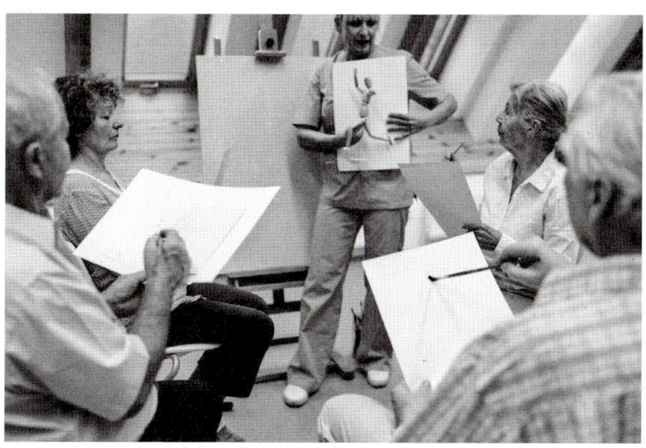

학지사메디컬
HAKJISAMEDICAL

저자 소개

이민재	근로복지공단 대구병원
최선희	근로복지공단 대구병원
서원영	근로복지공단 대구병원
강현규	근로복지공단 대구병원
이은재	근로복지공단 대구병원
정재영	근로복지공단 대구병원
유수연	근로복지공단 대구병원
손상원	근로복지공단 대구병원
오태형	근로복지공단 대구병원

머리말

작업치료(occupational therapy)는 현재까지도 많이 생소한 분야이다. 우리나라뿐만 아니라 2016년 본인이 방문한 적이 있는 독일과 오스트리아의 재활병원에서도 '작업치료사'를 잘 알지 못했다. 내가 처음 입학했던 1995년부터 2015년 정도까지 작업치료의 인지도는 그저 그런 수준이었다. 병원과 관계된 사람들, 그리고 작업치료를 접해본 사람들만 아는 정도였다. 하지만 최근 많은 발전과 변화, 인지도의 향상을 보여주고 있다. 최근 개봉영화였던 「다운사이징」과 몇 년 전 텔레비전 드라마였던 「내 딸 꽃님이」에서 주인공의 직업이 바로 작업치료사였던 것도 한 몫을 했지만, 이제 이 사회가 작업치료의 중요성과 필요성을 인식하고 있다는 것이 더 큰 이유라고 말할 수 있다.

본인이 처음 작업치료사로써 일을 시작했던 2002년에는 대상자에게 적용할 수 있는 치료적 서비스가 그리 많지 않았다. 작업치료 관련 수가도 한정되어 있었고, 법률로 정해져 있는 업무범위에도 제한이 있었다. 하지만 최근 법률개정(의료기사 등에 관한 법률 시행령 일부 개정령. 2018년 12월 18일 공포)내용을 보면 작업치료의 업무범위는 감각 · 지각 · 활동훈련, 삼킴장애 재활훈련, 인지재활훈련, 일상생활훈련, 운전재활훈련, 직업재활훈련, 작업수행능력 분석 및 평가, 작업치료용 기기의 사용 및 관리, 상지보조기 제작 및 훈련, 작업요법적 교육 등으로 많이 늘어나게 되었다. 할 수 있는 업무의 범위는 많이 늘어난 것에 비해 작업치료사가 참고할만한 서적은 그리 많지 않으며, 외국서적 번역본과 이론적 내용의 서적이 대부분이었다. 이에 실제적으로 그리고 직접적으로 작업치료사에게 도움을 줄 수 있는 내용을 직접 준비하게 되었다.

사람을 사람답게 하는 것은 여러 가지가 있다. 신체적 · 정신적 상태, 역할, 직업, 나이, 성별, 학력, 문화적 · 사회적 배경, 경제적 능력, 습관, 거주지역 등등 많은 것들이 사람을 사람답게 하는 요소들이라고 할 수 있다. 이러한 것들과 더불어 최근에는 대인관계나 사회적 공동체에서의 원활한 행동을 하게 하는 것을 뜻하는 '사회인지(social cognition)'가 중요시 되고 있다. 타인 및 타인의 상황에 대한 이해와 배려를 할 수 있는 능력, 표정과 행동 등에 대한 공감능력이야 말로 진정으로 사람을 사람답게 하는 것이라 생각된다.

과거 재활치료는 치료사와 환자가 일대일로 조용한 공간에서 진행되는 것이 일반적인 것이었다. 따라서 사회인지, 공감능력, 대인관계기술 등을 향상시킬 수 있는 환경이 마련되기 어려웠다. 근로복지공단에서는 보다 효과적이고 집중적인 재활치료를 위해 2015년부터 '산재보험 시범재활수가'라고 하는 다양한 재활치료수가를 개발하고 있으며, 이중에는 '집단

작업치료수가'도 포함되어 있었다. 근로복지공단 대구병원에서는 이를 적극적으로 진행하였고, 보다 체계적이고 전문적인 집단작업치료를 운영하기 위해 주기적인 스터디모임을 진행하였다. 이러한 자료들을 모아 책을 편찬하게 되었다.

『사회인지 향상을 위한 그룹 작업치료: 프로그램과 적용사례』에는 80여 개의 그룹작업치료 프로그램을 담고 있다. 스포츠, 레크리에이션, 두뇌발달활동 등 11개의 주제가 있으며 각 주제별로 여러 개의 프로그램을 준비했다. 각 프로그램은 개요 – 인원 – 준비물 – 소요시간 – 진행방법 – 난이도 조절 – 고려사항으로 이어지는 일관성 있는 순서로 설명되어있으며, 모든 프로그램에 '활동사진'을 포함하여 사용자의 이해를 돕도록 했다. 또한 신체적 능력부터 인지능력, 취미, 레크리에이션, 의사소통기술, 일상생활동작훈련 등 다양한 내용을 담았다.

이 책을 준비할 당시는 작업치료사를 주된 대상으로 고려하였으나, 병원에 근무하는 의료인·의료기사들이 아닌 일반인과 관련업무 종사자들도 사용할 수 있도록 모든 내용과 언어를 수정하였다. 최근 국가정책으로 치매안심제도가 운영되고 있을 뿐만 아니라 고령인구가 많이 늘어나고 있으며, 다양한 이유로 인한 뇌손상 환자들도 지속적으로 발생하고 있다. 이러한 우리나라의 추세에 따라 병원을 비롯하여 보건소, 요양병원, 복지관 등에서도 이 책을 참고하여 다양한 프로그램을 진행할 수 있으며 작업치료사를 준비하는 학생들에게도 치료적 아이디어를 제공할 것이라 생각한다. 또한 이 책을 통하여 앞으로 더 훌륭한 작업치료 임상 서적들이 많이 출판되기를 기대한다.

임상 작업치료사로써 바쁘고 힘든 와중에서도 이 책을 위해 정기적으로 모여 아이디어 회의를 하고, 직접 주 10회씩 직접 그룹 작업치료를 운영한 사랑하는 후배이자 든든한 동료인 공동 저자들에게 우선적으로 고생했다는 말을 전하고 싶다. 그리고 최고의 전문가적 조언과 지도, 그리고 관심을 아끼지 않으신 근로복지공단 대구병원 김봉옥 원장님과 항상 응원해주신 김경애 재활치료실장님께도 무한한 감사를 전해드리고 싶다. 이 책을 통하여 재활병원에 있는 많은 환자분들이 힘든 재활과정을 잘 견디시길 바라며, 다양한 분야에서 좋은 쓰임이 되는 그런 책이 되길 진심으로 바라며 이 책의 머리말을 마친다.

2019년 5월
공동저자 오 태 형

차 례

SECTION 01 서론

SECTION 02 그룹 작업치료 프로그램

CHAPTER 04 두뇌발달 활동 105

CHAPTER 05 심리정서 활동 159

CHAPTER 06 미술 활동 173

CHAPTER 07 음악 활동 197

CHAPTER 08 공예 활동 207

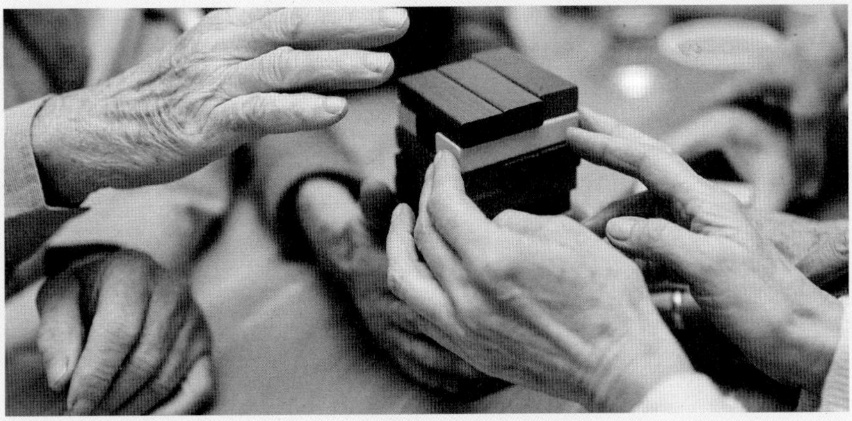

SECTION
01
서론

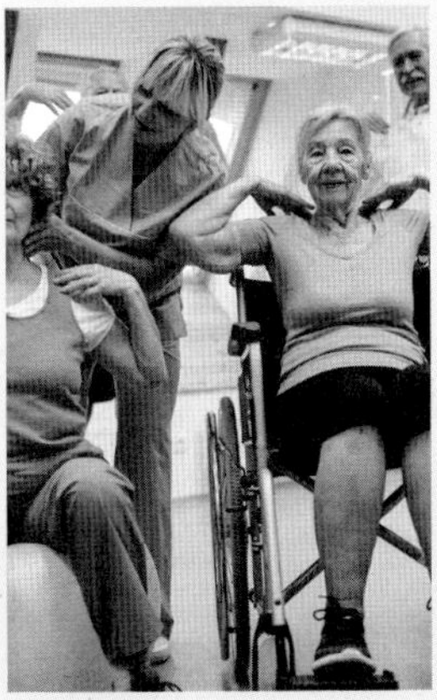

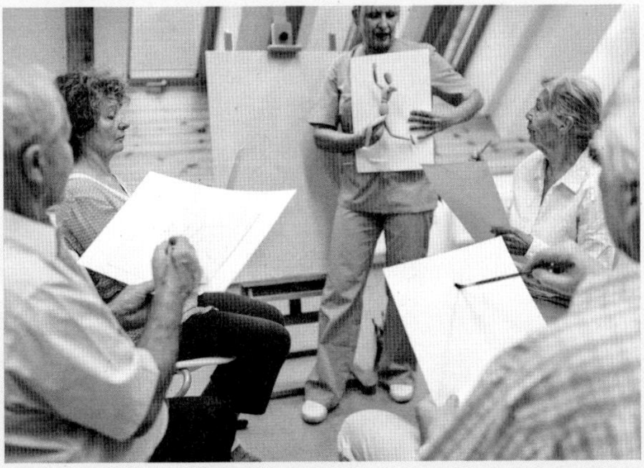

1. 그룹치료

1) 그룹치료의 정의

그룹(Group)이란 사회의 기본 구성단위로서 타인과의 관계를 형성하고, 유지할 수 있게 해준다. 그룹치료(Group therapy)는 두 명 이상의 클라이언트가 목표를 성취하기 위해 함께 협력하는 치료를 지칭하는 것으로, 구성원들의 상호작용을 이용하여 각 구성원들의 부정적인 문제를 해결해 나가는 방법이라고 정의할 수 있다. 그룹치료는 다양한 심리적 장애를 치료하는 데 효과적일 뿐 아니라 신체의 질환을 가지고 있는 사람이나 그 가족을 위해서 중요한 심리적 중재 모형이다.

2) 그룹치료의 역사

그룹치료는 1905년 내과의사 Joseph H. Pratt에 의해 결핵 환자를 대상으로 처음 실시되었고, 1921년 정신과의사인 Edward Lazell이 조현병 환자를 대상으로 교육과 정신분석의 연장선상에서 그룹토론(Group discussion)을 시행하였다. Schilder는 그룹에서 자유연상을 강조하고 전이와 꿈을 해석하여 분석적 그룹치료의 선구자로 여겨지고 있으며, Wolf는 성인을 대상으로 정신분석적 그룹치료를 개발하였다.

심리학, 철학, 정신분석, 사회학, 연극, 예술 등 여러 분야의 영향을 받아 그룹치료가 이루어지게 되었고, 200여 개 이상의 정신치료 이론의 영향을 받았기 때문에 그룹 정신치료와 동일하게 사용할 수도 있지만, 광범위한 분야에서 다양한 방식으로 적용되어져 왔기 때문에 그룹치료 속에 그룹 정신치료를 포함하는 광의의 의미로 정의하는 것이 바람직할 것이다. 작업치료, 치료레크리에이션, 대그룹 치료, 사이코드라마 등의 활동치료와 미술치료, 음악치료, 무용치료 등의 예술치료가 그룹치료에 포함될 수 있다.

제1차 세계대전 이후 정신과 의사들에 의해 레크리에이션의 치료적 가치를 인식하게 되면서 치료레크리에이션이 활성화되기 시작했고, 1942년 Marian Chase에 의해 무용치료가 발전하게 되면서 병원에서 무용치료 프로그램을 실시하게 되었다. 미술치료는 심리를 파악하는 중요한 수단으로 진단적 중요성이 강조되어 치료적 접근을 위한 많은 시도가 있었다. 음악치료는 음악의 치료적 효과가 밝혀지면서 각 대학에 음악치료 전공학과가 생겼으며, 재활치료 프로그램의 경우는 많은 수의 정신질환자가 약물치료를 계속 받고 있음에도 지속되는 증상과 병의 잦은 재발로 고통당하고 있다는 것이 알려지면서 그룹치료 방식을 도입하여 미국을 비롯한 전 세계적으로 활발하게 연구되고 있고 많은 전문가가 배출되어 임상에서 적용되고 있다.

3) 그룹치료의 장점

그룹치료의 장점은 그룹치료를 통해 대인관계의 문제점을 교정해 줄 수 있으며, 여러 환자들에게 동시에 시행할 수 있는 편의성, 환자의 경제적 부담이 적은 경제성, 적은 수의 치료자가 적은 노력으로 많은 의료 수요에 대처할 수 있다는 효율성을 들 수 있다. 클라이언트에게 심리적인 지지를 강화하여 자기이해와 자기수용을 가능하게 하고 효과적인 동기부여를 통해 활동에 적극적으로 참여하게 한다. 또한, 개인 간의 상호작용 및 의사소통의 기회를 제공하며, 개별치료와 동일한 소요 시간에 더 많은 서비스를 제공하므로 경제적인 효율성과 시간 절약이라는 장점이 있다. 그룹을 통해서 구성원들이 문제를 가지고 있는 것이 혼자가 아니라는 사실을 인식하게 되고 그룹 구성원들의 관심사를 공유할 수 있게 해준다. 그리고 그룹에서 유익한 제언을 얻고, 상호 지지하며 환류를 주고 받고 유익한 정보를 제공해 줌으로써 타인을 도울 수 있는 기회를 갖게 해준다. 그룹치료를 통하여 환자는 자기와 비슷한 상황에 처해 있는 다른 사람들이 자신의 문제를 어떻게 인식하며 해결해 나가는지를 의식적 또는 무의식적으로 보고 받아들이며, 그러한 가운데 자연스럽게 유대감을 형성할 수 있다.

4) 그룹치료의 효과

여러 연구를 통해서 그룹치료의 효과를 검증하였는데 그룹치료를 통해서 클라이언트의 운동 기능과 일상생활동작 수행능력 향상의 효과가 극대화될 수 있다고 하였고, 다양한 심리적 장애 개선에도 효과가 있다고 하였다. Yalom은 임상경험에 따라서 11개의 주요 그룹 치료 효과 요인들을 기술하였다.

① 희망의 고취(Instillation of hope)

그룹 상담을 통해서 자신에게 변화가 일어날 것이고, 문제가 해결될 수 있다는 희망을 가지게 되는 것을 말한다. 내담자도 자신의 성장 및 변화를 위해서 그룹 상담에 참여하기로 결정한 순간부터 희망을 가지게 된다.

② **보편성**(Universality)

자신의 문제 생각, 감정, 충동, 상황 등이 독특하다고 알고 있었던 것이 그룹치료를 통해 서로 자신의 고민과 생각을 공유함으로써 다른 사람들도 유사한 생각과 고민을 가지고 있음을 알게 된다. 보편성의 또 다른 의미는 내담자가 자신의 문제에 몰입하는 데서 벗어나, 다른 사람에게 주의를 기울일 수 있다는 것이다. 내담자들은 자신의 문제에 골몰하는 경향이 있는데 이 문제로 인해 자신의 어려움을 극대화하여 경험하게 되고, 자신에 대한 객관적 시각을 잃게 된다. 그룹에서 다른 사람의 이야기를 들어야 하기 때문에, 자신에게만 향하는 내담자의 에너지 방향에 변화가 오게 된다. 보편성에 대한 인식은 특히 대인관계가 적은 내담자에게 의미가 있는데, 내담자는 다른 사람과 이야기를 나눈 경험이 적기 때문에 그룹 치료를 통한 인간 삶에 대한 학습이 이루어질 수 있다.

③ **정보전달**(Imparting of information)

클라이언트에게 발생한 문제와 유사한 문제에 대해 그룹원들이 어떤 방식으로 그 문제를 극복했는지, 도움을 받을 곳은 어디인지 등에 대한 정보를 주고받을 수 있다.

④ **이타심**(Altruism)

타인에게 도움만 받는 입장도 자아존중감을 저하시키는 요인이다. 각 그룹 구성원은 다른 그룹 구성원에게 도움을 주고 있는 자신을 발견하게 되고, 타인에게 도움을 주는 경험은 개인의 자긍심을 고양시킨다.

⑤ **일차 가족그룹의 교정적 반복 발달**(Corrective recapitulation of the primary family)

그룹치료를 통해서 내담자는 그룹 구성원과 그룹 리더로부터 일차가족그룹 구성원에게 가졌던 경험을 다시 경험하게 되는 경우가 많다. 이때 초기 가족 구성원과 가졌던 부정적 대인관계 패턴과 감정(투사)에 대해 해결할 기회를 갖게 된다. 우리가 타인에게 가지는 생각이나 감정이 그 타인에게 느끼는 고유한 것일 때도 있지만 과거의 경험 속에서 가졌던 것을 그대로 가져오는 경우가 있다. 이러한 현상을 전이라고 한다. 그룹에 참여하게 되면 그룹 구성원들에게 초기 가족관계에서 가졌던 경험의 전이가 일어나는 경우가 있다. 이런 전이가 그룹 안에서 명료화되고, 전이에 대한 이해가 이루어지고, 그룹 구성원을 그 사람만으로 경험하게 되는 것을 초기 가족의 교정적 반복 발달이라고 한다.

⑥ **사회화 기술의 발달**(Development of socializing techniques)

그룹 상담에서 다른 그룹 구성원과 사회적 관계를 형성하면서 다양한 사회화 기술을 습득할 수 있다. 구성원들이 부적응적 사회행동에 관하여 상당한 정보를 얻기도 하며, 친밀한

관계가 부족한 환자들을 위해 정확한 인간관계의 피드백을 위한 최초의 기회를 마련해준다. 창작물을 통해 서로 정보를 공유하며 보다 더 안전하게 친밀감을 형성해 나갈 수 있다.

⑦ **모방행동**(Imitative behavior)

클라이언트가 다른 그룹 구성원이나 그룹 리더를 모방하여 바람직한 사고, 행동, 감정을 습득하게 된다.

⑧ **대인관계 학습**(Interpersonal learning)

그룹 내에서 매체의 공유나 서로의 피드백은 그룹의 역동을 일으키기도 하는데 타인의 역동으로 인해 자신의 모습을 보기 시작하며 그들이 사회 상황에서 다른 사람과 작용하듯이 그룹원과 상호작용하며 기존의 대인관계 세계를 그룹 내에서 새롭게 만들게 된다. 이로써 대인관계를 학습해 나갈 수 있다.

⑨ **그룹 응집력**(Group cohesiveness)

그룹 응집력은 그룹원들이 서로 얼마나 잘 어울리며, 서로 이끌리고 있느냐를 말하는 것이다. 본인이 속해 있는 그룹은 다른 그룹과의 배타성을 가지며 우리의 그룹이 형성되고 함께 매체를 나눠 쓰고 감정을 교류하며 그룹의 응집력이 생기게 된다. 그룹 응집력이 생기면 더욱 상호 만족스런 관계를 갖게 되는데 신뢰, 따뜻함, 공감적 이해, 수용, 하나됨을 의미하고 내담자에게 소속감과 안정감을 제공한다.

⑩ **정화**(Catharsis)

내면에 억압된 여러 가지 감정과 생각들을 그룹 내에서 안전하게 분출시키고, 노출된 감정과 생각들이 다른 그룹 구성원들에게 수용되면 내담자에게 정서적 변화가 생긴다. 이를 통해 감정의 정화를 경험하며 긴밀한 관계가 형성되고 유대감을 느끼게 된다.

⑪ **실존적 요인**(Existential factors)

삶에 있어서 인간으로서 가지는 실존적 문제와 한계 그리고 자신의 삶에 대한 책임감을 새롭게 인식하게 된다.

2. 그룹 작업치료

1) 작업치료

작업이란 개인에게 의미가 있는 모든 종류의 정신적·신체적·사회적 활동을 말하며, 작업치료란 신체적·정신적 그리고 발달과정에서 어떠한 이유로 기능이 저하된 사람에게 의미가 있는 치료적 활동(작업)을 통해 행복한 삶을 영위할 수 있도록 치료, 교육하는 보건의료의 전문 분야이다. 작업치료에서 활동은 작업을 완성시키는 중요한 매개체이며 클라이언트에게 의미가 있는 활동들이 모여 하나의 작업이 된다.

작업치료에서 치료적 활동(작업)이란 환자의 신체적·인지적·정신적 기능의 변화를 이끌어 내기 위한 방법으로 환자의 각 기능을 평가하여 그에 맞추어 활동을 적용하게 된다. 즉, 다양한 활동에 참여하는 기회를 제공하는 것은 사회적 퇴행을 예방하고, 사회적 활동을 하도록 격려하고 지지하여 보다 나은 인지의 통합을 가져오도록 도와주는 것이다. 작업치료사는 정신적·정서적·신체적·발달적 문제를 가진 사람에게 개별적 또는 그룹으로 작업치료를 제공하며, 일상생활뿐만 아니라 직업과 놀이 환경 내에서 과제를 수행할 수 있도록 능력향상을 돕는다.

2001년 세계보건기구(World Health Organization)에서 장애에 대한 개념 변화를 공표함으로써 미국작업치료사협회에서 이러한 사회적 변화에 발맞추어 작업치료의 중재 영역을 기존의 일, 일상생활활동, 놀이라는 수행 영역에 수단적 일상생활활동, 사회적 참여, 교육, 여가를 포함시켜 일곱 영역으로 확대하였다. 이것은 환자가 집안에서만 독립적인 활동을 하는 데 만족하지 않고, 지역사회에 동참하도록 하여 환자의 한정된 사회적 참여를 높이고, 일반사회에 통합될 수 있도록 하는 것이 작업치료의 궁극적인 목표임을 시사한다.

2) 그룹 작업치료

그룹은 사회적 상호작용 체계로서 이를 작업치료에 적용할 경우 환자 및 보호자의 욕구 충족 매개체로 적용이 가능하므로 작업치료에서의 그룹치료에 대한 이해와 활용이 중요하다고 할 수 있다. 근력 강화와 신체 기능적인 훈련을 접목하여 일상생활동작에 대한 그룹치료를 치료실 내에서 활용하고 개선하면 치료 효과를 최대로 얻을 수 있어 일상생활에 원활히 적용할 수 있다. 그룹으로 치료를 시행하게 되면 그룹 내 구성원들끼리 서로의 자긍심을 높일 수 있는 인간관계를 형성하게 되며, 인간관계를 통한 사회성 유지와 흥미 있는 작업 활동을 통하여 이상행동을 감소시킬 수 있다. 이처럼 그룹을 활용한 작업치료는 기능이 저하된 클라이언트가 일상생활을 독립적으로 수행하고, 사회적 참여를 높이는 데 적합한 조건을 갖추고 있다. 그룹 작업치료의 효과는 여러 연구들을 통해서 검증이 되고 있는데, 인지기능의 향상, 신체기능 증진, 우울증 감소, 일상생활에서의 독립성 증가, 삶의 질이 향상되는 결과를 보였다.

기능이 저하된 클라이언트는 일상생활수행도 저하와 함께 심리사회적으로 위축되고 대인관계에서의 장애를 초래하게 된다. 이로 인해 사회적 참여도가 낮아지고 삶의 질이 저하된다. 그룹작업치료를 통해서 사회적 참여를 촉진시킬 때 자신과 타인과의 유대, 사회적 접촉 등 다양한 기능적 지지를 제공하여 불안과 외로움을 완화하여 심리적 안녕을 유지시킬 수 있다. 따라서 클라이언트들의 심리사회적 재활과 적응을 높이기 위해서는 더 긍정적이고 발전적인 대인관계를 가질 수 있도록 하는 그룹작업치료 프로그램이 필요하다.

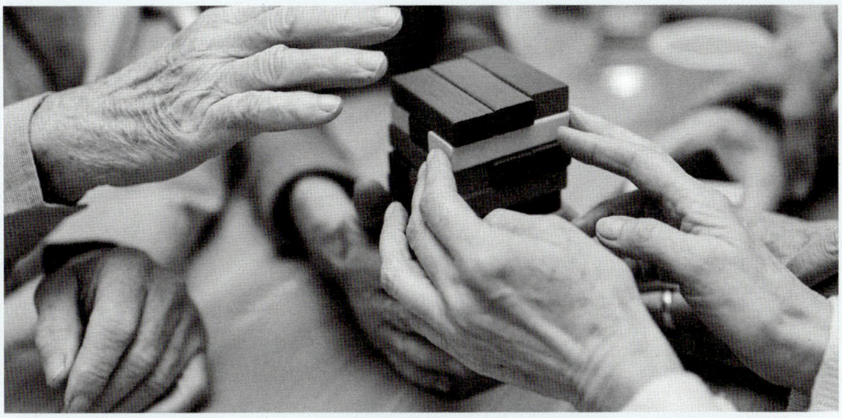

SECTION
02

그룹 작업치료 프로그램

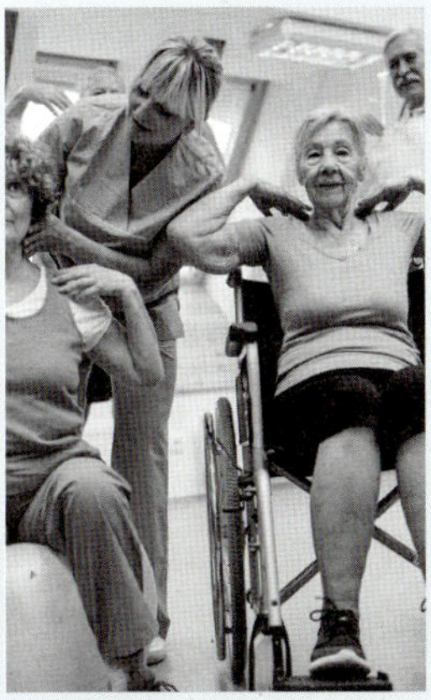

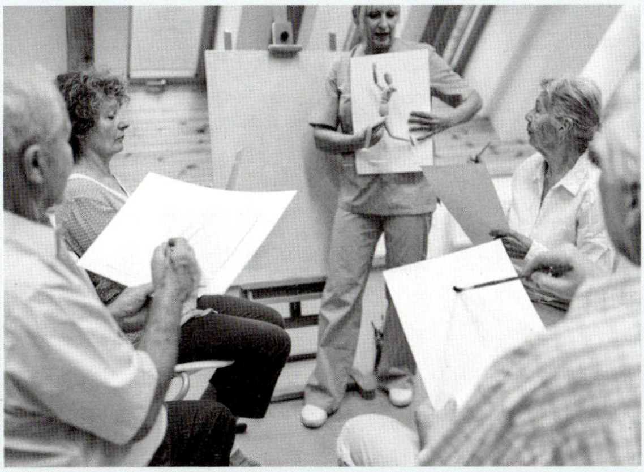

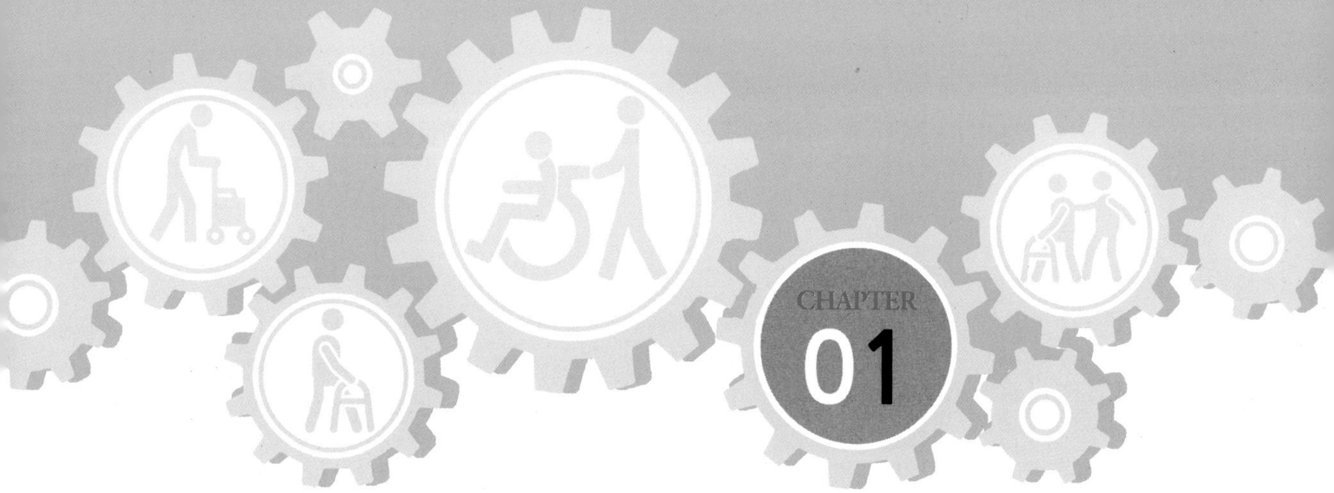

스포츠 활동

스포츠 활동은 일반 생활체육을 장애인이 수행할 수 있도록 새롭게 변경하여 신체적 부담을 최소한으로 줄이고 최대한 스포츠 감각을 느낄 수 있도록 고안하였다. 각 프로그램마다 다양한 자세와 준비물이 요구되고 참여자의 수준에 따라 적절한 프로그램을 수행할 수 있다. 참여자는 낙상과 장애물에 주의하며 수행해야 한다.

차례

2인 3각

☑ 신체운동기능 증진 ☐ 인지기능 증진 ☐ 지각기능 증진 ☐ 감각기능 증진
☐ 정서심리기능 증진 ☑ 사회관계 증진 ☐ 일상생활활동 수행 향상 ☐ 의사소통능력 증진

개요

2인 3각은 여러 사람이 다리에 줄을 묶어 목적지까지 이동하는 운동으로 협동심이 필요한 흥미로운 활동이다. 팀원 간의 협력을 통해 사회관계능력 증진과 신체적 움직임 및 민첩성을 향상시킨다.

- **인원:** 진행자 – 1명, 보조자 – 2명, 참여자 – 4~8명
- **준비물:** 줄, 색 테이프(선), 고깔, 스티커, 다트
- **소요시간:** 30분

진행 방법

1. 진행자는 활동 전 간단한 준비운동을 실시하고 각 팀 참여자에게 규칙과 주의사항을 설명한다.
2. 색 테이프로 선을 그려 최소 두 팀이 활동을 진행한다.
3. 진행자가 두 팀의 참여자 발을 묶고 출발점에 대기시킨다.
4. 출발점에서 반환점 돌아오기, 장애물 피하기, 미션 성공하기, 시간 내 들어오기 등과 같은 다양한 규칙을 두어 활동을 시작한다(치료사 고려하에 규칙을 정함).
5. 활동이 끝난 후 참여자 간의 칭찬과 격려를 통해 마무리한다.

난이도 조절

- 2:2, 3:3 등 인원수와 팀 수를 조절하여 활동의 효율성을 높인다.
- 목표지점까지의 시간을 설정한다.
- 목표지점의 거리를 다양하게 조절한다.
  ※ 거리의 정도: 10m, 15m, 20m 등
- 목표지점을 통과하기까지 장애물을 설치한다.

※ 장애물의 종류

① 반환점을 빨리 돌아오기

② 바닥에 5개의 고깔을 지그재그로 지나가기(진행자 임의로 변경 가능)

③ 미션을 설정하여 난이도를 증가시키기

※ 미션의 종류

① 반환점 벽에 스티커 붙인 후 출발점에 돌아오기

② 주변의 특정 인물을 지정하여 사인 받아오기

③ 과녁판에 다트를 던지고 돌아오기

고려 사항

| 공통 |

- 활동 전 주변의 장애물이 없는 넓은 공간에서 진행한다.
- 낙상 예방을 위해 보조자를 두어 활동을 진행한다.
- 진행자는 참여자의 수준을 고려하여 적절히 팀을 나눈다.
- 휠체어 사용자는 제외한다.

| 절단 참여자 |

- 의족, 의수 등을 착용한 참여자는 반대쪽 다리에 줄을 묶는다.

| 편마비 참여자 |

- 편마비 참여자의 경우 가장 끝자리에 배치한다.

  ※ 우측 편마비 – 오른쪽에 배치 / 좌측 편마비 – 왼쪽에 배치

| 척수손상 참여자 |

- 독립적인 보행이 가능한 참여자를 선정한다.

활동 사진

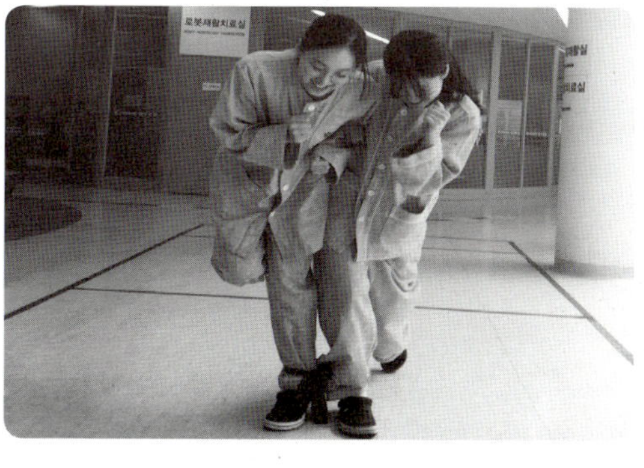

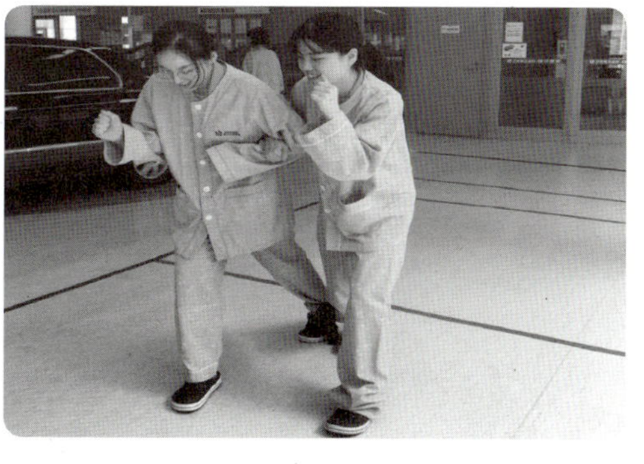

ROM Dance

☑ 신체운동기능 증진 ☐ 인지기능 증진 ☐ 지각기능 증진 ☐ 감각기능 증진
☐ 정서심리기능 증진 ☐ 사회관계 증진 ☑ 일상생활활동 수행 향상 ☐ 의사소통능력 증진

개요

ROM 댄스(관절가동운동 댄스)는 음악에 맞춰 신체를 움직임으로써 관절 구축예방과 유연성을 유지하며 스트레스를 감소시키고 심폐활량 증진에 도움을 준다.

- **인원:** 신행자 – 1명, 보조자 – 1명, 참여자 – 2~6명
- **준비물:** 음악(템포가 빠른 음악, 느린 음악), 의자
- **소요시간:** 30분

진행 방법

1. 진행자는 진행 방법을 설명하고 안전사고가 일어나지 않도록 보조자를 배치해 둔다.
2. 진행자가 참여자와 마주 앉아 동작을 설명하며 시범을 보인다.
3. 한 동작당 10초씩 유지하며 음악이 끝날 때까지 진행한다.
4. 마무리는 명상과 심호흡을 통한 이완요법으로 근 긴장도를 떨어뜨리고 심리적인 안정감을 주도록 한다.

난이도 조절

- 다양한 동작을 응용하여 운동량과 신체지각능력을 증진시킨다.
- 참여자의 신체기능에 따라 반복적으로 진행한다.
- 앉은 자세 또는 선 자세로 진행한다.
- 정적인 노래로 심리적 이완과 심폐활량 증진에 초점을 맞춰 스트레칭을 진행한다.
- 동적인 노래로 흥미를 유발시키고 빠른 박자에 맞춰 진행하면서 운동의 난이도를 높인다.

고려 사항

| 공통 |

- 옆 사람과 50cm 이상의 거리를 두어 마찰이 없도록 한다.

| 편마비 참여자 |

- 균형능력이 저하된 참여자는 등받이가 있는 의자 또는 팔걸이가 있는 의자를 선택하여 앉도록 한다.
- 마비측의 스트레칭이 어려울 것을 고려하여 보조자와 함께 진행하도록 한다.
- 비마비측보다 마비측을 더 사용하도록 유도한다.

| 휠체어(W/C), 의자 사용 참여자 |

- 휠체어 사용자의 경우 안전을 위해 잠금장치를 확인하고 수행한다.

ROM Dance 예시

1 목 들기, 숙이기, 양쪽으로 기울이기, 돌리기(60초)

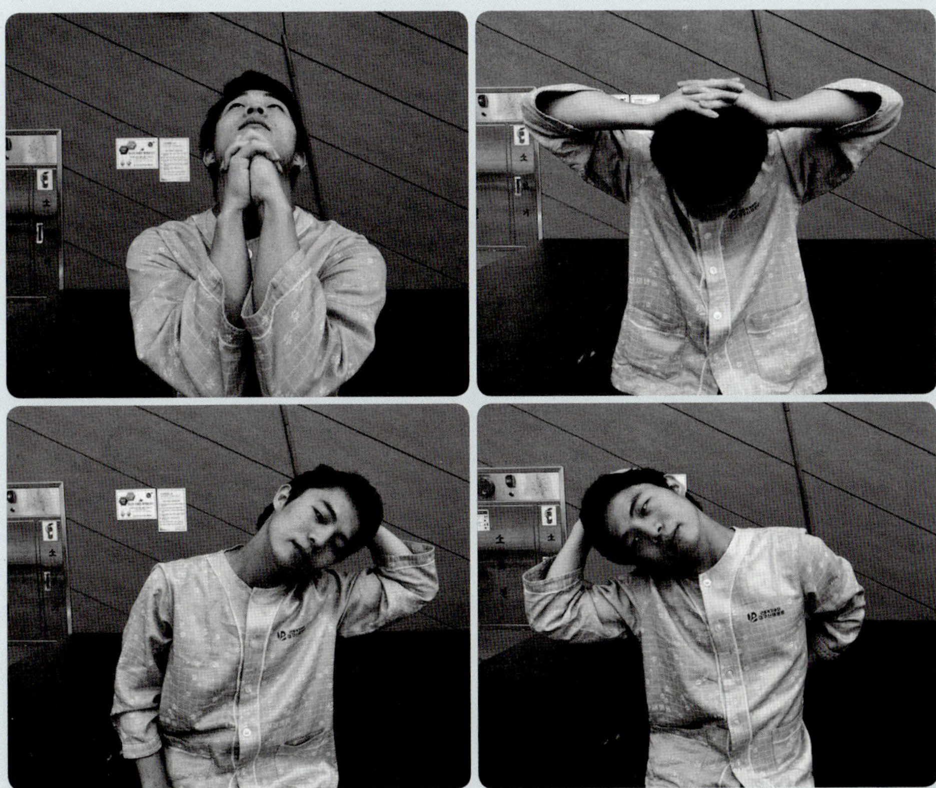

2 양팔 올리기, 허리 뒤로 깍지 끼고 가슴 펴기, 팔 좌 · 우로 당기기(40초)

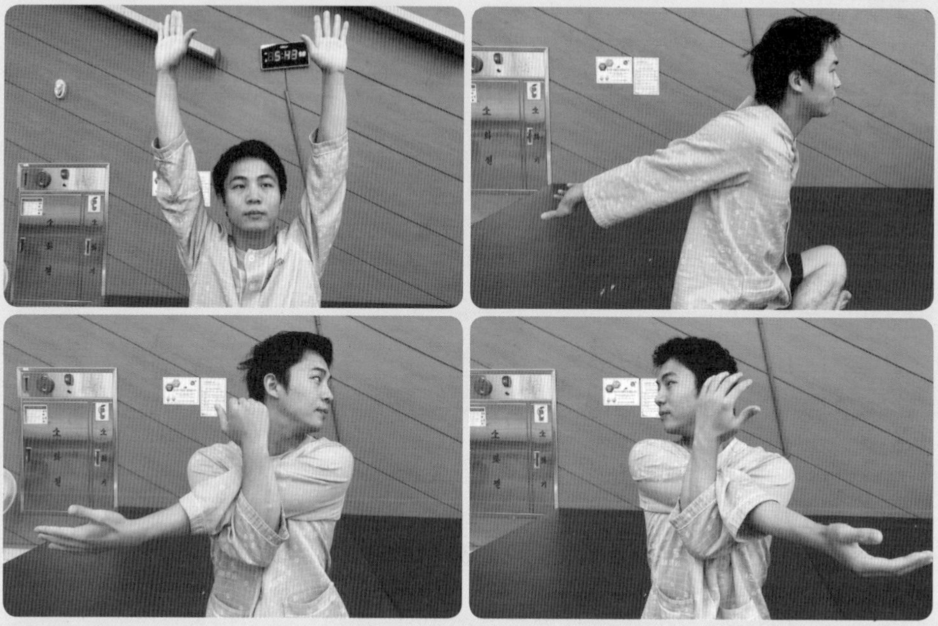

3 어깨에 손 올리고 앞으로 돌리기, 뒤로 돌리기(20초)

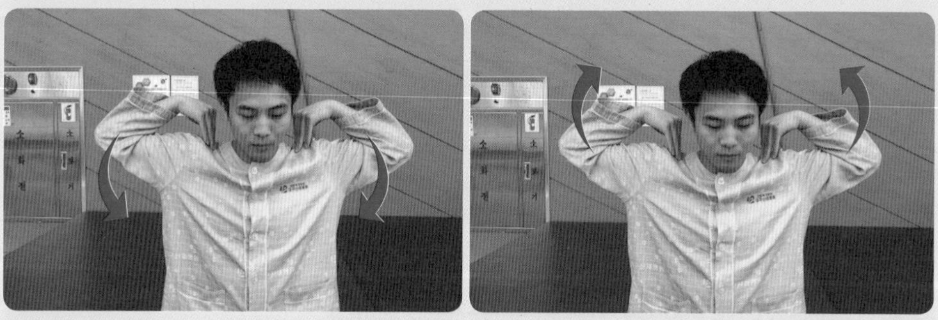

4 한 팔 올려서 반대쪽으로 넘기기(20초)

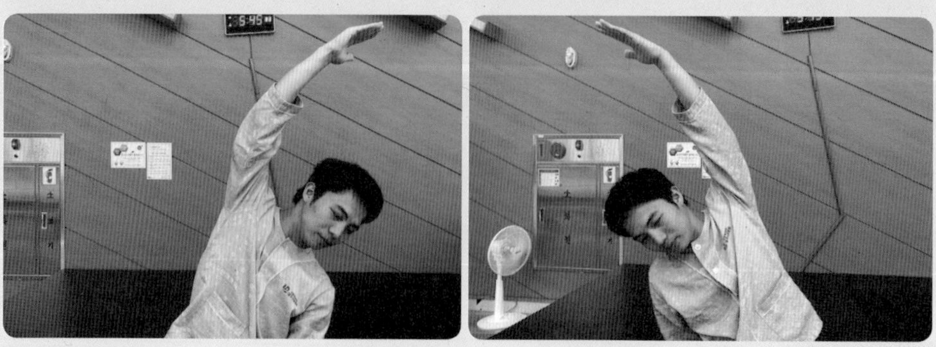

5 팔 올려서 팔꿈치 접고 당기기(20초)

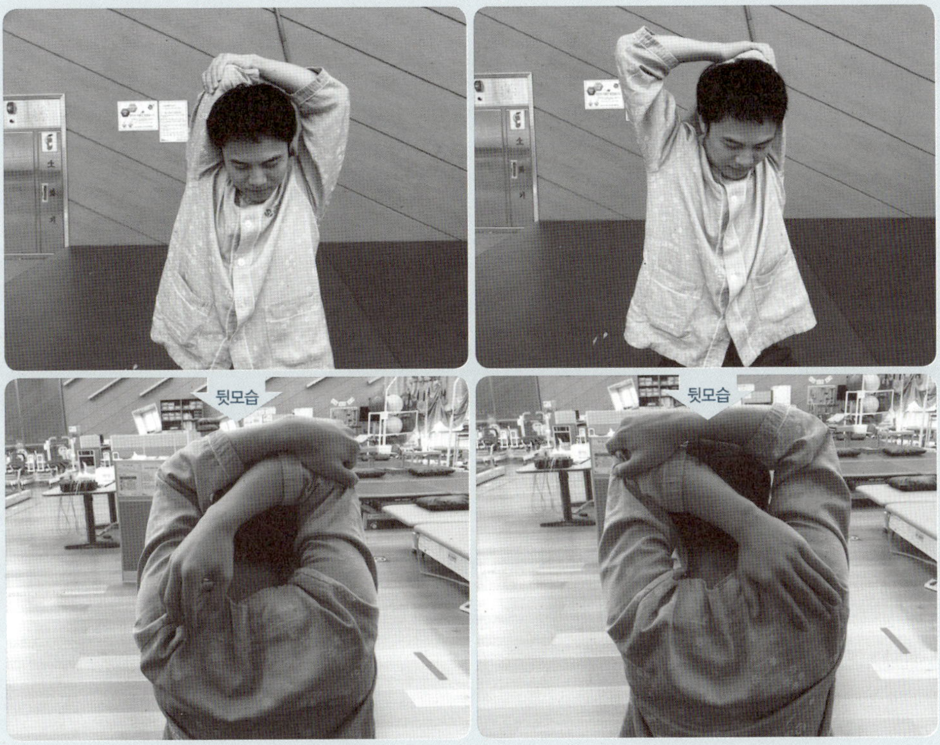

6 팔 앞으로 뻗어서 손목 올리기, 손목 내리기(20초)

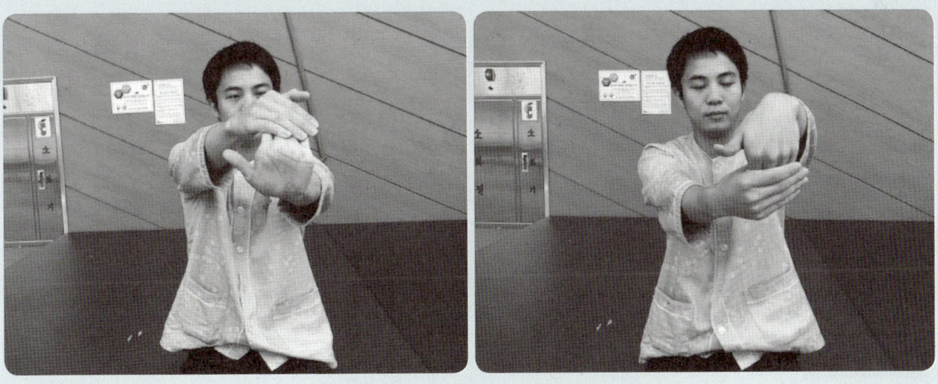

고리 던지기

☑ 신체운동기능 증진 ☐ 인지기능 증진 ☑ 지각기능 증진 ☐ 감각기능 증진
☐ 정서심리기능 증진 ☐ 사회관계 증진 ☐ 일상생활활동 수행 향상 ☐ 의사소통능력 증진

개요

고리 던지기는 신체 움직임 및 균형능력을 향상시키고 팀워크를 통해 사회관계능력을 향상시킨다. 또한 막대와 고리 사이의 거리 지각능력을 향상시킬 수 있으며 투호놀이와 비슷하여 쉽게 적용할 수 있는 활동이다.

- **인원:** 진행자 – 1명, 보조자 – 1명, 참여자 – 4~6명
- **준비물:** 막대(투호 병), 고리(투호 화살), 색 테이프(선)
- **소요시간:** 15분

진행 방법

1. 진행자는 활동 전 간단한 준비운동을 실시하고 각 팀 참여자에게 규칙과 주의사항을 설명한다.
2. 던질 지점을 선으로 표시하고 3m 앞에 막대를 놓아 각 팀에게 고리를 전달한다.
3. 안전사고에 대비하여 각 참여자의 옆에 보조자를 두어 고리를 던진다.
4. 선을 넘어서 고리를 던지면 실점하고 막대에 고리를 많이 넣는 팀이 승리한다.
5. 경기가 끝나면 진행자는 각 참여자에게 장·단점의 피드백을 주고 서로 경기의 내용에 대해 이야기할 수 있는 의사소통의 장을 마련한다.

난이도 조절

- 1:1, 2:2 등 팀 인원수를 조절한다.
- 던지는 위치를 조절하여 가까운 거리는 낮은 점수, 먼 거리는 높은 점수를 부여하여 진행한다.
- 신체 기능에 따라 앉은 자세 혹은 선 자세로 진행한다.

고려 사항

| 공통 |

- 진행자는 참여자의 수준을 고려하여 적절히 팀을 나눈다.
- 점수의 격차가 많이 벌어지지 않도록 진행자가 조율한다.
- 진행자는 활동의 몰입감을 높이기 위해 적당한 경쟁심을 유도하며 점수를 득점하지 못한 참여자가 패배감을 느끼지 않도록 격려를 한다.

| 편마비 참여자 |

- 편마비의 경우 마비측으로 넘어질 위험을 고려하여 마비측 편에 보조자가 서 있도록 한다.
- 마비측으로 고리를 던지기 힘들면 비마비측이나 양손을 사용하여 진행한다.

| 휠체어(W/C), 의자 사용 참여자 |

- 휠체어(W/C)를 사용하는 참여자는 휠체어 안전벨트를 착용하고 진행한다.

활동 사진

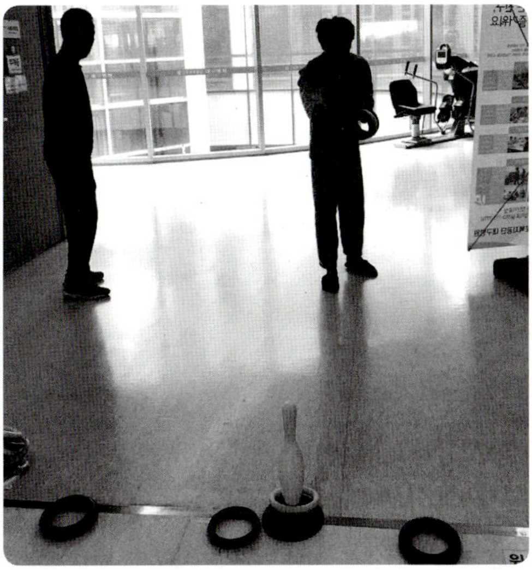

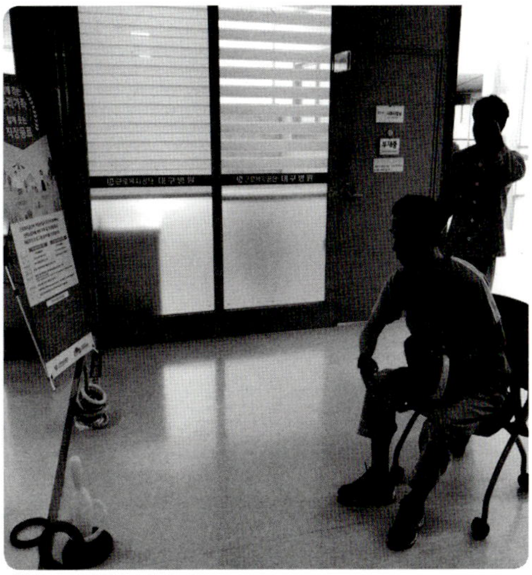

다트 던지기

☑ 신체운동기능 증진 ☐ 인지기능 증진 ☑ 지각기능 증진 ☐ 감각기능 증진
☐ 정서심리기능 증진 ☐ 사회관계 증진 ☐ 일상생활활동 수행 향상 ☐ 의사소통능력 증진

개요

다트 던지기는 다트를 던져 목표물에 맞추는 활동으로 손목 근력, 신체의 균형능력이 요구되고 목표에 맞추기 위한 집중력, 거리지각, 공간지각 등의 지각능력을 필요로 한다. 또한 공간의 여유에 따라 다양한 도구를 사용하여 흥미롭게 응용할 수 있다.

인원: 진행자 – 1명, 보조자 – 1명, 참여자 – 2~4명

준비물: 다트, 다트 보드(점수 판)

소요시간: 15분

진행 방법

1. 진행자는 활동 전 간단한 준비운동을 실시하고 각 팀 참여자에게 규칙과 주의사항을 설명한다.
2. 활동을 시작하기 전 충분한 시간 동안 다트를 던지는 연습을 실시한다.
3. 연습 후 한 번씩 교대로 정해진 지점에 서서 다트 보드의 높은 점수쪽에 다트를 던진다(다트가 다트 보드에 맞지 않는 경우 한 번 더 기회를 준다).
4. 총 3세트로 1인당 3번씩 다트를 교대로 던져 획득한 점수의 합산이 높은 사람이 게임에서 승리한다.
5. 다트 던지기가 끝나면 진행자는 각 사람에게 자세교정, 문제점에 대한 피드백을 주고 서로 다트를 던지면서 느낀 점에 대해 소통하는 시간을 가진다.

난이도 조절

- 던지는 자세를 다양하게 변경하여 난이도를 조절한다.
  ※ 예: 선 자세, 앉은 자세, 한 발을 들고 던지는 자세 등
- 다트를 던지는 거리의 변화를 통해 난이도를 조절한다.

※ 거리: 1m, 2m, 3m 등

- 다트보드의 크기를 변경하여 난이도를 조절한다.

고려 사항

| 공통 |

- 균형능력이 저하된 참여자는 안전바를 좌우에 설치하여 잡은 상태로 수행한다.
- 실내에서 진행할 경우 주변 장애물이 없는 벽면에 다트보드를 부착한다.
- 점수의 격차가 많이 벌어지지 않도록 진행자가 조율한다.

| 편마비 참여자 |

- 다트를 잡기 어려운 참여자는 손 보조기(built-up)를 사용한다.
- 마비측으로 던지기 힘든 경우 비마비측 또는 양손을 사용하여 던지도록 한다.

| 휠체어(W/C), 의자 사용 참여자 |

- 다트를 던지는 동안 과도한 무게중심 이동으로 인한 낙상에 유의한다.
- 휠체어 사용자의 경우 안전을 위해 잠금장치를 확인하고 수행한다.

활동 사진

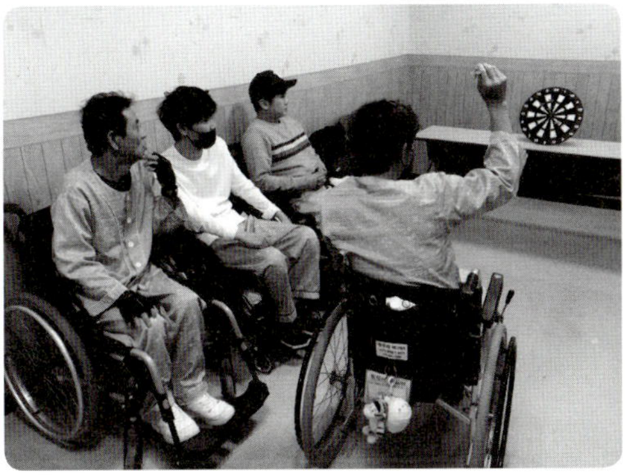

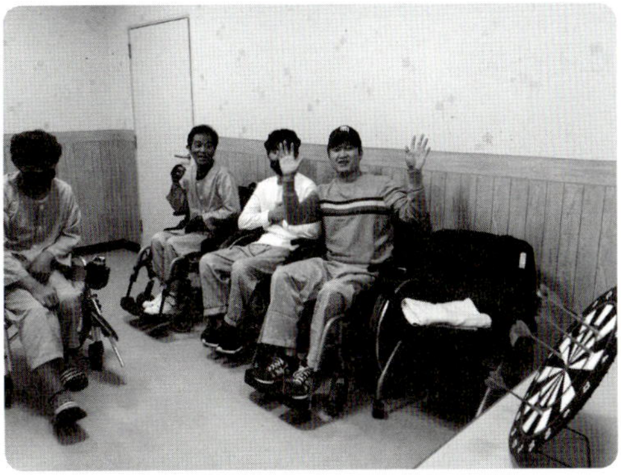

당구치기

☑ 신체운동기능 증진 ☑ 인지기능 증진 ☐ 지각기능 증진 ☐ 감각기능 증진
☐ 정서심리기능 증진 ☑ 사회관계 증진 ☐ 일상생활활동 수행 향상 ☐ 의사소통능력 증진

개요

당구치기는 문제해결력, 학습능력 등의 인지적 훈련에 효과가 있고 1시간 동안 약 2km의 보행이 요구되기 때문에 지구력 및 신체 움직임 능력을 증진시킬 수 있다. 또한 여러 가지 손동작을 통해 미세한 손 기능 증진에 도움을 주며 움직임의 정확성을 증진시킬 수 있다. 그리고 장애인, 비장애인 구분 없이 동일한 규칙을 적용하여 함께 즐길 수 있다.

- **인원:** 진행자 – 1명, 보조자 – 1명, 참여자 – 2~4명
- **준비물:** 당구공, 큐, 당구대
- **소요시간:** 30분

진행 방법

1. 진행자는 경기 전 간단한 준비운동을 실시하고 각 팀 참여자에게 규칙과 주의사항을 설명한다.
   ※ 종목: 3구, 4구, 포켓볼, 예술당구(장애물 극복하기, 컵 무너뜨리기 등)
2. 초보자에 한해 사전 기본 연습을 실시한다.
   ※ 기본자세, 당구공 맞추는 법
3. 종목에 맞게 인원수를 적절히 분배하여 팀을 결성한다.
   (상황에 따라 개인전으로 결성해도 무방하다.)
4. 결정된 종목의 규칙에 맞게 경기를 진행한다.
5. 경기 도중 팀원들 간 원활한 의사소통을 통한 경기진행을 유도한다.
6. 경기가 끝나면 진행자는 각 참여자에게 장·단점의 피드백을 주고 서로 경기의 내용에 대해 이야기할 수 있는 의사소통의 장을 마련한다.

난이도 조절

- 참여 인원수를 조절하여 운동의 효율성을 높인다.
- 여러 가지 종목의 변화를 통해 난이도를 조절한다.
  ※ 종목: 3구, 4구, 포켓볼
- 자세의 변형을 유도하여 관절가동범위의 활용을 높인다.
- 새로운 과제를 부여하여 난이도를 높인다.
  ※ 과제
  ① 정해진 경로에 따라 움직이기: 당구대 위에 테이프로 일정한 경로를 지정한 뒤 경로에서 최대한 벗어나지 않도록 움직인다.
  ② 설정한 반동 수 내에 목표물 맞추기: 목표물을 세운 뒤 벽에 부딪히는 반동 횟수(2~5회)를 설정하고 그에 맞게 목표물을 명중시키도록 한다.

고려 사항

| 공통 |

- 진행자는 참여자의 수준을 고려하여 팀을 구성한다.
- 낙상 예방을 위하여 보조자의 보조하에 경기를 진행한다.
- 경기 전 당구대 근처의 장애물을 제거한 뒤 진행한다.
- 점수의 격차가 많이 벌어지지 않도록 진행자가 조율한다.

| 편마비 참여자 |

- 손의 기능이 저하된 사람은 받침대와 손싸개(hand strap)를 사용한다.

| 휠체어(W/C), 의자 사용 참여자 |

- 당구대의 높이를 고려하여 적절한 높이의 바퀴가 없는 의자(받침대)를 준비한다.
- 상지의 근력이 저하된 참여자를 위해 가볍고 두꺼운 당구대를 사용한다.

활동 사진

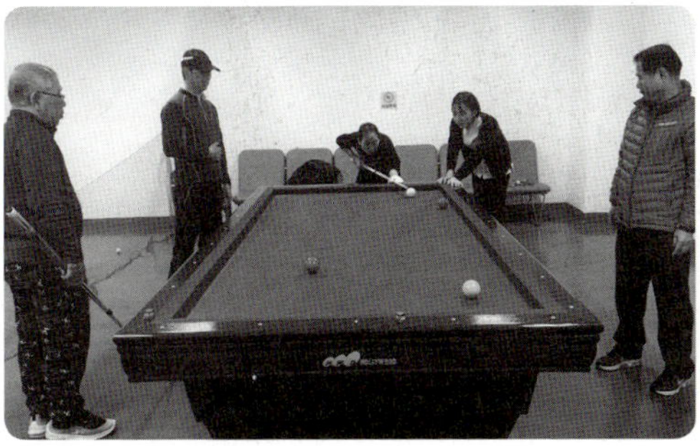

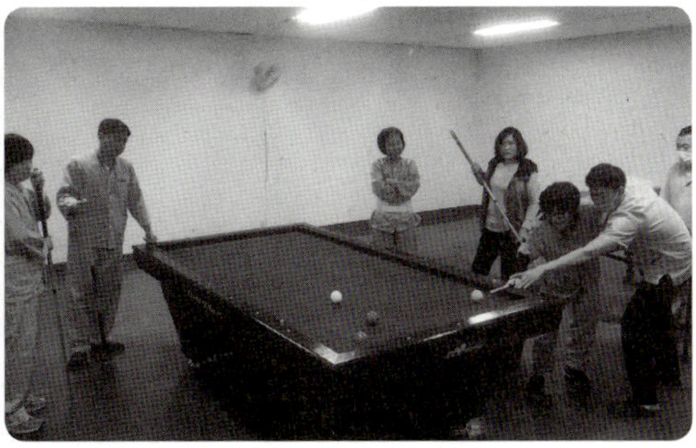

미니골프

☑ 신체운동기능 증진 ☐ 인지기능 증진 ☑ 지각기능 증진 ☐ 감각기능 증진
☐ 정서심리기능 증진 ☑ 사회관계 증진 ☐ 일상생활활동 수행 향상 ☐ 의사소통능력 증진

개요

미니골프는 골프채와 공을 이용하여 홀에 넣기, 공 멀리 보내기, 상대방과 공 주고받기 등 다양한 방법으로 응용하여 적용할 수 있다. 신체의 균형능력, 대동작, 눈 – 손협응 등의 신체기능 향상에 도움이 되고 거리 및 공간 지각 등의 지각능력 증진에도 도움을 준다.

인원: 진행자 – 1명, 보조자 – 1명, 참여자 – 4~6명

준비물: 탁구채, 하키채, 공(골프공, 하키공, 고무공, 야구공), 골대(골프 홀, 바구니, 페트병)

소요시간: 30분

진행 방법

1. 진행자는 간단한 스트레칭을 실시하고 골프채 잡는 방법과 규칙을 설명한다.
2. 바닥에 공을 놓을 지점과 홀을 정한다.
3. 홀에 넣기 시 1명씩 교대로 골프채를 사용하여 공을 홀에 넣는다.
4. 상대방과 공 주고받기 활동 시 좌우로 빠지지 않도록 하키공(납작한 공) 사용을 권고한다.
5. 경기가 끝나면 진행자는 각 사람에게 장·단점의 피드백을 주고 서로 경기의 내용에 대해 이야기할 수 있는 의사소통의 장을 마련한다.

난이도 조절

- 신체적 기능 수준에 따라서 골대, 목표물의 거리를 조절한다.
  ※ 거리: 2m, 4m, 6m 등
- 공의 크기 변화를 통해 난이도를 조절한다.
  ※ 공의 종류: 골프공, 하키공(납작한 공), 고무공, 야구공 등

- 목표물의 종류와 홀의 크기 변화를 통해 난이도를 조절한다.
  ※ 목표물의 종류: 페트병, 크기가 다른 골대 등
- 공 진행로에 장애물을 설치함으로써 난이도를 조절한다.
  ※ 장애물: 좁은 통로, 경사로, 블록 등

고려 사항

| 공통 |

- 낙상 예방을 위하여 참여자 근처에 보조자를 두고 경기를 진행한다.
- 경기 전 주변의 장애물을 제거한 뒤 진행한다.
- 경기 도중 반경 약 1m 이내에 사람이 있는지 확인 후 진행한다.
- 점수의 격차가 많이 벌어지지 않도록 진행자가 조율한다.
- 게임의 흥미를 유도하고 참여를 높이기 위해 진행자는 적당한 경쟁심을 유도한다.

| 편마비 참여자 |

- 골프채(하키채)를 잡기 어려운 참여자는 손보조기(built-up)를 사용하거나, 손싸개(hand strap)를 사용한다.
- 팔의 기능이 저하된 사람은 진행자의 최소 도움하에 경기를 진행한다.
- 게임 도중 한쪽으로 균형을 잃지 않도록 보조자 감독하에 실시한다(특히, 팀전 게임을 진행할 때에 주의한다).

| 휠체어(W/C), 의자사용 참여자 |

- 휠체어나 의자를 사용하는 참여자들은 낙상의 위험에 대비하여 보조자의 감독하에 실시한다.

활동 사진

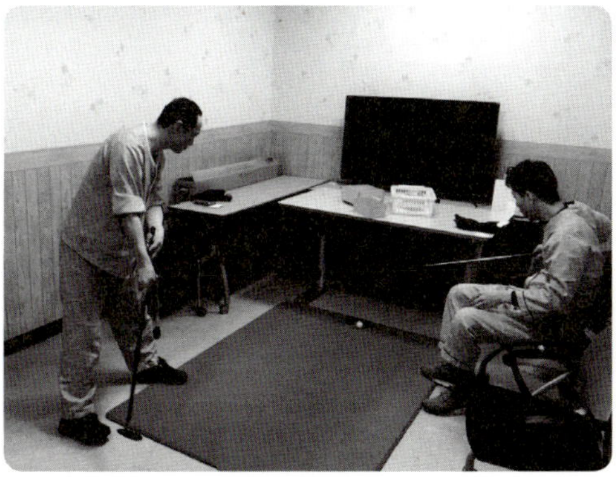

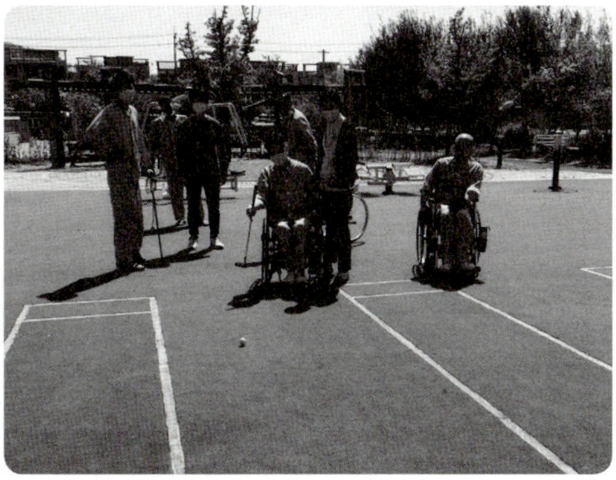

배드민턴 / 탁드민턴

☑ 신체운동기능 증진 ☐ 인지기능 증진 ☐ 지각기능 증진 ☐ 감각기능 증진
☐ 정서심리기능 증진 ☑ 사회관계 증진 ☑ 일상생활활동 수행 향상 ☐ 의사소통능력 증진

개요

배드민턴/탁드민턴은 배드민턴 규칙을 적용하여 모든 참여자가 쉽게 즐길 수 있는 활동이다. 짧은 시간에도 운동효과가 크므로 신체의 움직임 및 지구력 순발력을 향상시키고 팀워크를 통해 사회관계 능력을 향상시킨다.

- **인원:** 진행자 – 1명, 보조자 – 1명, 참여자 – 2~4명
- **준비물:** 탁구채, 배드민턴채, 셔틀 콕, 고무풍선, 종이공, 휴지공, 네트(줄), 점수판, 등받이가 있는 바퀴 달린 의자
- **소요시간:** 30분

진행 방법

1. 진행자는 활동 전 간단한 준비운동을 실시하고 각 팀 참여자에게 규칙과 주의사항을 설명한다.
   ※ 진행 자세는 선 자세와 앉은 자세 중 진행자가 참여자들의 신체적 기능을 고려하여 진행한다.
2. 네트 설치 후, 팀을 나누어 단식, 복식을 진행한다.
3. 복식 일 경우 같은 팀 안에서 번갈아가며 공을 쳐야 하며, 한 참여자만 공격했을 경우 상대팀이 득점하며 공격권을 가지게 된다.
4. 한 세트당 11점 득점 시 승리하며 듀스 없이 진행하고, 총 3세트 진행하며 3판 2선승제로 한다.
5. 활동이 끝나면 진행자는 각 참여자에게 장·단점의 피드백을 주고 서로 활동의 내용에 대해 이야기할 수 있는 의사소통의 장을 마련한다.

난이도 조절

- 1:1, 2:2 등 인원수를 조절하여 운동의 효율성을 높인다.
- 배드민턴 규칙대로 단식과 복식 라인을 사용하여 규정대로 실시한다.
- 배드민턴 라켓 또는 탁구채 등 도구를 이용하여 같은 규칙을 적용하여 기능적 움직임을 유도한다.
- 참여자의 수준에 맞게 네트(줄)의 높이를 조절한다.
- 다양한 도구를 사용하여 난이도를 증가시킨다.
  ※ 공의 종류: 고무풍선→셔틀콕→휴지공→종이공→탁구공
  ※ 공의 크기: 고무풍선에 주입된 공기의 양, 휴지와 종이 뭉친 크기

고려 사항

| 공통 |

- 진행자는 참여자의 수준을 고려하여 적절히 팀을 나눈다.
- 활동의 흥미를 유도하고 참여를 높이기 위해 진행자는 적당한 경쟁심을 유도한다.
- 점수의 격차가 많이 벌어지지 않도록 진행자가 조율한다.

| 편마비 환자 |

- 균형 능력이 저하된 환자는 보조자가 뒤에 서서 감독한다.
- 배드민턴채 또는 탁구채를 잡기 어려운 참여자는 손싸개(hand strap)를 사용한다.

| 휠체어(W/C), 의자 사용 참여자 |

- 활동 도중에 휠체어나 의자에서 낙상의 위험에 대비하여 보조자의 감독하에 실시한다.
- 배드민턴을 하면서 동시에 휠체어 조작이 힘든 참여자는 보조자가 휠체어 조작을 보조한다.

활동 사진

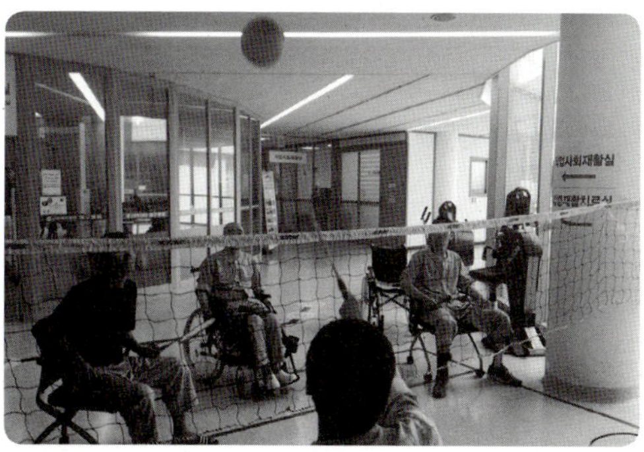

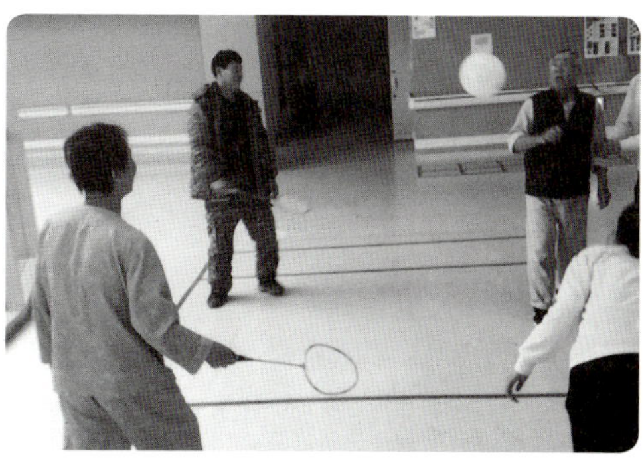

볼링

☑ 신체운동기능 증진 □ 인지기능 증진 ☑ 지각기능 증진 □ 감각기능 증진
□ 정서심리기능 증진 ☑ 사회관계 증진 □ 일상생활활동 수행 향상 □ 의사소통능력 증진

개요

다양한 종류의 볼링 핀과 공을 사용하여 신체적 수준에 따라 적용할 수 있게 수정하였고, 참여자 누구나 흥미를 가지고 참여할 수 있는 활동이다. 신체의 균형능력, 눈-손 협응능력을 향상시키고 공간지각 및 집중력 등의 인지지각능력 향상에도 도움을 준다.

인원: 진행자 – 1명, 보조자 – 1명, 참여자 – 4~6명

준비물: 페트병 볼링 핀, 농구공, 배구공 등

소요시간: 30분

진행 방법

1. 진행자는 경기 전 간단한 준비운동을 실시하고 각 팀 참여자에게 규칙과 주의사항을 설명한다.
2. 매트와 볼링 핀을 설치한 후 팀을 나누어 순서를 정하고 마주보고 앉는다.
3. 순서대로 한 명씩 앞으로 나와 공을 굴리고, 뒤편에 보조자를 두어 안전사고에 대비한다.
4. 총 3세트를 진행하며 1세트에 2번의 볼링공을 던질 수 있으며, 1개의 볼링핀당 1점을 부여한다.
5. 세트마다 5분의 휴식시간을 정해 팀별로 작전회의를 할 수 있는 시간을 마련한다.
6. 경기가 끝나면 진행자는 각 참여자에게 장·단점의 피드백을 주고 서로 경기의 내용에 대해 이야기할 수 있는 의사소통의 장을 마련한다.

난이도 조절

- 2:2, 3:3 등 인원수를 조절하여 운동의 효율성을 높인다.
- 신체적 기능 수준에 따라서 볼링 핀과 참여자와의 거리를 조절한다.

- 공의 종류와 크기의 변화를 통해 난이도를 조절한다.
  ※ 공의 종류: 농구공, 짐볼, 배구공, 세나볼 등
- 볼링핀의 종류와 크기, 무게의 변화를 통해 난이도를 조절한다.
  ※ 볼링핀의 종류: 1L별 페트병, 요구르트병, 막걸리통 등
- 공이 굴러가는 통로에 장애물 설치를 통해 난이도를 조절한다.
  ※ 장애물: 좁은 통로, 낮은 턱, 블록, 고깔 등

고려 사항

| 공통 |

- 진행자는 참여자의 수준을 고려하여 적절히 팀을 나누고 공과 핀의 종류를 정한다.
- 점수의 격차가 많이 벌어지지 않도록 진행자가 조율한다.
- 게임의 흥미를 유도하고 참여를 높이기 위해 진행자는 적당한 경쟁심을 유도한다.

| 편마비 참여자 |

- 마비측으로 공을 굴리기 힘든 사람은 비마비측 또는 양손을 사용한다.

| 휠체어(W/C), 의자 사용 참여자 |

- 휠체어나 의자를 사용하는 참여자들은 휠체어 안전벨트를 착용하고 낙상의 위험에 대비하여 보조자의 감독하에 실시한다.

활동 사진

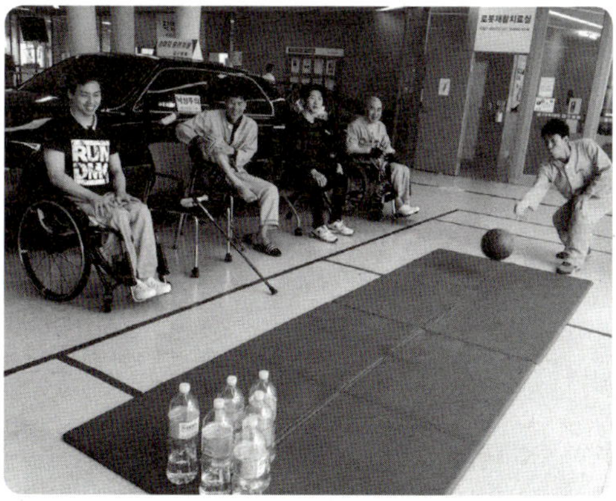

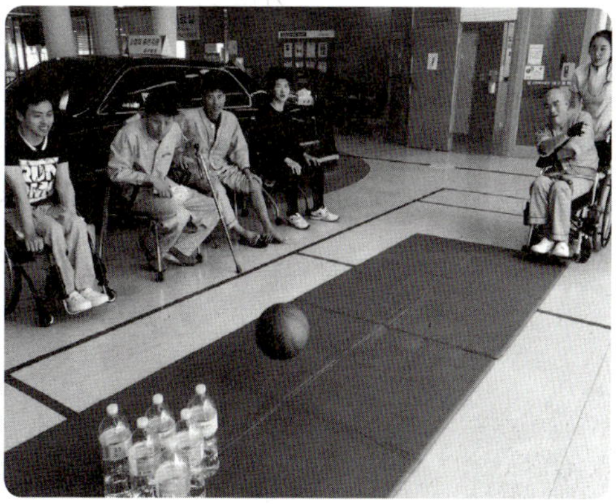

캐치볼

☑ 신체운동기능 증진 ☐ 인지기능 증진 ☑ 지각기능 증진 ☐ 감각기능 증진
☐ 정서심리기능 증진 ☐ 사회관계 증진 ☑ 일상생활활동 수행 향상 ☐ 의사소통능력 증진

개요

캐치볼은 공을 던지고 받기를 반복하는 간단한 운동으로 던지고 받는 동작을 통해 상지의 근력 및 지구력을 증진시키고 공의 궤적을 지속적으로 지켜봄으로써 집중력과 시각 추적, 공간위치 지각 등 시·지각 능력을 향상시킨다. 또한 목표물 맞추기 등 다양한 활동으로 응용하여 흥미를 유발할 수 있다.

인원: 진행자 – 1명, 보조자 – 1명, 참여자 – 2~6명

준비물: 찍찍이 캐치볼, 소프트볼, 테니스공, 야구공, 글러브, 캔, 페트병, 점수원판, 보호장비

소요시간: 20분

진행 방법

1. 진행자는 운동 전 가벼운 스트레칭을 실시하고 규칙과 주의사항을 설명한다.
2. 처음에는 부드러운 공을 이용하여 공을 손가락 전체로 잡기, 네 손가락, 세 손가락 잡기와 같이 자신에게 맞는 공 잡는 방법을 익힌다.
3. 팔꿈치는 어깨 아래로 내려가지 않도록 한 뒤, 팔꿈치를 앞으로 당긴 후 팔꿈치를 축으로 팔을 회전시키며 상대방의 가슴을 향해 던지고 볼을 끝까지 지켜본다.
4. 몸의 중심에서 한 손을 글러브에 대고, 다른 손의 손바닥은 그대로 둔 채 엄지손가락과 세 손가락을 움직여 글러브를 닫아 안전하게 받는다.
5. 둘이서 일정 간격을 두고 선 상태로 마주보고 거리, 높낮이, 빠르기를 조절하며 던지고 받는다.
6. 셋이서 삼각형 구도로 서서 한 참여자는 공을 바닥으로 던지고 한 사람은 신속하게 정해진 곳으로 던진다.
7. 공을 잘 주고받는 수준이 되면 캔과 페트병과 같은 목표물 또는 벽에 점수 원판을 설

치해 높은 점수에 맞추도록 한다.

8. 캐치볼이 끝나면 진행자는 각 참여자에게 자세교정, 문제점에 대한 피드백을 주고 서로 공을 주고받으면서 느낀 점에 대해 의사소통하는 시간을 가진다.

난이도 조절

- 주고 받는 인원수를 늘려 집중력 및 시·지각능력을 향상시킨다.
- 공이 날아가는 거리의 변화를 통해 난이도를 조절한다.
  ※ 거리: 10m, 20m, 50m 등
- 공의 종류와 무게, 크기를 조절하여 난이도를 조절한다.
  ※ 공의 종류: 소프트볼, 테니스공, 야구공 등
- 목표물의 종류와 크기의 변화를 통해 정확성과 집중력을 향상시킨다.
  ※ 목표물 종류: 500ml 페트병, 1.5L 페트병, 캔 등

고려 사항

| 공통 |

- 벨크로 캐치볼을 사용해 충분한 연습시간을 가진다.
- 실내에서 캐치볼 시 방해물이 없는 곳이나 넓은 곳에서 진행한다.
- 상대방의 얼굴이 아닌 가슴을 향해 던지도록 한다.
- 보호장비를 착용함으로써 안전에 유의한다.

| 편마비 참여자 |

- 편측무시가 있을 경우 마비측을 향해 공을 던지지 않도록 유의한다.
- 마비측을 이용한 던지기를 권장하나, 마비측으로 할 수 없는 경우 비마비측으로 활동에 참여할 수 있도록 진행한다.
- 과도한 어깨 사용으로 통증이 유발하지 않도록 유의한다.

| 휠체어(W/C), 의자 사용 참여자 |

- 공을 받을 시 과도한 무게중심 이동으로 인한 낙상에 유의한다.
- 휠체어 사용자의 경우 안전을 위해 휠체어 안전벨트를 착용하고 잠금장치 후 활동범위 내에서 캐치볼을 수행한다.

활동 사진

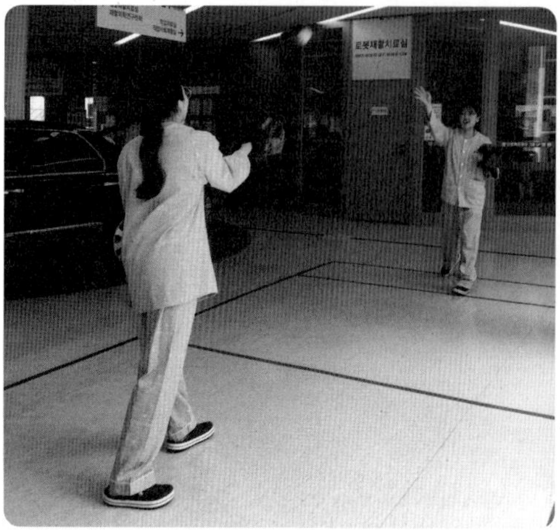

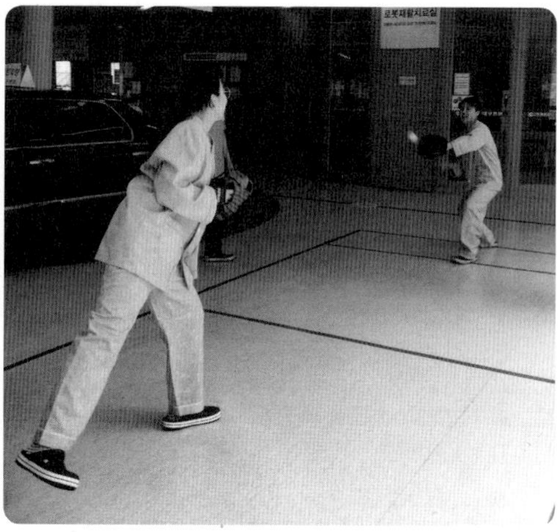

탁구

☑ 신체운동기능 증진 ☐ 인지기능 증진 ☑ 지각기능 증진 ☐ 감각기능 증진
☐ 정서심리기능 증진 ☐ 사회관계 증진 ☑ 일상생활활동 수행 향상 ☐ 의사소통능력 증진

개요

탁구는 집중력, 민첩성 및 근지구력을 향상시키고 협동심과 팀워크를 요구하는 활동이다. 탁구는 단식과 복식게임으로 나눠 활동을 진행할 수 있고, 활동 자체가 과격하지 않아 남녀노소 누구나 할 수 있는 종목이다.

인원: 진행자 – 1명, 보조자 – 1명, 참여자 – 2~4명

준비물: 탁구채, 탁구공, 탁구대, 점수판

소요시간: 30분

진행 방법

1. 진행자는 활동 전 스트레칭을 실시하고 각 팀 참여자에게 규칙과 주의사항을 설명한다.
2. 탁구대를 설치 후 토너먼트 형태로 대진을 만들어 실시한다.
   ※ 안전사고에 대비하여 선수 뒤에 보조자를 둔다.
3. 탁구공이 네트에 걸리거나 밖으로 나가는 경우 실점으로 인정한다.
4. 총 3세트로 진행하며 세트당 11점으로 세트점수로 정하고 세트마다 쉬는 시간 5분을 적용하여 작전회의와 휴식시간을 마련한다.
5. 활동이 끝나면 진행자는 각 참여자에게 장·단점의 피드백을 주고 서로 활동의 내용에 대해 이야기할 수 있는 의사소통의 장을 마련한다.

난이도 조절

- 단식, 복식으로 나눠 팀워크를 향상시킨다.
- 세트수를 늘려 운동량을 향상시킨다.
- 대진이 어렵다면 반대 쪽 탁구대에 표적과 구멍을 만들어 맞추고 넣는 과제를 시행한다.

고려 사항

| 공통 |

- 진행자는 참여자의 수준을 고려해 대진을 만들어 진행한다.
- 낙상을 예방하기 위해 보조자가 참여자 주변에서 감독한다.
- 활동 전 주변의 장애물을 제거한 뒤 진행한다.
- 점수의 격차가 많이 벌어지지 않도록 진행자가 조율한다.
- 활동의 흥미를 유도하고 참여를 높이기 위해 진행자는 적당한 경쟁심을 유도한다.

| 편마비 참여자 |

- 손 사용이 힘든 사람의 경우 손싸개(hand strap)를 이용해 라켓을 고정시킨다.

| 휠체어(W/C), 의자 사용 참여자 |

- 낙상의 위험에 대비하여 보조자의 감독하에 실시한다.
- 휠체어 사용자는 휠체어 안전벨트를 착용하고 잠금장치를 확인한다.

활동 사진

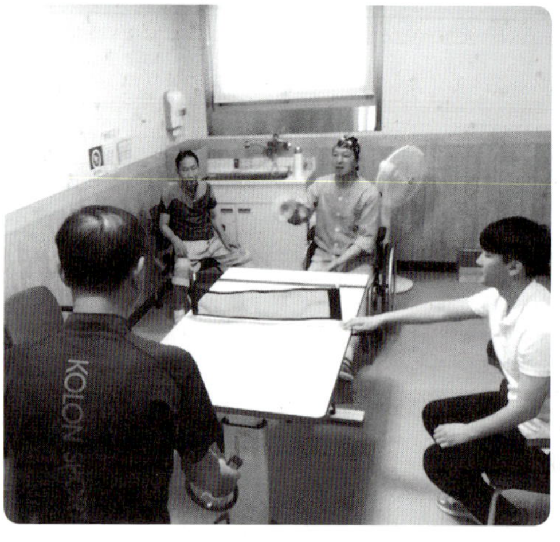

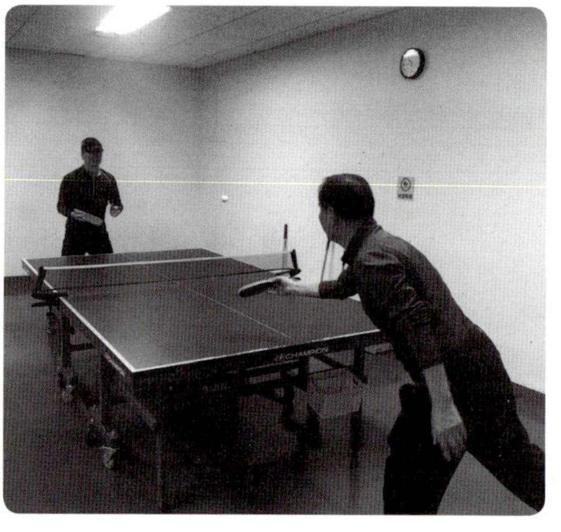

풍선배구

☑ 신체운동기능 증진 ☐ 인지기능 증진 ☐ 지각기능 증진 ☐ 감각기능 증진
☐ 정서심리기능 증진 ☑ 사회관계 증진 ☐ 일상생활활동 수행 향상 ☐ 의사소통능력 증진

개요

풍선배구는 배구의 규칙을 적용하여 신체의 움직임 및 지구력을 향상시키고 팀워크를 통해 사회관계능력을 향상시킨다. 풍선은 배구공에 비해 가볍고 쉽게 칠 수 있으므로 다양한 자세로 적용되며 사고의 위험성이 적어 안전하게 활동할 수 있다.

인원: 진행자 – 1명, 보조자 – 1명, 참여자 – 4~6명

준비물: 풍선, 네트(줄), 점수판

진행 방법

1. 진행자는 운동 전 가벼운 스트레칭을 실시하고 규칙과 주의사항을 알려준다.
2. 줄을 이용하여 네트를 설치한 후 짝수로 팀을 나누어 마주보고 배치하고 각 팀의 뒤편에 보조자를 두어 안전사고에 대비한다.
3. 풍선을 넘기지 못하거나 바닥에 닿은 팀이 실점하고 상대팀이 득점한다.
4. 경기 중 5분의 휴식시간을 정해 팀별로 작전회의를 할 수 있는 시간을 마련한다.
5. 경기가 끝나면 진행자는 각 사람에게 장·단점의 피드백을 주고 서로 경기의 내용에 대해 이야기할 수 있는 의사소통의 장을 마련한다.

난이도 조절

- 1:1, 2:2 등 인원수를 조절하여 운동의 효율성을 높인다.
- 풍선의 개수를 늘려 2개를 동시에 사용한다.
- 줄의 높이를 조절하여 관절가동범위를 향상시킨다.

고려 사항

- 진행자는 참여자의 수준을 고려하여 적절히 팀을 나눈다.

- 낙상 위험이 있는 사람은 휠체어에 앉아 가슴띠를 착용한다.
- 옆 사람과의 50cm 이상의 거리를 두어 마찰이 없도록 한다.
- 신체적 기능이 저하된 사람의 경우 보조자의 도움을 받아 진행한다.
- 게임의 흥미를 유도하고 참여를 높이기 위해 진행자는 적당한 경쟁심을 유도한다.

| 편마비 참여자 |

- 한 손 사용이 힘든 경우 깍지끼고 활동한다.

| 휠체어(W/C), 의자 사용 참여자 |

- 휠체어나 의자를 사용하는 참여자들은 낙상의 위험에 대비하여 보조자의 감독 또는 휠체어 안전벨트를 착용하고 실시한다.

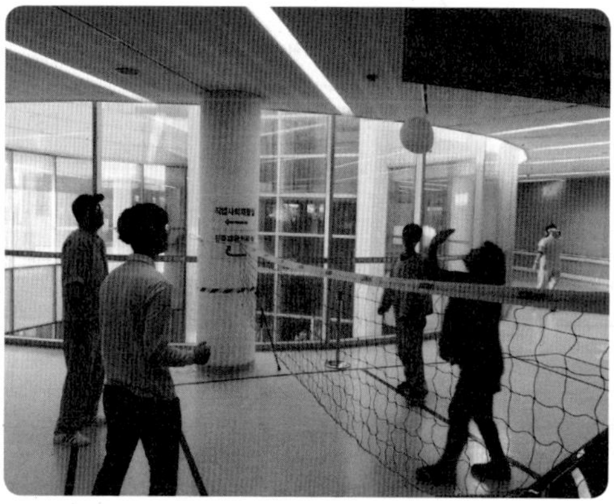

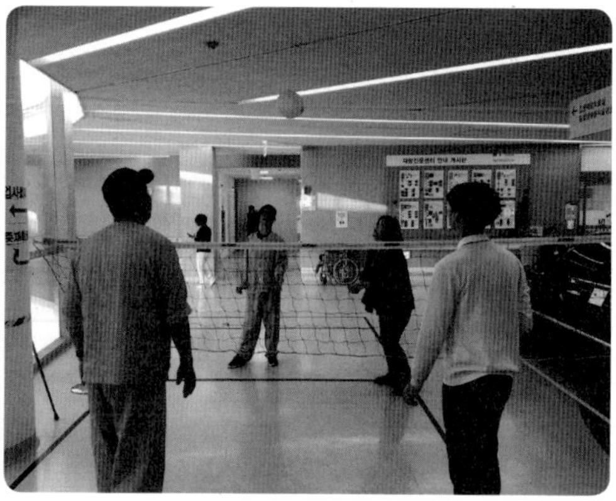

활쏘기

☑ 신체운동기능 증진 ☐ 인지기능 증진 ☑ 지각기능 증진 ☐ 감각기능 증진
☐ 정서심리기능 증진 ☐ 사회관계 증진 ☐ 일상생활활동 수행 향상 ☐ 의사소통능력 증진

개요

활쏘기는 양궁의 규칙을 적용하여 앉은 자세, 선 자세로 적용 가능하며, 고도의 집중력과 상지근력이 요구된다. 참고로 양궁경기는 3등급으로 구분되어 실시하는데 경추를 다친 중증 장애인 부문은 ARW1 등급, 휠체어를 사용하는 모든 장애인 부문은 ARW2 등급, 또 선 자세에서는 ARST 등급으로 구분된다.

※ ARW 1(ARchery W/C 1), ARW 2(ARchery W/C 2), ARST(ARchery STand)

인원: 진행자 – 1명, 보조자 – 1명, 참여자 – 2~6명

준비물: 활, 안전화살, 과녁(표적)

※ 과녁(표적): 일반과녁(1~10점), 풍선(지름 25cm, 35cm), 플라스틱 물병(500mL, 1.5L)

소요시간: 15분

진행 방법

1. 진행자는 활동 전 가벼운 스트레칭을 실시하고 참여자의 수준에 맞는 과녁(표적)과 거리를 설정한다.
2. 활동을 시작하기 전 충분한 시간 동안 다트를 던지는 연습을 실시한 후, 활쏘기 연습을 실시한다.
3. 연습 후 한 번씩 교대로 정해진 지점에 서서 과녁(표적)의 높은 점수쪽에 활을 쏜다(활이 과녁(표적)에 맞지 않는 경우 한 번 더 기회를 준다).
4. 총 3세트로 1인당 3번씩 활쏘기를 하여 과녁(표적)에 맞춘 점수의 합산이 높은 참여자가 승리한다.

점수 산정 기준

① 일반과녁: 1~10점 명중한 점수의 합산
② 풍선: 크기별 맞춘 풍선의 개수

※ 25cm: 개당 2점, 35cm: 개당 1점

③ 플라스틱 물병: 맞춘 플라스틱 물병의 개수

※ 500mL: 개당 2점, 1L: 개당 1점

5. 활동이 끝난 후 진행자는 선수들과 보호자분들에게 피드백과 의사소통할 시간을 마련한다.

난이도 조절

- 과녁(표적)과의 거리조정을 통하여 난이도를 조절한다.
  ※ 남자: 10m, 20m, 30m / 여자: 5m, 10m, 15m
- 활시위의 장력을 조정한다.
  ※ 조절방법: 고무줄의 개수, 고무줄의 두께
- 과녁(표적)의 크기와 종류의 변화를 통해 난이도를 조절한다.
  ※ 과녁(표적): 일반과녁(1~10점), 풍선, 플라스틱 물병(500mL, 1.5L)

고려 사항

| 공통 |

- 실내에서 진행할 경우 주변 장애물을 제거하고 과녁(표적)을 벽면에 부착한다.
- 점수의 격차가 많이 벌어지지 않도록 진행자가 조율한다.

| 편마비 참여자 |

- 손의 기능이 저하된 참여자는 손싸개(hand strap)를 사용한다.
- 팔의 기능이 저하된 참여자는 보조자의 도움 또는 받침대를 사용한다.

| 휠체어(W/C), 의자 사용 참여자 |

- 낙상위험에 대비하여 휠체어(W/C)에 앉아 휠체어 안전벨트를 착용한다.
- 휠체어 사용자의 경우 안전을 위해 잠금장치를 확인하고 수행한다.

활동 사진

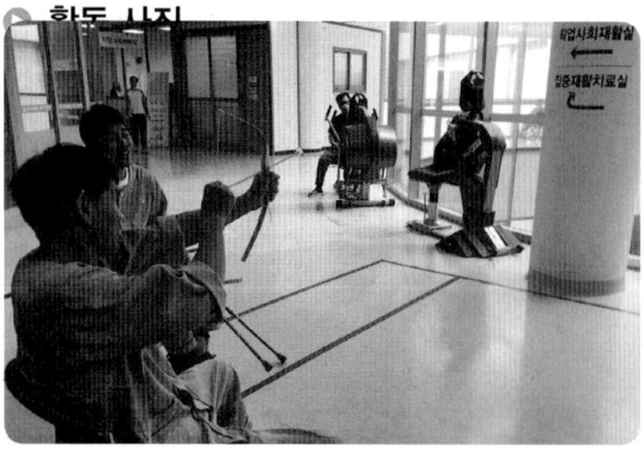

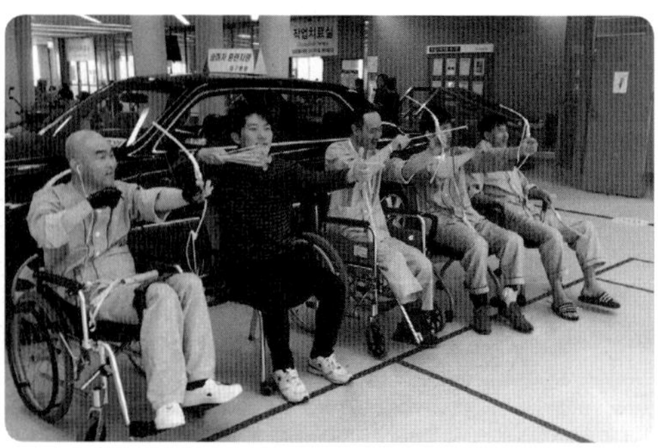

휠체어 농구

☑ 신체운동기능 증진 ☐ 인지기능 증진 ☐ 지각기능 증진 ☐ 감각기능 증진
☐ 정서심리기능 증진 ☑ 사회관계 증진 ☐ 일상생활활동 수행 향상 ☑ 의사소통능력 증진

개요

휠체어 농구는 농구의 규칙을 적용하여 휠체어를 이동하면서 농구경기를 진행하는 활동이다. 3명씩 팀을 구성하여 상대편 농구골대에 볼을 던져 골인시키면 득점으로 인정한다. 신체적 활동이 많아 높은 수준의 지구력 및 체력이 요구되고 팀워크를 통한 협동심과 사회관계성이 향상된다.

- **인원:** 진행자 – 1명, 보조자 – 1명, 참여자 – 3~6명
- **준비물:** 농구골대, 점수판, 에어방석, 농구공, 배구공, 축구공
- **소요시간:** 30분

진행 방법

1. 진행자는 활동 전 간단한 준비운동을 실시하고 각 팀 참여자에게 규칙과 주의사항을 설명한다.
2. 농구골대를 설치한 후 두 팀으로 나누어 경기 준비를 한다.
3. 경기는 전·후반으로 진행하고 점프볼 없이 전·후반 한 번씩 공격권을 부여한다.
   ※ 규칙
   ① 드리블은 볼을 가진 채 3미터 이상 휠체어를 밀고 가면 트레블링 반칙을 분다.
   ② 반칙 선언 시 사이드라인, 엔드라인 가까운 경계선 밖에서 던지도록 한다.
   ③ 팀파울은 한 팀의 반칙이 4회를 넘는 경우 상대방에게 2번의 자유투를 준다.
4. 득점은 각 팀원이 상대편 농구골대에 볼을 던져 골인시키면 1득점으로 인정한다.
5. 전·후반 7분으로 진행하고 전반전이 끝나면 10분의 휴식시간을 제공한다.
6. 경기가 끝나면 진행자는 각 참여자에게 장·단점의 피드백을 주고 서로 경기의 내용에 대해 이야기할 수 있는 의사소통의 장을 마련한다.

※ 용어

① 사이드라인: 농구코트의 가로 부분

② 앤드라인: 농구코트의 세로 부분(골대주변)

③ 트레블링: 공중으로 공을 던져 소유권을 가지기 위한 방법

난이도 조절

- 팀 수준에 따라 골대의 높낮이를 조절한다.
- 자유투 시 참여자의 수준에 따라 골대와의 거리를 조절하여 진행한다.

고려 사항

- 진행자는 참여자의 수준을 고려해 적절히 팀을 나눈다.
- 점수의 격차가 많이 벌어지지 않도록 진행자가 조율한다.
- 휠체어 선수들을 방해하는 주변 위험요소들을 제거한다.
- 게임의 흥미를 유도하고 참여를 높이기 위해 진행자는 적당한 경쟁심을 유도한다.
- 휠체어는 선수의 일부분으로 간주되며 한 개의 에어방석은 최대 10cm 높이까지 허용하게 한다.
- 낙상 위험에 대비하여 휠체어에 앉아 휠체어 안전벨트를 착용한다.

활동 사진

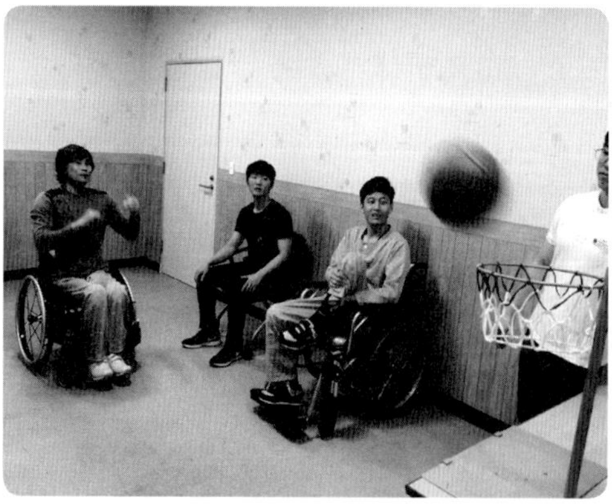

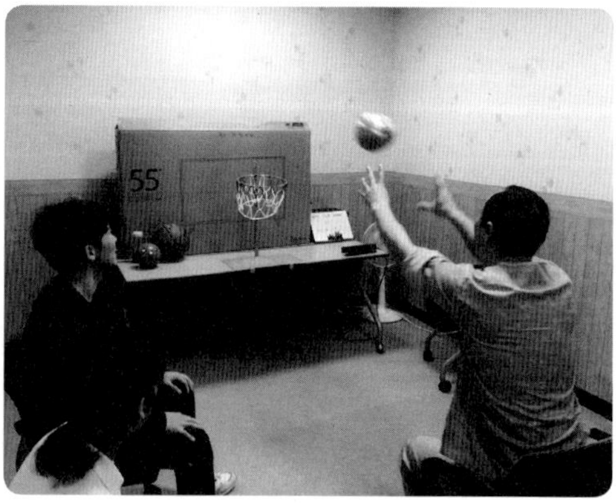

CHAPTER 02

레크리에이션

레크리에이션은 일상에서 흔히 즐길 수 있는 활동들을 장애인이 흥미롭게 수행할 수 있도록 변경하였다. 신체적·인지적 손상 등 모든 참여자가 수행할 수 있고, 시간과 장소에 큰 제약 없이 책상과 의자 등 간단한 준비물을 이용하여 누구나 쉽게 참여할 수 있다. 기본적인 의사소통과 인지능력이 요구되므로 참여자의 수준을 고려하여 프로그램 난이도와 시간을 적절히 설정해야 한다.

차례

날아라 비행기

☑ 신체운동기능 증진 □ 인지기능 증진 □ 지각기능 증진 □ 감각기능 증진
□ 정서심리기능 증진 ☑ 사회관계 증진 □ 일상생활활동 수행 향상 ☑ 의사소통능력 증진

개요

날아라 비행기는 종이에 자신의 생각 및 감정표현을 그린 뒤, 종이를 접어 날리는 동작으로 쉽게 즐길 수 있는 활동이다. 종이비행기를 접고 날리는 동작을 통해 소동작, 대동작의 신체기능이 증진되며 종이에 그린 그림에 대하여 발표함으로써 상호 유대감 및 의사소통능력에도 도움을 준다. 또한, 팀전 형식으로 진행함으로써 사회관계기술 및 협동심을 향상시킬 수 있다.

인원: 진행자 – 1명, 보조자 – 1명, 참여자 – 2~6명

준비물: 색종이, 스케치북(도화지), A4용지, 4절지, 색연필, 사인펜, 초시계, 색 테이프(목표점 표시)

소요시간: 30분

진행 방법

1. 진행자는 참여자에게 종이를 두 장씩 나눠준다.
   진행자: "각자의 종이를 접기 방법에 따라 정확히 접어주고 비행기에 각자 쓰고 싶은 내용이나 그림을 그립니다. 그리고 목표점에 비행기를 날립니다. 또한 최대한 오랫동안 날 수 있도록 개인만의 방법을 익히십시오."
2. 종이를 꾸미고 난 뒤 진행자의 진행에 따라 첨부된 비행기 접기 방법 1번 또는 2번의 방식으로 비행기를 접는다.
3. 비행기를 접은 후 자신만의 개성으로 꾸미고 간략히 설명한다.
4. 설명 후 모든 참여자는 같은 위치에 서서 비행기를 날린다.
   ※ 게임은 총 3세트 진행하며 3판 2 선승제로 한다.
5. 게임의 승리는 가장 멀리 날아간 비행기, 가장 오래 나는 비행기, 목표점 안에 들어간 비행기로 정한다.

6. 게임이 끝난 후 참여자끼리 서로의 비행기에 대한 문제점에 대해 알려주고 이를 수정하는 등 의사소통의 장을 마련한다.

난이도 조절

- 개인전과 팀전으로 나누어 운동의 효율성을 높인다.
  ① 개인전으로 진행할 경우
  - 진행자는 모든 참여자에게 똑같은 종이를 나눠준다.
  - 거리 또는 시간을 정하고 활동을 진행한다.

  ② 팀전으로 진행할 경우
  - 4절지 크기의 큰 종이를 나눠준다.
  - 백지인 종이를 팀워크를 통해 같이 꾸민다.
  - 게임은 총 3세트 진행하며 1세트마다 비행기 수정이 가능하다.
  - 팀끼리 거리 또는 시간을 종합해 승리를 결정한다.
- 거리 또는 시간을 재어 난이도를 증가시킨다.
  ※ 거리: 참여자 중 비행기가 가장 멀리 날아간 경우 이긴다.
  ※ 시간:
  ① 참여자 비행기 중 가장 늦게 바닥에 착지하는 비행기가 이긴다.
  ② 초시계를 사용하여 참여자가 비행기를 날림과 동시에 진행자는 초를 잰다.
  (팀으로 할 경우 팀원 중 가장 오래 떠 있는 비행기의 초를 잰다.)
- 종이의 종류와 크기를 변경하여 난이도를 조절한다.
  ※ 종이 종류: 색종이, 스케치북(도화지), A4용지, 4절지
- 목표점 원을 두어 난이도를 증가시킨다. 진행자가 출발점에서 떨어진 곳에 임의로 거리를 정하고 그 곳에 색 테이프로 비행기가 도착할 원을 표시한다.
  ※ 원의 크기(지름): 0.5m, 1m(지름이 좁을수록 난이도 증가)

고려 사항

| 공통 |

- 보조자는 활동이 느린 참여자를 보조한다.
- 수부손상 참여자 중 통증과 손가락 굽힘이 어려운 참여자는 제외한다.
  ※ 개인전으로 진행할 경우
  ① 강직이 있는 참여자는 제외한다.

※ 팀전으로 진행할 경우

① 강직이 있는 참여자는 강직이 없는 참여자가 대신해 종이를 접는다.

② 팀전으로 진행할 경우 참여자 수준을 맞추어 팀을 정한다.

| 척수손상 참여자 |

상지의 움직임이 원활한 참여자로 정한다.

※ C8 레벨 이하 또는 근력평가 3 이상(Fair)

종이접기 방법 1번

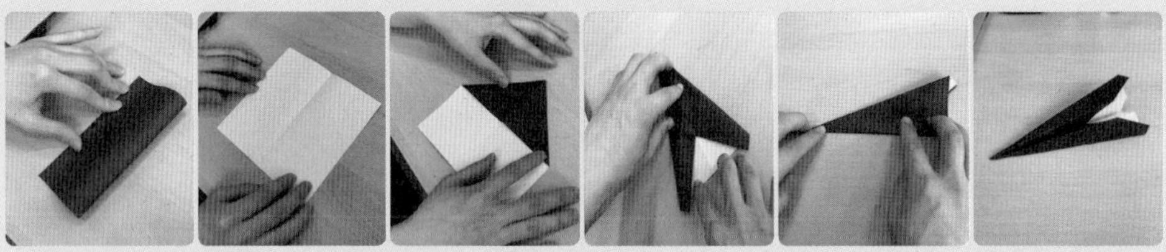

종이접기 방법 2번

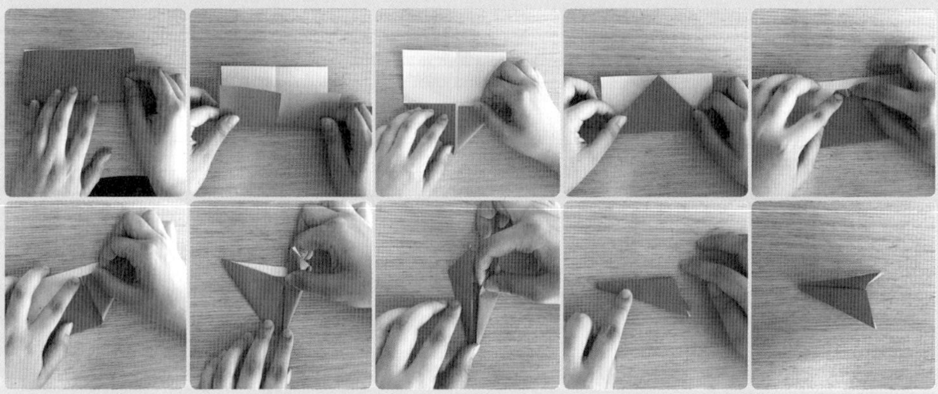

▶ 활동 사진

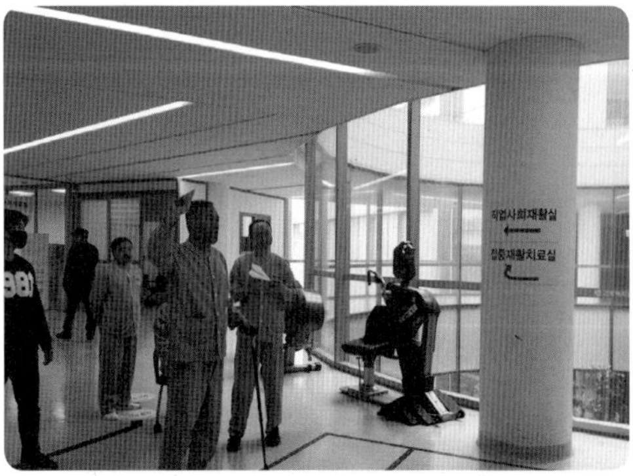

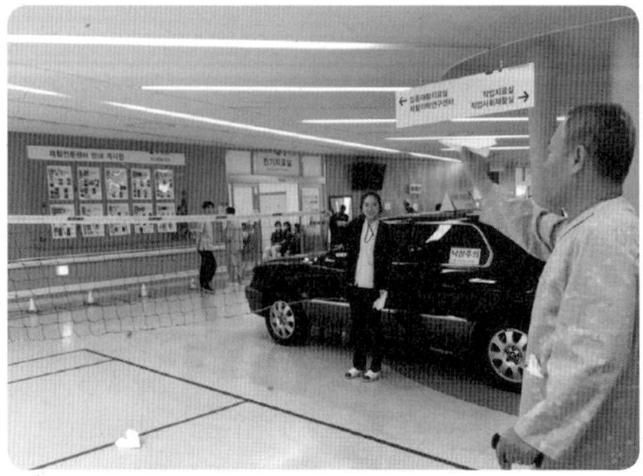

도미노

☑ 신체운동기능 증진 ☐ 인지기능 증진 ☑ 지각기능 증진 ☑ 감각기능 증진
☐ 정서심리기능 증진 ☐ 사회관계 증진 ☐ 일상생활활동 수행 향상 ☐ 의사소통능력 증진

개요

도미노는 패를 하나씩 간격을 맞춰 세워 모양을 만든 뒤 첫 번째 패를 넘겨 마지막 패까지 멈추지 않고 쓰러뜨리는 활동이다. 도미노는 집중력과 눈 – 손 협응, 손 기능을 증진시키고 참여자 간의 협력을 통해 사회관계능력을 향상시키며 짧은 시간에 큰 성취감을 얻을 수 있다.

- **인원:** 진행자 – 1명, 참여자 – 4~6명
- **준비물:** 도미노 패(도미노게임, 젠가, 일정한 나무 막대, 책, 수수깡, 카세트테이프), 책상, 의자, 초시계, 턱 계단, 색 테이프
- **소요시간:** 30분

진행 방법

1. 진행자는 참여자에게 도미노 진행방법을 설명한다.
   진행자: "적절한 도미노 패를 하나씩 정하여 바닥에 하나씩 놓으면서 모양을 만들겠습니다. 중간에 넘어지지 않도록 조심히 놓으십시오."
2. 참여자가 3명 이하일 경우 협동하여 하나의 모양을 완성하고, 4명 이상일 경우 짝수로 팀을 나누어 완성한다.
   ※ 팀으로 진행할 경우 같은 모양으로 하고 수행시간과 완성도를 비교한다.
3. 참여자는 양쪽 끝을 시작으로 첫 번째 패부터 마지막 패까지 일정한 간격을 맞춰 세운다.
4. 도미노가 완성이 되었으면 첫 번째 패를 밀어 모두 쓰러뜨린다.
5. 첫 번째 패부터 마지막 패까지 이어지지 못했을 경우 중간에 수정하여 다시 시도한다.

6. 활동이 끝난 후, 다양한 미션을 완성하기까지의 어떤 어려움이 있었는지, 이 활동을 통해 얻은 경험은 어떤 것이 있는지 등에 대하여 의사소통의 장을 마련한다.

난이도 조절

- 팀으로 진행할 경우 팀끼리 같은 모양을 다같이 만들고 수행시간과 완성도를 비교한다.
- 다양한 모양을 제시하여 난이도를 조절한다.

  예시 하트, 동그라미, 세모, 네모, 태극기, 바람 등

  ※ 도안을 제시한 경우

  ① 진행자는 하트, 동그라미, 세모 등 위 예시 중 하나를 정한다.

  ② 작은 모양: 책상 위 연필로 도안 그리기, 화이트보드판에 그리기

  ③ 큰 모양: 전지에 도안 그리기, 바닥에 색 테이프로 표시하기

  ※ 단, 진행자가 임의로 변경 가능

  ※ 도안을 제시하지 않은 경우

  ① 진행자가 제시한 주제를 참여자는 도안 없이 완성한다.

  예시 **진행자:** "하트를 만드세요" 제시 → 참여자는 책상 위에 만들기
- 목표 시간 초를 재어 정해진 시간 안에 도미노를 완성시킨다.

  ※ 시간: 10분, 15분, 20분
- 도미노 패의 종류에 따라서 난이도를 조절한다.

  ※ 종류: 도미노게임, 젠가, 책, 수수깡, 카세트테이프
- 도미노의 정해진 개수를 사용하여 제시된 도형을 완성시킨다.

  ※ 도미노 개수: 30개, 50개, 70개
- 도미노에 미션을 두어 성공하며 나아가게 하여 난이도를 증가시킨다.

  ※ 미션의 종류

  ① 2개 이상의 턱을 만들어 전체 도미노 완성하기
  (패를 가로로 눕혀 높이를 다르게 쌓아올린 턱–사진참고)

  ② 50개의 도미노를 가지고 동그라미 5개 만들기

  ③ 시작 전 계단이라는 장애물을 두고 거기에 맞춰 완성하기

고려 사항

| 공통 |

- 참여자의 수준에 따라 패의 개수와 진행방법, 미션 등 변경이 가능하다.
- 도미노가 완성되기 전 쓰러트릴 위험이 있으므로 사이사이 패를 뺀다.
- 떨림(tremor)이 심한 참여자는 손목에 모래주머니를 착용하여 떨림을 제한한다.

| 척수손상 참여자 |

- 척수손상 참여자의 경우 균형을 잃어 앞으로 무너지는 것을 방지하기 위해 휠체어 안전벨트를 착용하여 진행한다.
- 경추손상(C6 이하) 참여자의 경우 건고정술(tenodesis)을 이용하거나 긴엄지맞섬보조기(long opponens splint)를 착용하여 진행한다.

활동 사진

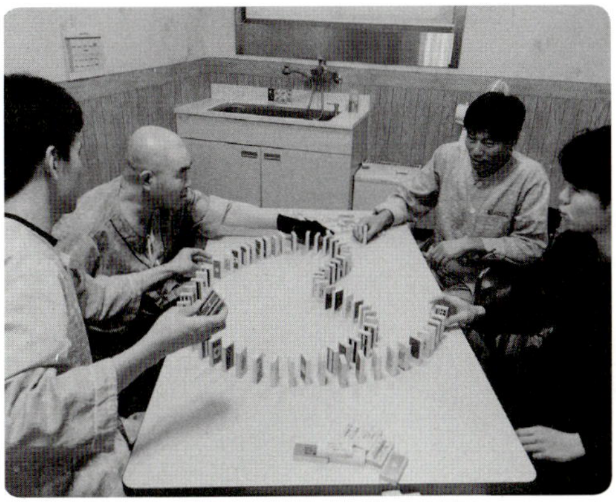

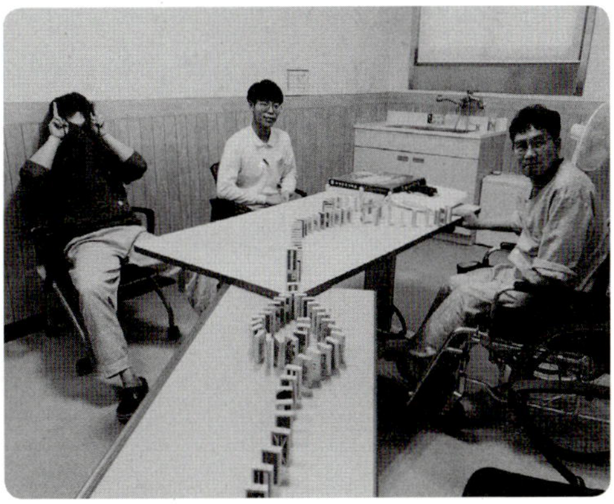

딱지치기

☑ 신체운동기능 증진 □ 인지기능 증진 □ 지각기능 증진 □ 감각기능 증진
□ 정서심리기능 증진 ☑ 사회관계 증진 □ 일상생활활동 수행 향상 □ 의사소통능력 증진

개요

딱지치기는 종이로 접은 딱지를 바닥에 놓고 상대방의 딱지를 쳐서 뒤집는 게임이다. 학창시절에 딱지치기를 하던 경험을 떠올리며 옛 추억을 이야기하고 사회관계능력을 향상시킬 수 있다. 딱지를 직접 접으면서 손 기능 능력을 향상시키며 딱지를 잡고 힘껏 내려치는 동작이 많아 상체 운동에도 효과적이다.

인원: 진행자 – 1명, 보조자 – 1명, 참여자 – 2~6명

준비물: 종이(색종이, 신문지, 달력), 딱지(그림딱지, 고무딱지)

소요시간: 20분

진행 방법

1. 진행자는 참여자에게 딱지치기의 규칙을 설명한다.
   진행자: "먼저 나누어드린 종이로 딱지를 접고 진행자의 시범을 보시고 상대방의 딱지에 힘껏 내려 쳐주십시오."
2. 1인당 3개의 딱지를 만들고 몇 차례 연습을 한다.
3. 가위·바위·보를 하여 진 참여자가 딱지를 바닥에 놓으면, 이긴 참여자가 본인의 딱지로 상대의 딱지에 힘껏 내려친다.
4. 상대방의 딱지가 뒤집히면 이기는 것으로 계속해서 공격권이 생긴다.
5. 상대방의 딱지가 뒤집히지 않으면 치는 순서가 바뀐다.
6. 딱지를 모두 소진하게 되면 지게 되고, 최종적으로 가장 많은 딱지를 획득한 참여자가 승리하게 된다.
7. 승리자는 딱지접기 방법과 내려치는 노하우를 얘기하고 참여자 모두 학창시절 딱지치기를 하던 옛 추억을 회상하며 이야기한다.

난이도 조절

- 팀전으로 진행 시 각 팀마다 3개의 딱지를 만들고 하나씩 내놓으며 팀에서 참여자가 교대로 출전하여 공격한다.
- 딱지를 만들 때 여러 장의 종이를 겹쳐 두껍게 만들거나 얇게 만든다.
- 딱지 개수를 많이 만들어 활동시간을 조절한다.
- 참여자가 딱지 만들기가 어렵다면 진행자가 미리 딱지를 접었다가 펴서 가이드라인을 만들어 주거나, 큰 종이를 사용하여 접기 쉽게 만들어 준다.

고려 사항

| 공통 |

- 프로그램을 시작하기 전, 근육통 예방을 위해 상지 스트레칭을 통한 준비운동을 실시하도록 한다.
- 균형능력이 저하된 참여자는 딱지를 내려치다가 낙상 사고가 일어나지 않도록 주의한다.

| 편마비 참여자 |

- 어깨 탈구 증상을 보이는 참여자는 비마비측으로 딱지를 친다.

| 휠체어(W/C), 의자 사용 참여자 |

- 휠체어(W/C), 의자 사용 참여자의 경우 균형을 잃어 앞으로 무너지는 것을 방지하기 위해 휠체어 안전벨트를 착용하고 보조자의 감독하에 진행한다.

활동 사진

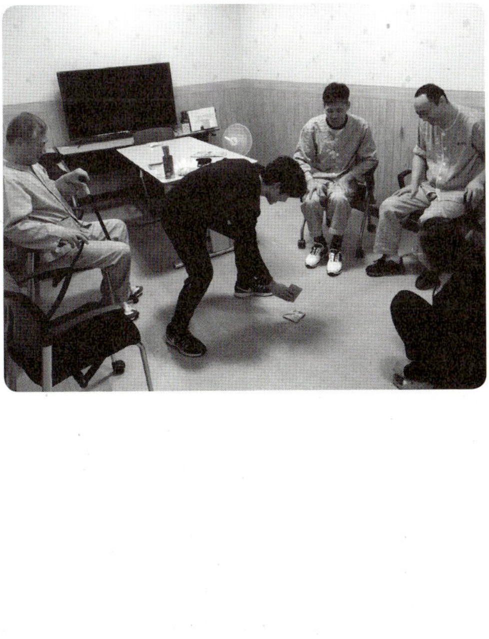

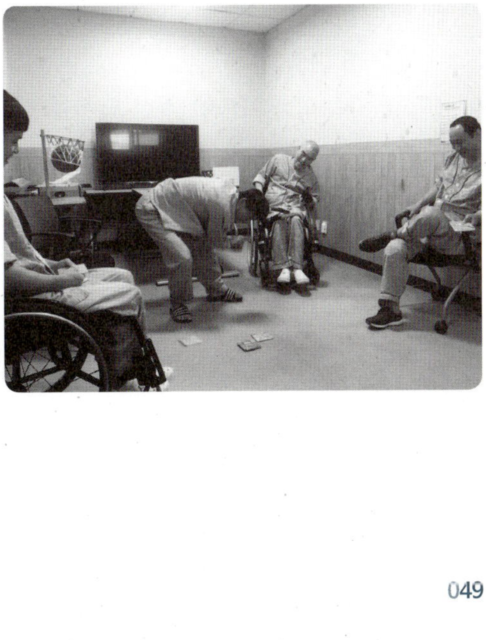

몸으로 말해요

☑ 신체운동기능 증진 ☐ 인지기능 증진 ☑ 지각기능 증진 ☐ 감각기능 증진
☐ 정서심리기능 증진 ☐ 사회관계 증진 ☐ 일상생활활동 수행 향상 ☑ 의사소통능력 증진

개요

'몸으로 말해요'는 제시된 단어를 몸동작으로만 표현하여 무엇인지 맞히는 활동이다. 이 활동을 통해 대동작과 소동작의 신체기능과 신체도식 등 지각기능이 증진되며 정답을 맞히기 위해서 서로 간 의사소통능력과 협동심을 필요로 한다. 그리고 표현하는 동작과 단어를 연관지어 유추함으로써 상상력과 추리력을 높일 수 있다.

인원: 진행자 – 1명, 참여자 – 4~5명

준비물: 스케치북(하나의 주제당 10개 단어), 초시계, 볼펜

소요시간: 15분

진행 방법

1. 진행자는 활동 전 규칙을 설명한다.
   진행자: "구두로 설명하지 않고 오직 행동으로만 단어의 뜻을 설명해야 합니다. 참여자들은 대표자의 행동을 보고 단어를 유추해 주십시오."
2. 진행자는 여러 주제 중 무작위로 하나를 고르고 참여자는 몸으로 표현할 대표자 한 명을 정한다.
3. 진행자는 스케치북에 적힌 단어를 대표자에게만 보여주고 대표자는 참여자들 앞에 서서 그 주제의 단어를 몸으로 표현한다.
4. 참여자들은 자리에 착석하여 대표자가 몸으로 표현하는 것을 보고 유추하여 단어를 맞힌다.
5. 제한시간 내에 가장 많이 정답을 맞춘 참여자가 이기게 된다.
6. 활동이 끝나면 진행자는 서로 주제에 대해 몸으로 표현하면서 어려웠던 주제나 단어는 무엇이었는지, 어떤 동작으로 표현하면 더 좋았을지 등에 대하여 느낀 점에 대해 의사소통하는 장을 마련한다.

난이도 조절

- 몸으로 표현이 어려운 단어로 난이도를 조절한다.
  ※ 예시 인물, 사자성어, 속담 등
- 제한시간을 통해 난이도를 조절한다.
  ※ 한 가지 주제 제한시간: 5분(단, 진행자 임의로 변경 가능)
- 응답시간이 지체될 경우 진행자가 단어의 뜻을 설명하여 힌트를 준다.
  ※ 예시 대기만성: 큰 그릇은 늦게 이루어진다는 뜻으로, 크게 될 인물은 오랜 공적을 쌓아 늦게 이루어짐을 이름
- 몸으로 표현하는 동안 필요시 의성어, 의태어를 사용할 수 있다.

고려 사항

| 공통 |

- 진행자는 몸으로 표현하는 동안 도구 사용을 권유한다.
  ※ 예시 마녀 – 빗자루, 프로그래머 – 컴퓨터 등
- 진행방법은 진행자에 따라 변경될 수 있다.
  ※ 예시 시도 횟수, 시간

| 편마비 참여자 |

- 신체균형의 안정성이 저하된 참여자는 몸으로 표현하는 동안 진행자가 몸통을 잡아 주어 낙상을 예방한다.

| 휠체어(W/C), 의자 사용 참여자 |

- 상지로만 표현할 수 있는 주제(단어)를 따로 선정한다.

활동 사진

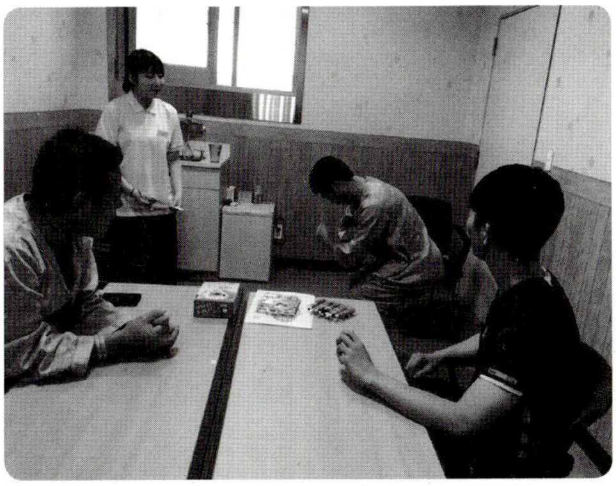

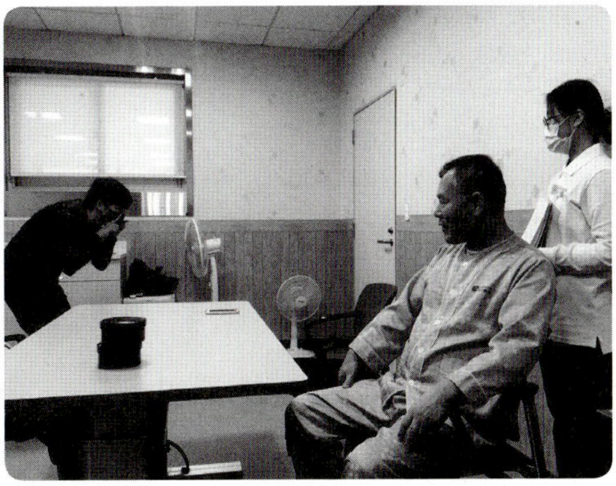

무궁화 꽃이 피었습니다

☑ 신체운동기능 증진 □ 인지기능 증진 □ 지각기능 증진 □ 감각기능 증진
☑ 정서심리기능 증진 ☑ 사회관계 증진 □ 일상생활활동 수행 향상 □ 의사소통능력 증진

개요

'무궁화 꽃이 피었습니다'는 진행자가 눈을 감고 있는 사이에 가까이 다가가서 진행자의 손바닥을 치고 도망가는 활동이다. 본 활동에서는 기존의 전통놀이를 응용하여 활동 시 과제를 수행할 수 있도록 마련함으로써 순발력, 인지능력을 향상시킬 수 있다.

- **인원:** 진행자 – 1명, 보조자 – 1명, 참여자 – 4~5명
- **준비물:** 그림 카드(음식, 국가, 도형), 색 테이프, 바구니, 음악
- **소요시간:** 30분

진행 방법

1. 술래는 참여자에게 게임 진행방법과 주의사항을 설명한다.
   진행자: "참여자들은 술래가 '무궁화 꽃이 피었습니다' 외치는 동안 바닥에 놓인 그림 카드를 집으면 됩니다. 술래와 눈이 마주쳤을 때는 움직이시면 안 됩니다. 음식 사진들을 빨리 바구니에 담아 출발선으로 돌아오는 참여자가 승리하게 됩니다."
2. 진행자는 술래역할을 담당하고 벽이나 기둥에서 5~10m 떨어진 지점에 색 테이프로 출발선을 표시하여 참여자들을 위치시킨다.
3. 술래는 참여자들에게 제시어를 주어 필요한 재료들을 바구니에 담아오도록 과제를 제공한다.
4. 진행자는 참여자들에게 바구니를 나눠주고, 그림 카드를 일정한 간격으로 바닥에 둔다.
5. 술래는 벽을 향한 채 '무궁화 꽃이 피었습니다'를 외친다.
6. 참여자들은 바닥에 있는 필요한 음식 사진들을 빨리 바구니에 담는다.
7. 술래가 뒤를 돌아봤을 때 움직이는 참여자들은 술래와 새끼손가락을 걸거나 손을 잡은 채 진행자의 옆에 서 있어야 한다.

8. 술래에게 잡히지 않은 같은 팀 참여자가 진행자를 터치하면 손가락을 걸고 있던 참여자는 다시 출발선으로 돌아간다.
9. 활동이 끝난 후 진행자는 바구니에 담아 온 그림 카드들은 무엇인지, 동작을 멈춰 있을 때 어떤 점이 힘들었는지에 대해 의사소통할 시간을 마련한다.

난이도 조절

- 진행자가 말하는 속도를 임의로 조절할 수 있으므로 느리게 말하다가 갑자기 빠르게 말하는 방법으로 난이도를 조절한다.
- 여러 종류의 사진을 두어 난이도를 조절한다.
  ※ 음식 사진(라면재료), 국가 사진(아시아 국가), 도형 사진(●, ▲, ◆, ■)
  (단, 진행자는 임의로 여러 종류의 사진을 사용할 수 있다.)
- 진행자와 출발선의 거리를 조절한다.
  ※ 거리: 3m, 5m, 10m

고려 사항

| 공통 |

- 진행자는 참여자를 방해하는 주변 장애물을 제거한다.
- 게임의 흥미를 유도하고 참여도를 높이기 위해 진행자는 적당한 경쟁심을 유도한다.
- 낙상에 대비해 참여자들 간의 일정한 간격의 거리를 두어 배치한다.

| 선 자세 참여자 |

- 균형능력이 저하된 참여자는 보조자와 함께 활동에 참여한다.
- 마비측 손기능이 저하된 참여자는 비마비측을 이용해 진행한다.

| 휠체어(W/C), 의자 사용 참여자 |

- 휠체어 이용 시 낙상에 대비해 휠체어 안전벨트를 착용한다.

▶ 활동 사진

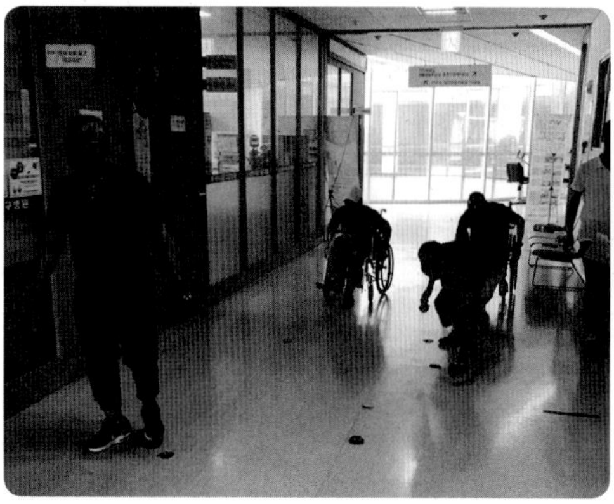

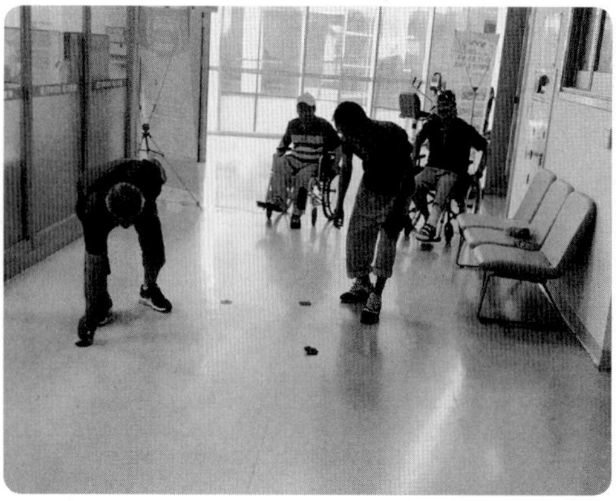

물건 맞추기

□ 신체운동기능 증진 □ 인지기능 증진 ☑ 지각기능 증진 ☑ 감각기능 증진
□ 정서심리기능 증진 □ 사회관계 증진 □ 일상생활활동 수행 향상 ☑ 의사소통능력 증진

개요

'물건 맞추기'는 참여자가 보자기에 있는 물체를 손으로만 만져 물체에 대하여 설명하고 질문에 답변해 주면서 다른 참여자들이 어떤 물건인지 맞추는 활동이다. 활동을 통하여 입체인지지각, 고유수용성 감각 향상에 효과적이며 물건에 대해 설명을 하면서 의사소통능력 증진에 도움을 준다. 진행자는 조화, 문구류, 도형 블럭 등 다양한 소재를 활용하여 활동에 적용할 수 있다.

인원: 진행자 – 1명, 참여자 – 4~6명

준비물: 물체(조화, 문구류, 공, 도형 블럭 등), 보자기

소요시간: 20분

진행 방법

1. 진행자는 물체를 선정하고 규칙을 설명한다.
   진행자: "여러분 중 1명은 문제출제자가 되고, 나머지 분들은 문제를 맞춰야 하는 참여자가 됩니다. 보자기 안에는 저만 아는 물체들이 들어 있습니다. 문제출제자가 보자기에 손을 넣어 물체를 만지는 동안 참여자들은 보자기 안에 있는 물체를 맞추기 위하여 질감, 모양 등을 문제출제자에게 질문을 할 수 있습니다. 이때 질문은 '예' 또는 '아니오'로 답할 수 있는 질문이어야 하며 문제출제자는 오로지 손으로 느껴지는 감각으로 답을 해 주시면 됩니다."
2. 문제출제자와 다른 참여자들은 마주보고 앉는다.
3. 개인전 형식
   ※ 우리는 편의상 보자기 안에 물체를 만지는 참여자를 문제출제자라고 명시한다.
   ① 문제출제자는 보자기 안에 있는 물체를 손으로 만진다.
   ② 3명의 참여자는 1인당 3개의 질문을 할 수 있으며, 문제출제자는 손으로 느껴지

는 감각으로 질문에 대답한다.

예시 구형입니까?, 물렁한 질감입니까? 등

③ 3명의 참여자는 정답을 알 경우 '정답'을 외치고 답을 말한다.

④ 정답을 맞춘 참여자에게 1점을 부여하고 보자기에 든 물체를 포상으로 증정한다.

4. 활동이 끝나면 진행자는 설명하기 어려웠던 물체는 무엇이었는지, 각각 물체를 손으로 만졌을 때 느껴졌던 감각은 무엇이었는지 등에 대하여 서로 이야기할 수 있는 의사소통의 장을 마련한다.

난이도 조절

- 감각, 언어적 기능 수준에 따라서 물체의 모양 및 크기를 정한다.

  ※ 물체의 종류: 조화, 문구류, 도형블럭 등

  예시

  진행자: "다양한 문구류들을 넣어두었습니다. 어떤 물건인지 정확한 명칭을 답해 주셔야 합니다."

  참여자: "글씨 쓸 때 쓰는 것입니까?"

  문제출제자: "네."

  참여자: "나무 재질입니까?"

  문제출제자: "네. 그렇습니다."

  참여자: "정답!, 연필입니다."

  진행자: "정답입니다."

- 질문의 개수를 통하여 난이도를 조절한다.
- 제한시간(기본 5분)을 통하여 난이도를 조절한다.

  ※ 제한시간을 두고 진행할 때에는 질문의 개수를 제한하지 않는다.

- 스무고개 형식으로 난이도를 조절한다.

  예시

  진행자: "제가 보자기에 든 물체를 문제출제자에게만 보여주겠습니다." "확인하였습니까?"

  문제출제자: "네. 확인했습니다."

  진행자: "참여자들은 한 팀이 되어 총 20개의 질문을 할 수 있습니다. 참여자들은 질문을 해 주시고, 문제출제자는 답해 주시면 됩니다."

고려 사항

| 공통 |

- 진행자는 참여자를 적절히 팀으로 나누고, 활동에 사용할 적절한 물체를 정한다.
- 진행자는 감각기능이 저하된 참여자를 고려하여 날카로운 물체, 손에 묻는 재질의 물체 등은 사용하지 않는다.
- 참여자들은 질문을 할 때 "예/아니오"의 답을 할 수 있는 것으로 한다.
- 팀전으로 진행할 때에는 진행방식은 동일하며 문제를 맞춘 참여자가 소속한 팀에게 1점을 부여한다.

| 편마비 참여자 |

- 편마비 참여자는 비마비측을 사용하여 활동에 참여할 수 있도록 한다.
- 보자기를 들고 있기 힘든 참여자는 진행자가 대신 들어준다.

활동 사진

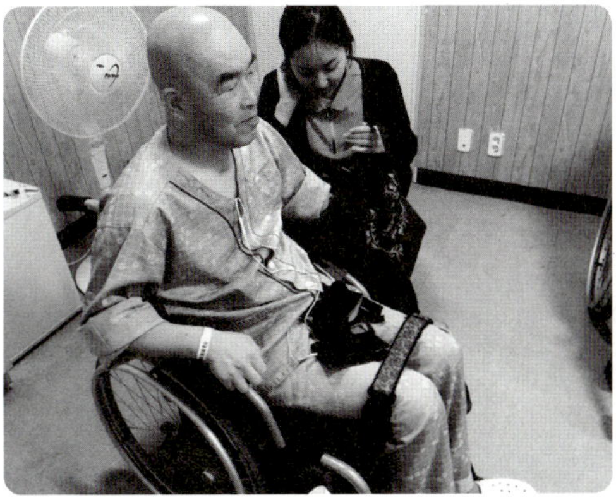

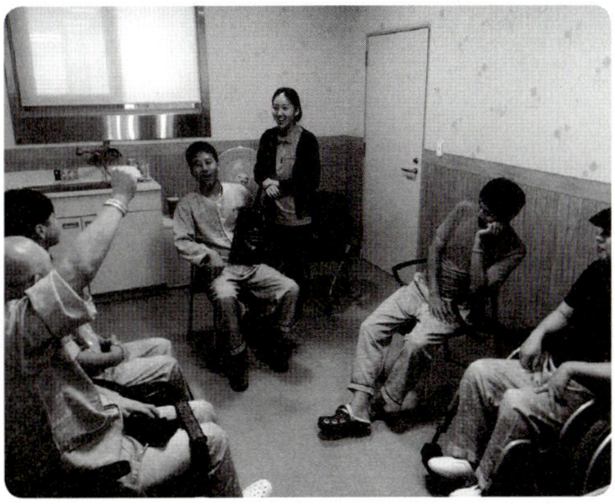

매듭묶기 활동

☑ 신체운동기능 증진 ☐ 인지기능 증진 ☐ 지각기능 증진 ☑ 감각기능 증진
☐ 정서심리기능 증진 ☐ 사회관계 증진 ☑ 일상생활활동 수행 향상 ☐ 의사소통능력 증진

개요

매듭묶기 활동은 밧줄이나 신발 끈, 포장 끈, 고무줄 끈 등 풀어져 있는 끈을 일정한 규칙에 따라 엮어서 열쇠고리를 만드는 활동이다. 이 활동은 소동작 운동을 증진시켜 주고 감각자극 및 집중력 향상에 도움을 준다.

- **인원:** 진행자 – 1명, 참여자 – 3~4명
- **준비물:** 밧줄, 신발 끈, 포장 끈, 고무줄 끈 등
- **소요시간:** 30분

진행 방법

1. 진행자는 참여자에게 진행방법과 주의사항을 설명한다.
   진행자: "매듭묶기 활동은 풀어진 끈을 최대한 빨리 매듭으로 묶는 활동입니다. 참여자분들은 연습활동을 통해 매듭을 만드는 연습 시간을 가진 뒤 열쇠고리 매듭 방법으로 빨리 묶어주시고 묶는 것이 어려울 때는 다른 참여자와 방법을 상의하셔도 됩니다. 열쇠고리를 완성한 참여자는 다른 참여자들이나 가족에게 선물하는 것도 좋습니다."
2. 진행자는 참여자들에게 한 가지 끈을 제공한다.
3. 참여자는 연습활동을 실시한 후 열쇠고리 만드는 활동을 수행한다.

연습활동

순서	사진	내용	비고
❶	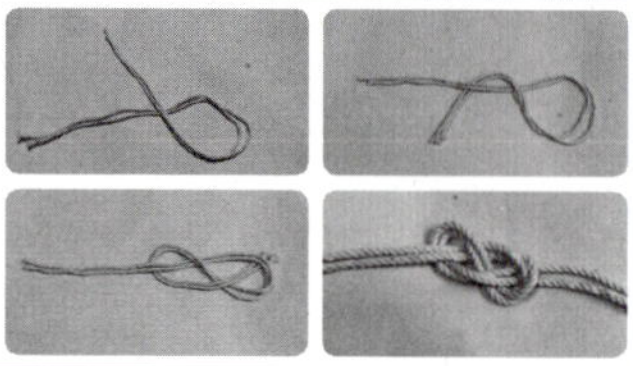	사진과 같은 방법으로 매듭을 묶는다.	밧줄로 매듭 묶기

순서	사진	내용	비고
❷	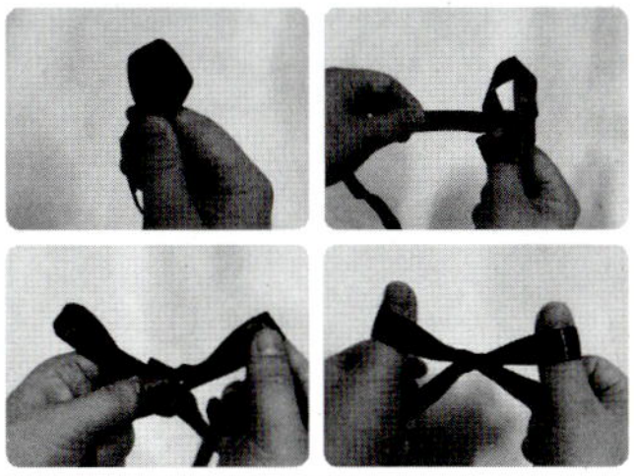	사진과 같은 방법으로 매듭을 묶는다.	리본 끈으로 매듭 묶기

- 풀어진 끈을 다양한 방법으로 매듭을 만들어 본다.

매듭 열쇠고리 만들기

순서	사진	내용	비고
❶	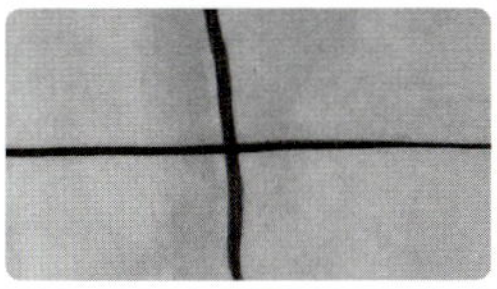	2개의 끈을 십자로 교차시킨다.	운동화 끈으로 매듭 묶기
❷	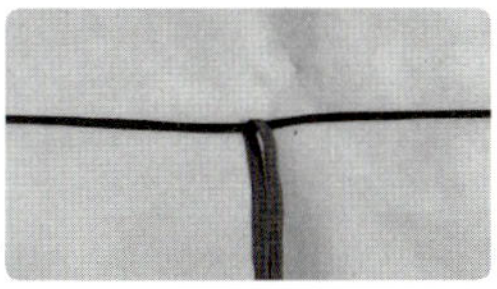	회색 끈을 반으로 접는다.	운동화 끈으로 매듭 묶기
❸	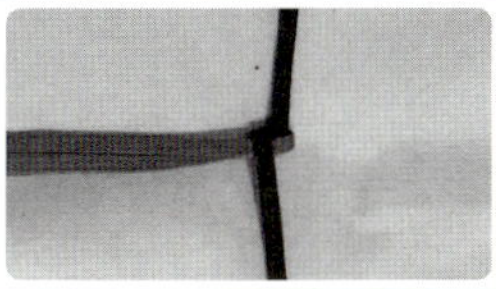	옆으로 돌려서 검은색 끈도 똑같이 접는다.	운동화 끈으로 매듭 묶기
❹	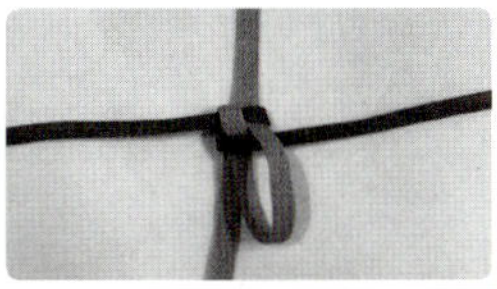	회색 끈의 접었던 부분의 반대편을 접는다 (회색 끈이 검은색 끈 안에 들어가게 해준다).	운동화 끈으로 매듭 묶기
❺	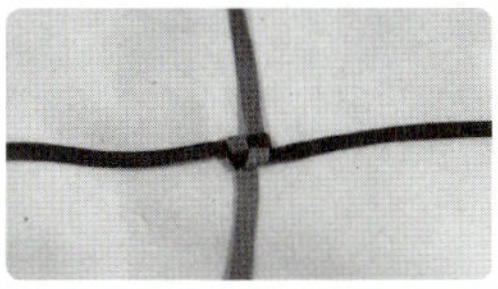	위와 같은 방법으로 반복한다.	운동화 끈으로 매듭 묶기
❻	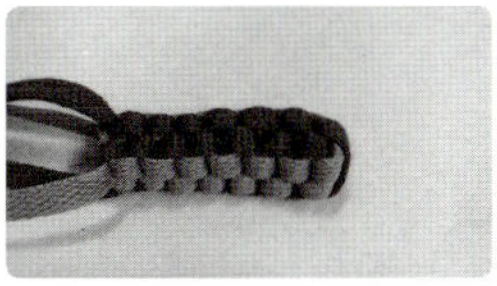	사진과 같은 방법으로 매듭을 묶어 열쇠고리를 완성한다.	운동화 끈으로 매듭 묶기

4. 활동이 끝난 후 참여자들은 매듭을 묶을 때 어려웠던 점이나 어떤 끈이 어려웠는지 또, 매듭을 묶어냈던 방법에 대하여 의사소통의 장을 마련한다.

고려 사항

| 공통 |

- 진행자는 참여자의 수준을 고려하여 적절히 팀을 나눈다.
- 매듭묶기 활동 시 손을 다치지 않도록 주의한다.
- 수부손상 참여자 중 통증과 손가락 굽힘이 어려운 참여자는 제외한다.

| 편마비 참여자 |

- 비마비측을 많이 사용하여 활동에 참여한다.

바둑돌 멀리 보내기

☑ 신체운동기능 증진 ☐ 인지기능 증진 ☑ 지각기능 증진 ☑ 감각기능 증진
☐ 정서심리기능 증진 ☐ 사회관계 증진 ☐ 일상생활활동 수행 향상 ☐ 의사소통능력 증진

개요

바둑돌 멀리 보내기는 제한된 범위 내에 도구를 끝선에 최대한 가까이 보내는 활동이다. 이 활동은 공간 및 거리 지각 향상에 도움이 되며, 손의 기민성 및 힘 조절능력이 요구된다. 진행자는 바둑돌뿐만 아니라 장기말, 동전, 병뚜껑 등 다양한 도구를 응용하여 적용할 수 있다.

- **인원:** 진행자 – 1명, 보조자 – 1명, 참여자 – 2~6명
- **준비물:** 책상, 색 테이프, 도구(바둑돌, 장기말, 병뚜껑, 동전, 세라볼 등)
- **소요시간:** 15분

진행 방법

1. 진행자는 활동 전 규칙과 주의사항을 알려주고 참여자의 수준을 고려하여 도구를 선택한다.
   진행자: "도구를 정하여 책상 위에 놓고 색 테이프 끝선에 가장 가까이 보내는 사람이 이기는 것으로 하겠습니다."
2. 책상의 길이를 측정한 뒤 정중선을 기준으로 양 끝으로 일정한 거리에 시작선과 끝선을 표시한다.
3. 팀별로 순서를 정한 뒤 순서에 맞춰 각 팀의 선수들이 1명씩 출전하여 경기를 진행한다.
4. 시작지점에서 테이블 아래로 떨어뜨리지 않고 끝선에 가장 가까이 보낸 팀이 승리한다(단, 테이블 아래로 떨어질 경우, 무효 처리된다).
5. 각 세트별로 1인당 4번의 기회가 부여되며 총 3세트의 경기를 진행한다.
6. 활동 종료 후 각자 이 활동을 통해 손의 세밀한 움직임과 거리 감각에 대해서 어떻게 느꼈는지에 대해 발표한다.

난이도 조절

- 시작선과 끝선의 거리를 조절한다.
  ※ 정중선 기준으로 양측 1m, 1.5m, 2m
- 도구의 크기, 무게, 종류를 다르게 조절한다.
  ※ 도구의 종류: 바둑돌, 장기말, 병뚜껑, 동전, 세라볼 등

고려 사항

| 공통 |

- 진행자는 참여자의 수준을 고려하여 책상의 높이를 적절히 조절하고 연습할 기회를 제공한다.
- 진행자는 깨진 바둑돌이 있는지 체크 후 활동을 진행한다.
  (게임 중간 바둑돌이 깨질 경우 게임을 잠시 중단한다.)
- 신체균형이 저하된 참여자는 의자에 앉아서 활동을 진행한다.

| 편마비 참여자 |

- 마비측의 기능이 상실된 참여자는 비마비측으로 활동에 참여할 수 있도록 한다.
- 팔의 기능이 저하된 참여자는 보조자의 도움 또는 받침대를 사용한다.
- 손의 기능이 저하된 참여자는 주먹을 쥐거나 양손에 깍지를 끼고 활동에 참여한다.

| 휠체어(W/C), 의자 사용 참여자 |

- 낙상의 위험에 대비해 휠체어에 앉아 휠체어 안전벨트를 착용한다.
- 경추손상(C6 이하) 참여자의 경우 건고정술(tenodesis)을 이용하거나, 손 보조기(universal cuff) 착용 후 숟가락을 사용하여 게임에 참여한다.

활동 사진

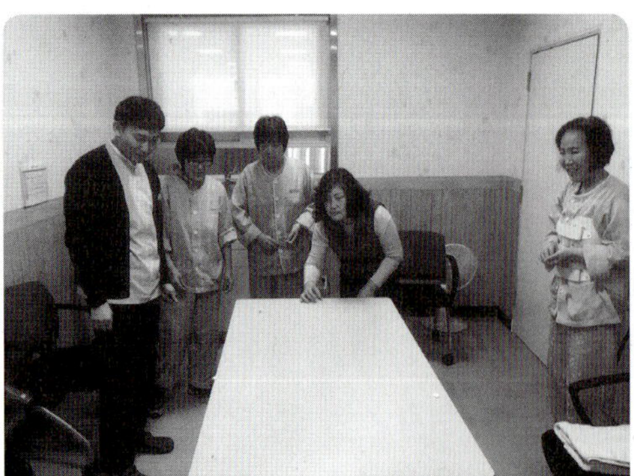

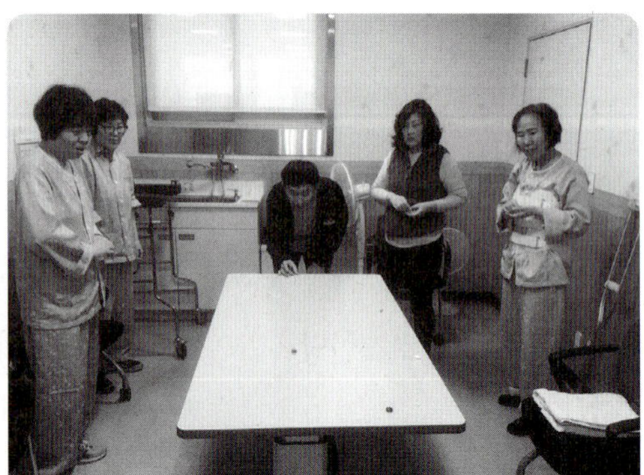

빨리 뒤집기

☑ 신체운동기능 증진 □ 인지기능 증진 ☑ 지각기능 증진 □ 감각기능 증진
□ 정서심리기능 증진 □ 사회관계 증진 ☑ 일상생활활동 수행 향상 □ 의사소통능력 증진

개요

빨리 뒤집기는 일정한 개수의 물체를 제한된 시간에 최대한 많이 뒤집어 승패를 겨루는 활동이다. 이 활동을 통하여 순발력, 대동작 및 손의 기민성, 눈–손 협응력 향상에 효과적이다. 또한, 진행자는 앞·뒷면의 구분이 가능한 다양한 물체를 적용할 수 있다.

- **인원:** 진행자 – 1명, 보조자 – 1명, 참여자 – 2~4명
- **준비물:** 책상, 초시계, 도구(종이컵, 트럼프카드, 화투, 색종이 등)
- **소요시간:** 15분

진행 방법

1. 진행자는 참여자의 수준을 고려하여 물체 선정 및 제한시간을 설정하고 규칙과 주의사항을 알려준다.
   진행자: "책상에 놓인 물체를 보시면 앞면과 뒷면이 다릅니다. 제한시간 내에 물체의 앞과 뒤를 빨리 뒤집으시면 됩니다."
2. 참여자들은 책상에 마주보고 앉는다.
3. 책상 위에 종이컵 15개는 바르게 두고 15개는 엎어 놓는다.
4. 진행자는 제한시간 30초로 설정하여 활동을 시작한다.
5. 양손을 사용하여 책상 위에 놓인 물체를 빨리 뒤집기 시작한다.
6. 더 많이 뒤집은 참여자(혹은 팀)가 승리한다.
7. 활동 종료 후에 진행자는 각 사람에게 장·단점의 피드백을 주고 서로 경기의 내용에 대해 이야기할 수 있는 의사소통의 장을 마련한다.

난이도 조절

- 개인전, 팀전 등 인원수를 조절하여 운동의 효율성을 높인다.

- 신체적 기능 수준에 따라서 물체의 모양 및 크기를 정한다.
  ※ 물체의 종류: 종이컵, 트럼프카드, 화투, 색종이 등
- 물체의 개수를 통해 난이도를 조절한다.
  ※ 기본 개수: 15개(진행자가 참여자 수준에 따라 변경 가능)
- 제한시간을 통해 난이도를 조절한다.
  ※ 기본 제한시간: 30초(진행자가 참여자 수준에 따라 변경 가능)

고려 사항

| 공통 |

- 진행자는 참여자의 신체적 기능수준을 고려하여 적절히 팀을 나누고, 종목(개인전, 팀전)과 활동에 사용할 적절한 물체를 정한다.
- 활동 중 간격이 좁아 서로 마찰이 없는지 확인한다.
- 점수의 격차가 많이 벌어지지 않도록 진행자가 조율한다.
- 종이류(색종이, 화투 등)를 집기 힘든 참여자들이 있을 경우 테이블에 수건을 깔아준다.

| 편마비 참여자 |

- 편측무시(neglect) 여부를 확인하여 물체의 위치를 선정하고 진행자의 최소 도움을 받아 게임을 진행한다.
- 양손으로 진행하기 힘든 참여자는 비마비측을 사용하여 한 손으로 진행한다.

| 휠체어(W/C), 의자 사용 참여자 |

- 낙상의 위험에 대비하여 휠체어 안전벨트를 착용하거나 보조자의 감독하에 실시한다.

| 척수손상 참여자 |

- 척수손상 참여자의 경우 균형을 잃어 앞으로 무너지는 것을 방지하기 위해 휠체어 안전벨트를 착용하여 진행한다.
- 경추손상(C6 이하) 참여자의 경우 건고정술(tenodesis)을 이용하거나 긴엄지맞섬보조기(long opponens splint)를 착용하여 진행한다.
- 상위경추손상의 경우 비슷한 수준의 참여자끼리 진행한다.

활동 사진

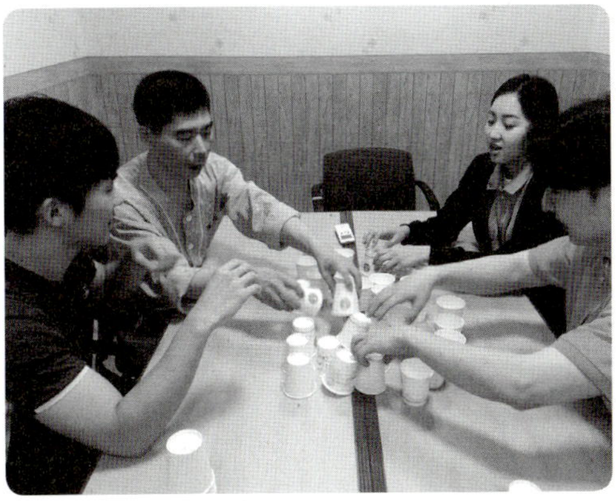

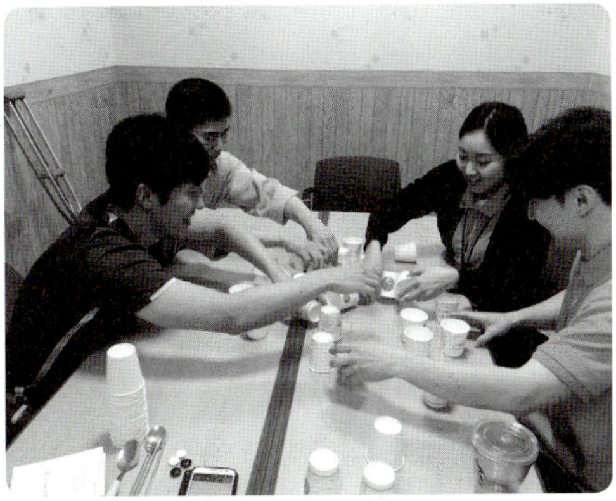

스티커 뺏기

☑ 신체운동기능 증진 ☐ 인지기능 증진 ☐ 지각기능 증진 ☐ 감각기능 증진
☐ 정서심리기능 증진 ☑ 사회관계 증진 ☑ 일상생활활동 수행 향상 ☐ 의사소통능력 증진

개요

스티커 뺏기는 상대방의 옷에 붙여져 있는 스티커를 떼어 자신의 옷에 붙이는 활동이다. 이 활동은 집중력, 주의력, 소동작, 대동작 운동 등의 기능이 향상된다. 또한 여러 참여자가 함께 참여하여 사회관계 증진에도 효과가 있다. 스티커 뺏기는 스티커뿐만 아니라 다양한 도구와 과제들을 적용하여 참여자들의 흥미를 고취시킬 수 있는 활동이다.

인원: 진행자 – 1명, 참여자 – 2~6명

준비물: 도구(스티커, 빨래집게, 밸크로 이름표, 포스트잇), 옷(부직포 옷, 비닐 옷), 색 테이프, 일반상식 퀴즈카드

소요시간: 15분

진행 방법

1. 진행자는 참여자들에게 규칙에 관해 간략하게 설명한다.
   진행자: "여러분! 지금부터 스티커 뺏기 활동을 실시하겠습니다. 우선 제가 여러분들에게 스티커를 5장씩 나눠드릴 겁니다. 그러면 양팔에 2개씩, 등에 1개씩 붙이세요. (모두 부착할 때까지 기다린다.) 다 붙이셨나요? 자! 그럼 세부 규칙을 설명해 드릴게요. 여러분들은 제가 표시해놓은 공간 내에서 서로 짝을 지어 제가 제시한 과제를 수행해 주시면 됩니다. 짝은 무작위로 정하시면 됩니다. 각 과제에서 이긴 사람은 진 사람에게서 하나의 스티커를 획득하게 됩니다. 제가 '그만!'이라고 외칠 때 가장 많이 스티커를 획득한 사람이 승리하게 됩니다. 추가적으로 제가 표시해 놓은 선 밖으로 나가시는 분은 자동으로 탈락하게 되니 이 점 주의하시고 시작하겠습니다!"
2. 색 테이프를 이용하여 활동공간을 표시한다(넓이: 10m × 10m).
3. 진행자는 참여자에게 옷을 나눠주고 착용할 수 있도록 안내한다.
   ※ 상황에 맞추어 비닐 옷과 부직포 옷을 선택하여 나눠준다.

4. 활동 시작 전 각 참여자들은 5개의 스티커를 양팔과 등 부위에 부착한 후 진행자는 과제를 부여한다.
5. 참여자들 간에 무작위의 순서로 과제를 진행하여 과제에서 승리한 참여자는 상대방의 옷에 부착된 스티커를 떼어 자신의 옷에 부착한다.
6. 스티커를 모두 빼앗기거나 활동 공간을 벗어난 참여자는 바깥쪽에서 대기한다.
   ※ 활동공간을 벗어난 참여자가 소지하고 있던 스티커는 무효처리한다.
7. 15분 경과 후 가장 많은 스티커를 확보한 참여자가 승리한다.
8. 활동 종료 후 이긴 참여자는 축하해주고 진 참여자는 격려해주는 시간을 가지며 서로의 소속감을 고취하는 시간을 가진다.

난이도 조절

- 스티커의 크기 및 도구의 종류를 다양화시켜 난이도를 조절한다.
  ※ 도구의 종류: 스티커, 빨래집게, 밸크로 이름표, 포스트잇
- 과제의 종류로 난이도를 조절한다.
  ※ 과제의 종류: 가위바위보, 참참참, 일반상식퀴즈 맞추기
  (일반상식퀴즈의 경우 먼저 짝을 선택한 참여자가 공격자가 되어 문제를 낸다.)

고려 사항

- 진행자는 참여자의 수준을 고려하여 과제를 부여한다.
- 밸크로 이름표를 사용할 시에는 부직포 옷을 착용한 후 활동을 진행한다.
- 진행자는 참여자들 간에 분위기가 과열되어 격해지지 않도록 조절하되 활동의 흥미와 적당한 경쟁심을 유도한다.
- 진행자는 참여자의 신체적 기능 수준을 고려하여 적절한 종목과 활동에 사용할 도구를 정한다.

활동 사진

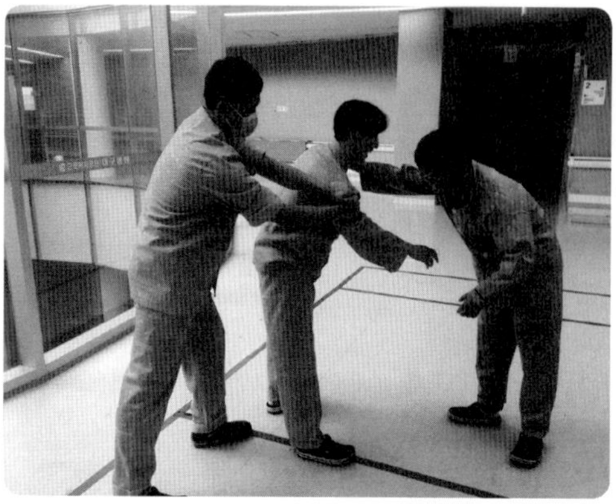

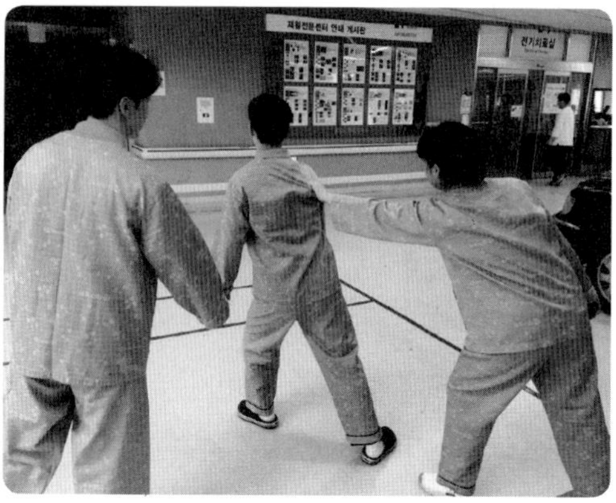

알까기

☑ 신체운동기능 증진 ☐ 인지기능 증진 ☐ 지각기능 증진 ☑ 감각기능 증진
☐ 정서심리기능 증진 ☑ 사회관계 증진 ☐ 일상생활활동 수행 향상 ☐ 의사소통능력 증진

개요

알까기는 바둑판 위에 바둑돌을 놓고 손가락으로 튕겨서 상대의 바둑돌을 바둑판 밖으로 쳐내는 활동이다. 집중력과 정확성을 요구하는 활동으로 손가락의 힘과 조절능력이 중요하다. 규칙이 어렵지 않고 대중적으로 많이 하는 놀이이기 때문에 모든 대상자에게 적용할 수 있는 장점이 있다.

인원: 진행자 – 1명, 참여자 – 2~4명

준비물: 바둑판, 바둑돌(흰돌, 검은돌), 장기말, 책상, 테블릿 PC(어플 사용)

소요시간: 30분

진행 방법

1. 진행자는 활동 전 참여자들에게 규칙과 주의사항을 설명한다.
2. 먼저 바둑판 위에 두 참가자가 같은 수의 흑과 백의 바둑돌 10개를 자신의 진영에 놓는다.

   진행자: "바둑판에 자신의 바둑돌을 적절한 공간에 배치시키고 상대편의 바둑돌을 손가락을 쳐서 바둑판 밖으로 밀어내는 활동입니다."
3. 준비가 끝나면 선과 후가 번갈아 공격 기회를 갖는다.

   ※ 차례가 오면, 자신의 바둑돌 중 하나를 선택하여 어느 방향이든 손가락으로 튕길 수 있다.
4. 바둑판 밖으로 나간 바둑돌은 사용할 수 없다.
5. 한쪽 바둑돌이 모두 바둑판 바깥으로 나가면 종료하며, 활동 종료 시 바둑돌이 바둑판 위에 남아있는 쪽이 승자이다.
6. 경기가 끝난 후 진행자는 선수들과 보호자분들에게 피드백, 의사소통할 시간을 마련한다.

난이도 조절

- 도구의 종류를 다양하게 하여 난이도를 조절한다.
  ※ 도구의 종류: 바둑돌, 장기말 등
- 바둑돌의 개수로 난이도를 조절한다.
- PC를 사용할 경우 알까기 어플리케이션을 다운 받아 진행한다.
- 참여자끼리 실력 차이가 있는 경우 바둑돌 수를 조절한다.
- 책상의 높낮이를 조절해서 진행하여 난이도를 조절한다.
  ※ 한 손으로 책상을 지지해도 무관하다.

고려 사항

| 공통 |

- 진행자는 참여자의 수준을 고려하여 책상의 높이를 적절히 조절하고 연습할 기회를 제공한다.
- 휠체어 참여자를 방해하는 주변요소들을 제거한다.
- 게임의 흥미를 유도하고 참여를 높이기 위해 진행자는 적당한 경쟁심을 유도한다.
- 낙상에 대비해 선 자세는 주의하도록 한다.

| 편마비 참여자 |

- 마비측 손 기능이 저하되는 경우, 비마비측 손을 사용해 활동을 진행하도록 한다.

| 휠체어(W/C), 의자 사용 참여자 |

- 상위경추손상의 경우 비슷한 수준의 참여자끼리 진행하여 손 기능 움직임을 유도한다.

활동 사진

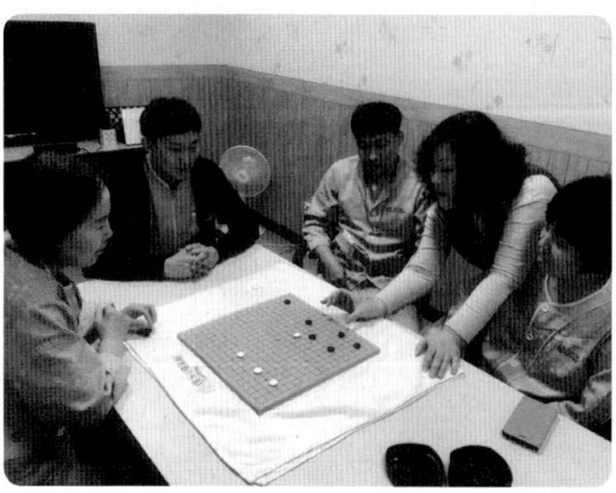

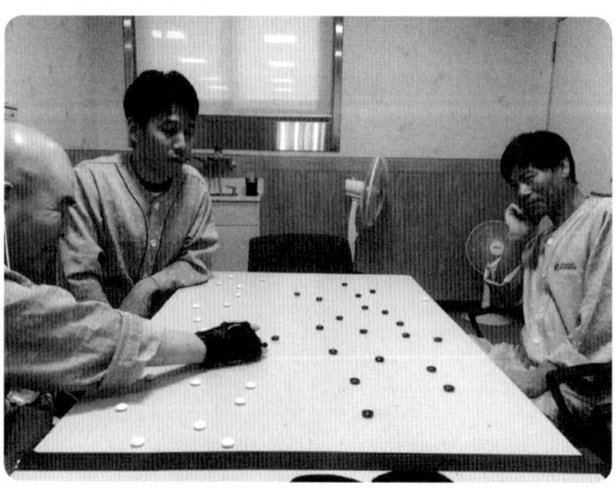

외발 버티기

☑ 신체운동기능 증진 ☐ 인지기능 증진 ☐ 지각기능 증진 ☐ 감각기능 증진
☐ 정서심리기능 증진 ☐ 사회관계 증진 ☑ 일상생활활동 수행 향상 ☐ 의사소통능력 증진

개요

외발 버티기는 한 발을 들고 신체의 균형을 유지하며 다양한 과제를 수행하는 활동이다. 이 활동은 신체균형의 안정성과 하체의 근력, 운동감각, 고유수용성 감각 향상 등에 도움이 되고 흥미로운 과제를 응용하여 참여할 수 있다.

인원: 진행자 – 1명, 보조자 – 1명, 참여자 – 4~5명

준비물: 색 테이프, 콩 주머니, 상자, 짐볼, 과자, 신문지

소요시간: 15분

진행 방법

1. 진행자는 활동의 방법에 대해 설명한다.
   진행자: "여러분들은 지금부터 한발을 들고 있는 상태에서 활동을 수행하시면 됩니다. 정해진 활동에 따라 최대한 오래 버티거나, 최대한 빨리 목표지점에 도달하면 됩니다. 그럼 시작하도록 하겠습니다!"
2. '신문지 접어서 서기' 활동은 가장 오래 버티는 참여자가 승리하고, '정해진 코스 이동하기' 활동은 목표지점에 가장 먼저 도달하는 참여자가 승리한다.
3. 활동 종료 후 어떤 활동이 어려웠는지 또는 자세조절을 적절히 유지하기 위해서 어떤 운동들이 필요한지에 대해 논의하는 시간을 마련한다.

난이도 조절

- 활동의 종류를 통해 난이도를 조절한다.

  ※ 활동의 종류

  ① 한 발로 신문지 접어서 서기

  예시 신문지를 펼쳐 한 발로 서 있어야 하며, 신문지 면적만큼은 움직일 수 있고 벗어나면 탈락, 일정시간 이상 버티면 신문지를 반으로 접어서 다시 한 발로 버텨야 한다.

② 한 발로 정해진 코스 이동하기

※ 코스 종류

- 직선 주로: 색 테이프를 이용하여 40cm 간격으로 표시한다. 이 활동 수행 시 참여자는 표식을 밟으며 목표지점까지 이동한다.
- 지그재그 주로: 색 테이프를 이용하여 전·후로 40cm, 좌·우로 30cm 지점에 번갈아가며 표식을 한다. 이 활동 수행 시 참여자는 표식을 밟으며 목표지점까지 이동한다.

※ 경로 간격 및 코스는 진행자 임의로 설정 가능

- 이동 거리 길이로 난이도를 조절한다(기본 지점: 시작선으로부터 10m 지점).

고려 사항

- 진행자는 참여자의 수준을 고려하여 과제를 선택해 부여한다.
- 점수의 격차가 많이 벌어지지 않도록 진행자가 조율한다.
- 활동의 흥미를 유도하고 참여를 높이기 위해 진행자는 적당한 경쟁심을 유도한다.
- 낙상에 대비하여 활동 전 주변 장애물을 제거한다.
- 균형을 유지하는 기능이 저하된 참여자는 보조자의 도움을 받아 활동에 참여한다.
- 오래 서 있는 것이 제한되는 참여자는 활동에서 제외한다.

활동 사진

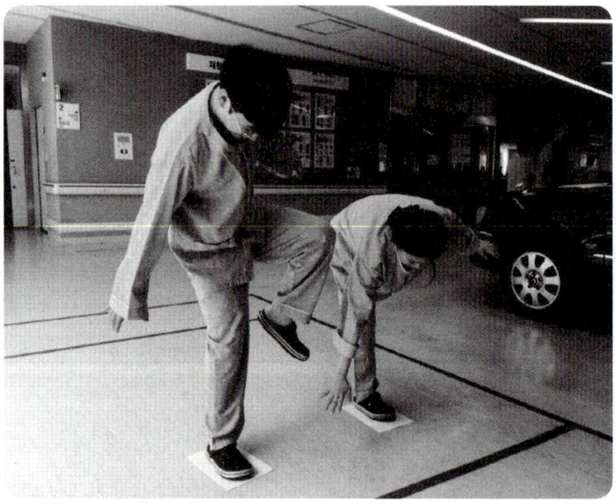
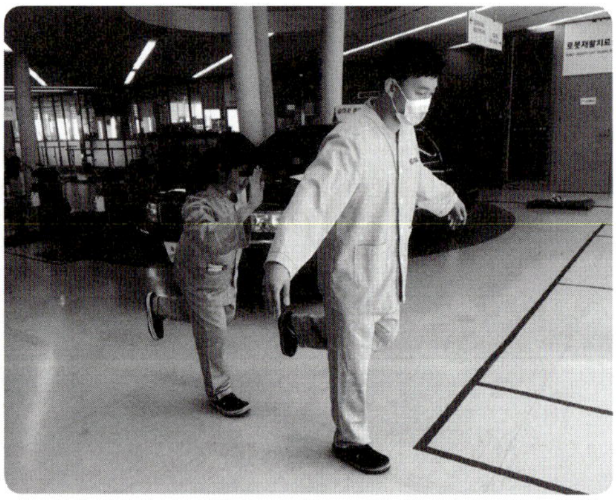

이구동성

☐ 신체운동기능 증진 ☐ 인지기능 증진 ☐ 지각기능 증진 ☐ 감각기능 증진
☐ 정서심리기능 증진 ☑ 사회관계 증진 ☑ 일상생활활동 수행 향상 ☑ 의사소통능력 증진

개요

이구동성은 한 팀에게 주어진 단어를 한 사람당 한 글자씩 맡아 자신에게 해당하는 글자를 서로 동시에 크게 외치고 상대팀은 이를 듣고 전체 단어가 무엇인지 맞히는 활동으로 정답을 맞히기 위해서 팀원 간 의사소통능력과 협동심, 팀워크를 필요로 한다. 그리고 낱말을 조합하고 단어를 유추함으로써 집중력과 문제해결능력 등 인지능력 향상에 도움을 준다.

인원: 진행자 – 1명, 참여자 – 4~8명

준비물: 단어가 적힌 스케치북, 단어카드(한 글자씩 적혀 있는 카드), 초시계, 펜

소요시간: 10분

진행 방법

1. 진행자는 게임 전 규칙과 주의사항을 알려준다.
   진행자: "한 사람씩 단어를 선택하여 신호를 보내면 동시에 외쳐서 상대팀이 듣고 어떤 단어인지 유추하여 정답을 말씀하시면 됩니다."
2. 팀별로 나란히 마주보고 앉는다.
3. 진행자가 단어가 적힌 스케치북을 보여주면 단어를 말하는 팀은 한 사람씩 차례대로 한 글자를 선택한다.
4. 진행자가 카운트를 하면 말하는 팀이 각자 선택한 글자를 크게 말한다.
5. 상대팀은 글자들을 듣고 유추하여 단어를 완성시킨다.
6. 더 짧은 시간 안에 단어를 완성하는 팀이 게임에서 승리한다.
7. 이구동성 게임이 끝나면 진행자는 각 사람에게 장·단점의 피드백을 주고 서로 활동을 통해 느낀 점에 대해 공유하는 시간을 가진다.

▶ 난이도 조절

- 게임에 참여하는 인원의 수(글자 수)를 늘려 난이도를 조절한다.
- 발음이 어려운 단어로 난이도를 조절한다.
  ※ 예: 인물, 사자성어, 국가 등
- 응답시간이 지체될 경우 진행자가 단어의 뜻을 설명하여 힌트를 준다.

▶ 고려 사항

| 공통 |

- 진행자는 참여자의 수준을 고려하여 적절히 팀을 나눈다.
- 진행자는 한 사람의 소리가 너무 크거나 작지 않도록 조절해 준다.
- 주변의 소음이나 청각적으로 방해를 받지 않는 실내에서 수행한다.
- 참여자는 낱말을 말할 때 반드시 소리를 내고 립싱크는 허용하지 않는다.
- 진행방법은 진행자에 따라 변경될 수 있다.
  ※ 예: 시도 횟수, 시간
- 단어를 정확히 발음하기 힘들거나 언어적 장애가 있는 참여자는 제외한다.

▶ 활동 사진

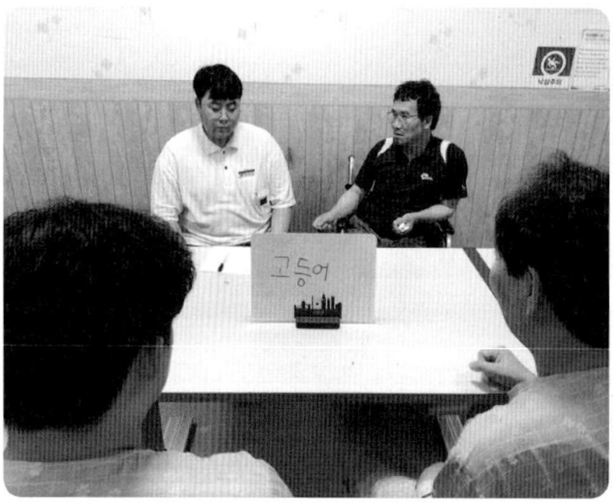

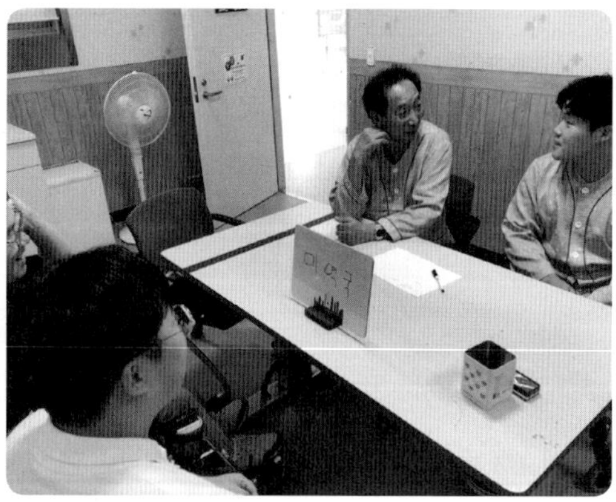

작업치료 도구를 이용한 활동

☑ 신체운동기능 증진 ☐ 인지기능 증진 ☐ 지각기능 증진 ☐ 감각기능 증진
☐ 정서심리기능 증진 ☐ 사회관계 증진 ☑ 일상생활활동 수행 향상 ☐ 의사소통능력 증진

개요

작업치료 도구에는 대동작 운동, 소동작 운동, 눈–손 협응 운동, 손 안에서의 조작 운동 등 다방면으로 도움을 줄 수 있는 도구들이 있다. 이러한 도구들을 이용하여 릴레이 형식으로 시간을 재어 정해진 시간 안으로 동작을 수행하는 것을 목표로 진행되는 활동이다.

인원: 진행자 – 1명, 보조자 – 1~2명, 참여자 – 2~8명

준비물: 책상, 의자, 작업치료 도구(대동작, 소동작, 눈–손 협응, 손 안 조작 등), 일상생활 훈련용 키트

소요시간: 30분

진행 방법

1. 진행자는 진행 방법과 도구 사용 방법에 대해 설명한다.

   진행자: "안녕하세요. 오늘은 작업치료 도구들을 이용한 릴레이 활동을 해보려고 합니다. 우선 작업치료 도구들의 사용 방법을 설명드리겠습니다."

   ※ 옵션 1 활동을 진행할 경우

   진행자: "대동작부터 소동작, 눈–손 협응, 손 안 조작 등 다양한 동작을 요구하는 도구들을 사용해보도록 하겠습니다."(옵션 1 도구 사용 방법 설명)

   ※ 옵션 2 활동을 진행할 경우

   진행자: "옷 입기 훈련용 도구들을 이용한 활동들을 해보도록 하겠습니다."(옵션 2 도구 사용 방법 설명)

2. 참여자 각자 어떤 도구를 맡을지 의논한다.
3. 참여자들에게 정해진 도구들을 배정한 후 시범 시간을 측정한다.

   진행자: "시범삼아 도구를 한 사람씩 사용해보도록 하겠습니다.(도구 사용시간 측정 후)

도구를 사용해 보니 **초 정도 소요되었습니다. 정확히 10초를 줄여 **초 안에 한 사람씩 릴레이로 도구 사용을 완료할 수 있도록 진행해 보겠습니다."

※ 두 팀으로 나누어 릴레이 하는 경우에는 팀별로 시간을 측정한 후 각 10초씩 줄여 나갈 수 있도록 한다(똑같은 진행 방법을 사용하되 시간 측정값이 다른 만큼 목표치가 다르게 진행될 수 있음).

4. 작업치료 도구사용 시간을 측정하여 목표를 수행한다.
5. 시간을 측정하여 목표를 수행했다면 서로에게 수고했다며 칭찬하고, 목표를 수행하지 못했다면 격려의 말을 하며 운동의 의지를 다지도록 한다.

난이도 조절

- 옵션 1_❶번 도구 사용 시 손목에 모래주머니를 착용하여 근력향상에 도움이 되도록 사용한다.
- 옵션 1_❷번 도구 사용 시 도구의 크기가 좀 더 작은 것을 사용하여 미세운동능력 향상에 더욱 도움이 되도록 사용한다.
- 옵션 1_❸번 도구 사용 시 실에 꿰어야 하는 구슬의 개수를 늘린다.
- 옵션 1_❹번 도구 사용 시 좀 더 복잡한 조작 방법을 사용하도록 한다.
  (손가락에서 손바닥으로 도구 이동, 손바닥에서 손가락으로 도구 이동, 도구를 바닥에 떨어뜨리지 않고 손안에서 도구 회전시키기 등)

고려 사항

- 참여자 각자에게 수행이 가능한 도구를 적용한다.
- 편측무시(neglect)가 있는 참여자는 보조자가 옆에서 언어적 단서를 줄 수 있도록 한다.
- 편마비 참여자의 경우 마비측만 사용하여 활동을 수행하기 힘들다면 비마비측을 함께 사용하여 수행할 수 있도록 한다.
- 자신감이 낮은 참여자들에게는 격려의 말과 함께 조언을 해주도록 한다.

※ 옵션 1 – 다양한 동작의 도구 패키지

	도구 이름	사진	세부내용	비고
❶	아크 옮기기 (대동작 운동)	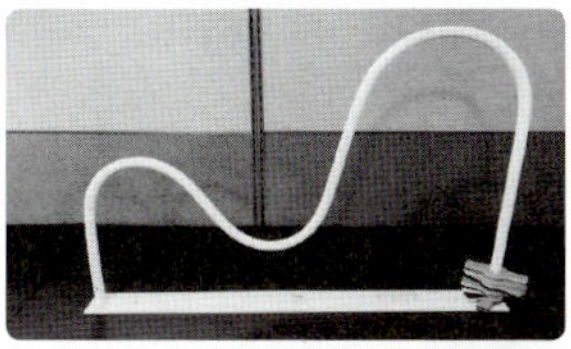 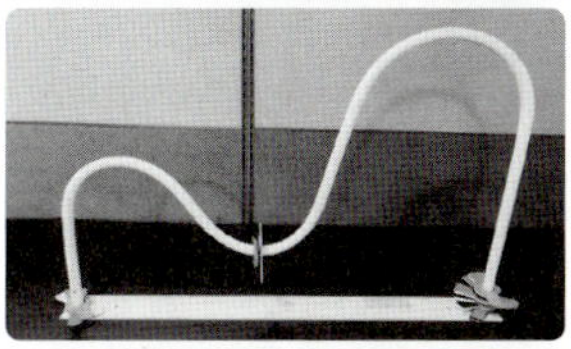	• **방법 1** 오른쪽에 있는 아크를 잡아 하나씩 왼쪽으로 옮기기 (혹은 왼쪽에서 오른쪽으로 옮기기) • **방법 2** 왼쪽으로 모두 옮겼다가 다시 오른쪽으로 옮기기 (혹은 반대 순서로 옮기기)	ROM arc
❷	공간 적목 끼우기 (소동작 운동)	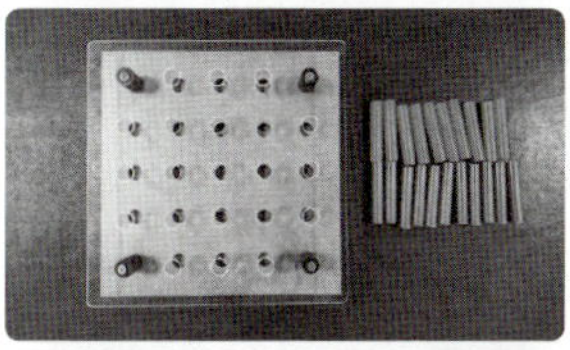 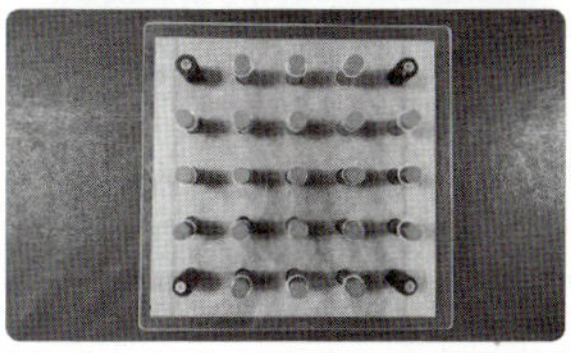	• **방법 1** 오른쪽에 놓인 적목을 잡아 하나씩 끼워 넣기 (혹은 왼쪽 놓인 적목을 잡아넣기) • **방법 2** 바르게 끼워진 적목을 오른쪽으로 뽑아 놓고 다시 끼워 넣기 (혹은 왼쪽으로 뽑아 놓고 다시 넣기)	공간 적목 끼우기
❸	구슬 꿰기 (눈–손 협응 운동)	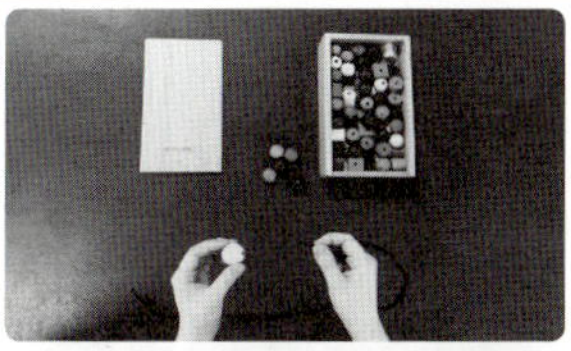 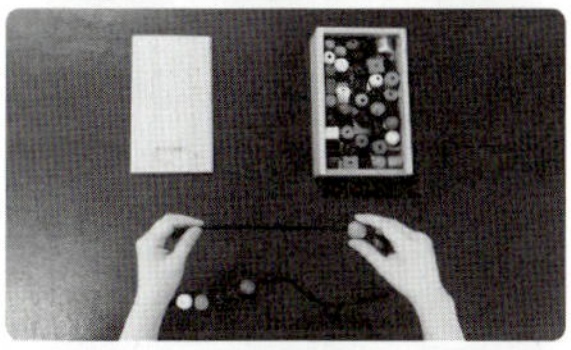	• **방법 1** 여러 가지 모양의 구슬을 무작위로 실에 10개 꿰기 • **방법 2** 동그라미 모양 혹은 네모 모양만 찾아서 실에 10개 꿰기	도형 실 꿰기 (준 가베2)
❹	페그 꽂기 (손 안 조작 운동)	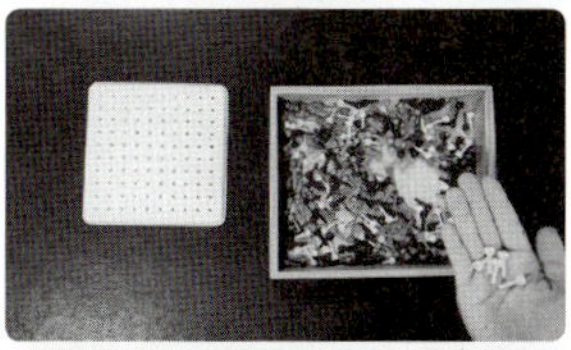 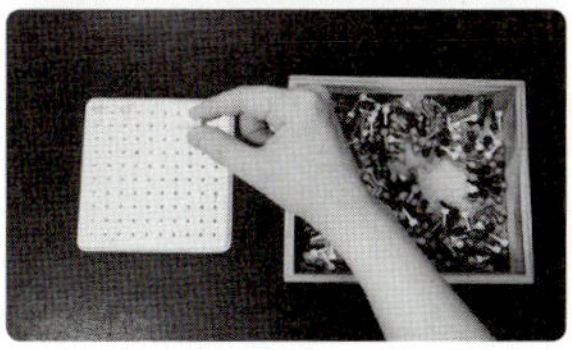	• **방법 1** 페그를 하나씩 집어서 손에 5개가 모이면 손바닥에서 손가락으로 하나씩 꺼내 올려 판에 끼우기 • **방법 2** 페그를 잡아 손안에서 한 바퀴 돌린 후 10개 꽂기	송이 페그

※ 옵션 2 – 일상생활 훈련용 키트

<table>
<tr><th>도구 이름</th><th colspan="3">사진</th><th>세부내용</th></tr>
<tr><td>단추 끼우기</td><td>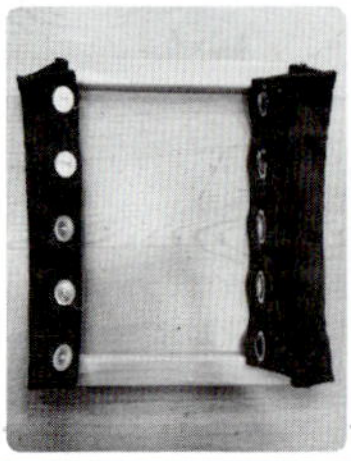</td><td>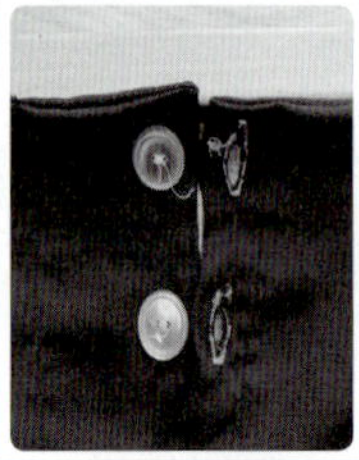</td><td>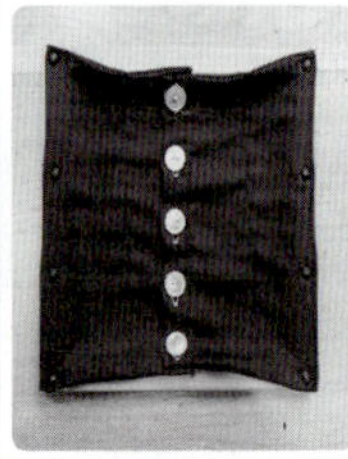</td><td rowspan="6">• 방법 1
풀어진 단추
(지퍼, 후크, 리본, 버클)
모두 끼우기

• 방법 2
끼워진 단추
(지퍼, 후크, 리본, 버클)를
모두 풀었다가 다시 끼우기</td></tr>
<tr><td>똑딱이 단추 끼우기</td><td>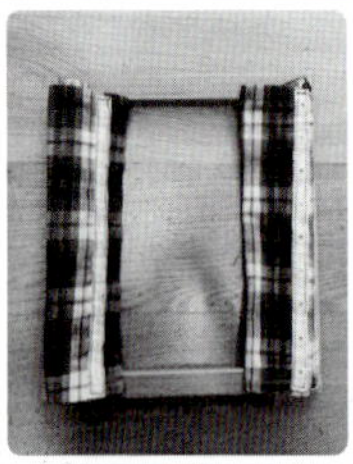</td><td>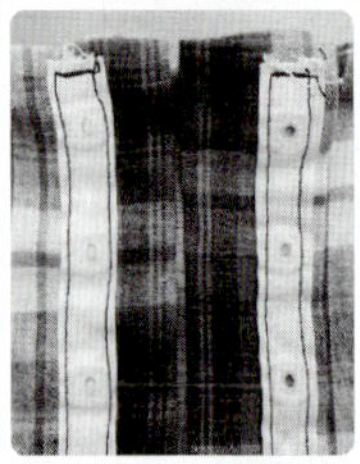</td><td>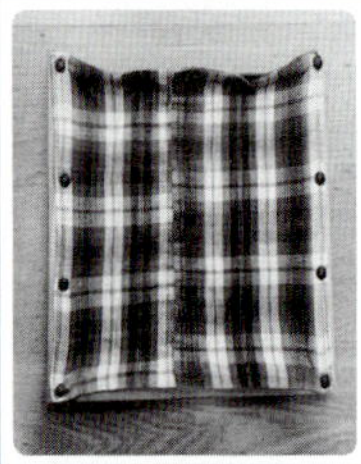</td></tr>
<tr><td>지퍼 잠그기</td><td>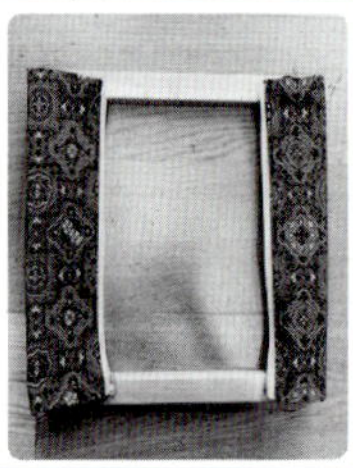</td><td>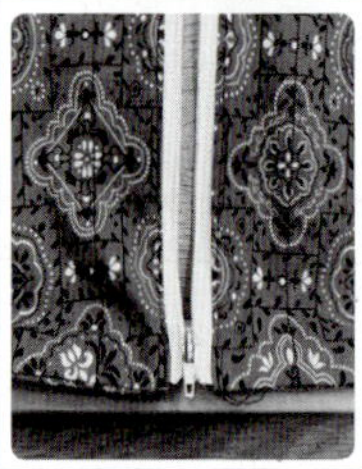</td><td>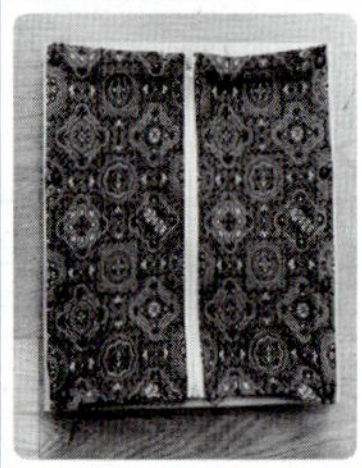</td></tr>
<tr><td>후크 끼우기</td><td>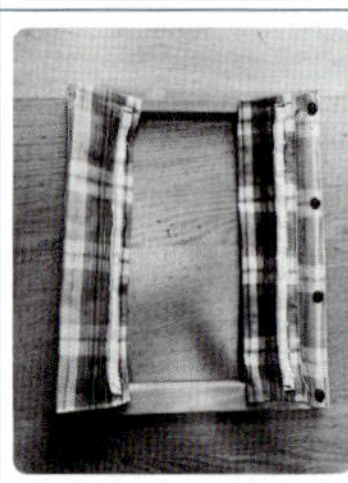</td><td>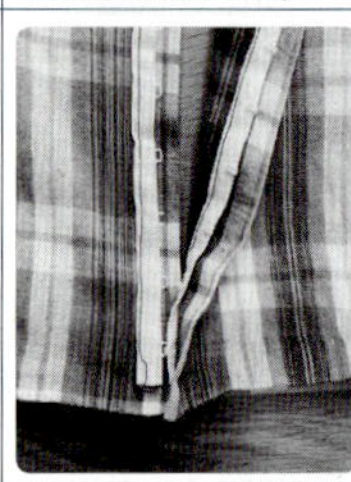</td><td>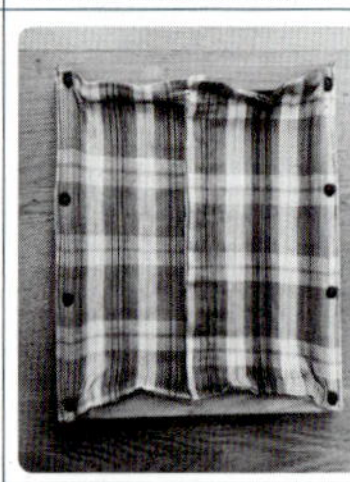</td></tr>
<tr><td>리본 묶기</td><td>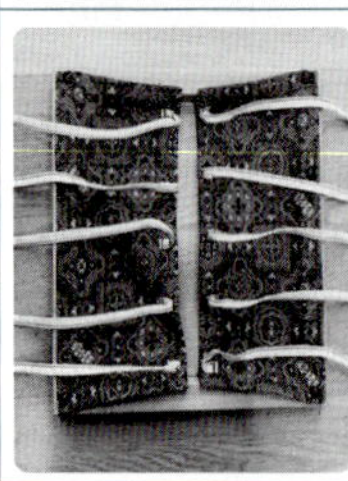</td><td>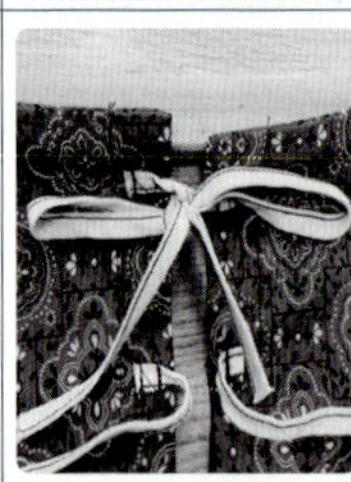</td><td>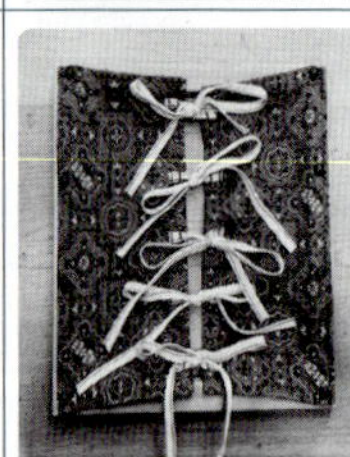</td></tr>
<tr><td>버클 끼우기</td><td>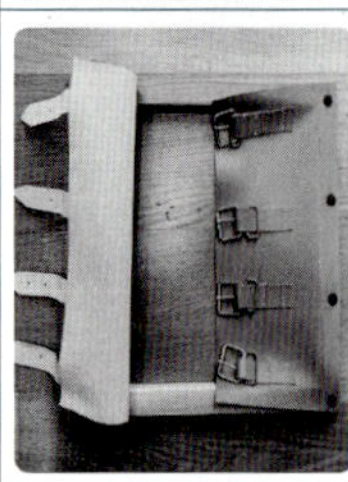</td><td>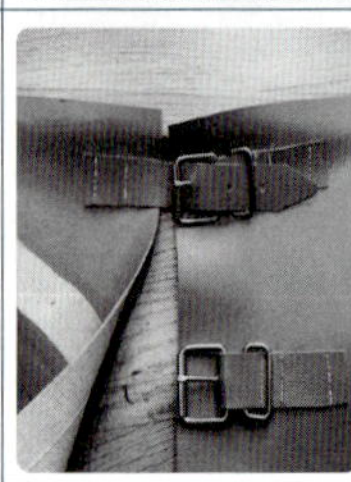</td><td>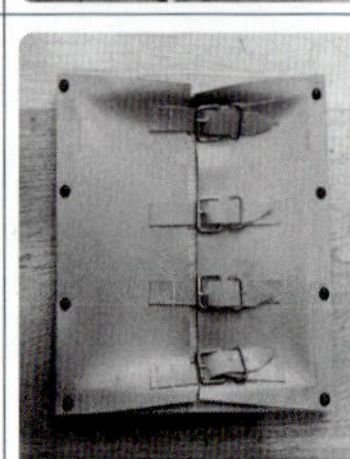</td></tr>
</table>

▶ 활동 사진

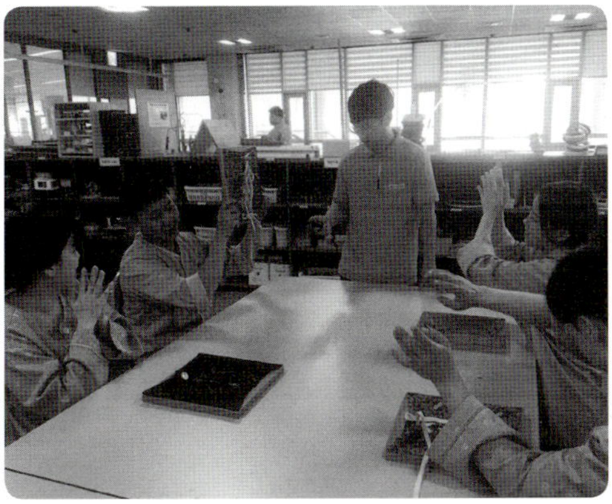

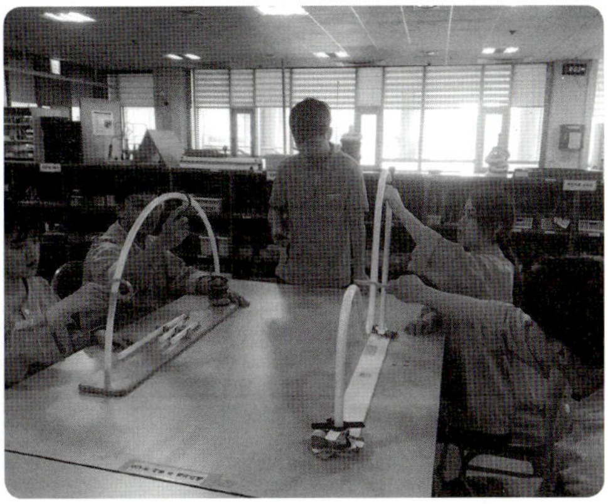

젓가락 싸움

☑ 신체운동기능 증진 □ 인지기능 증진 □ 지각기능 증진 ☑ 감각기능 증진
□ 정서심리기능 증진 ☑ 사회관계 증진 □ 일상생활활동 수행 향상 ☑ 의사소통능력 증진

개요

젓가락 싸움은 한 손에는 숟가락에 바둑알을 올려 유지하고 다른 한 손은 젓가락 1개를 들어 상대방의 숟가락을 쳐서 바둑알을 떨어뜨리는 활동이다. 이 활동은 준비물이 간단하고 활동방법도 간단하여 누구나 쉽게 참여할 수 있다. 책상에 마주보고 앉아서 팔을 뻗고 균형을 유지하면서 하는 활동으로 신체의 균형능력, 눈－손 협응능력에 도움을 준다.

인원: 진행자－1명, 보조자－1명, 참여자－2~4명

준비물: 숟가락 & 젓가락(쇠, 나무, 일회용 등), 공(바둑알, 탁구공, 골프공, 공깃돌 등)

소요시간: 30분

진행 방법

1. 진행자는 활동 전 간단한 상지스트레칭을 실시하고 참여자에게 규칙과 주의사항을 설명한다.

   진행자: "안녕하세요. 오늘은 젓가락 싸움이라는 활동을 하도록 하겠습니다. 이 활동은 토너먼트 형식으로 한 손에는 숟가락에 바둑알을 올려 유지하고 다른 한 손은 젓가락 1개를 들어 상대방의 숟가락을 쳐서 바둑알을 떨어뜨리면 이기게 되는 활동입니다. 그럼 시작하도록 하겠습니다."

   활동 규칙 및 주의사항

   ① 숟가락과 젓가락은 얼굴 위로 올리지 않는다.

   ② 숟가락과 젓가락의 이동범위를 책상 안으로 제한한다.

   ③ 숟가락과 젓가락으로 상대방의 신체 부위를 찌르지 않도록 주의한다.

2. 참여자들은 책상을 사이로 마주보고 앉는다.
3. 진행자는 토너먼트 형식으로 활동을 진행한다.

4. 최종까지 이기는 참여자가 승리한다.
5. 활동이 끝나면 진행자는 각 참여자에게 격려하고 활동에 대하여 서로 소통하는 시간을 가질 수 있도록 한다.

난이도 조절

- 팀전으로 난이도를 조절한다.
  ① 1:1로 각 팀에서 한 명씩 나와 활동을 진행한다.
  ② 2:2로 팀 단체전으로 활동을 진행한다.
- 공의 종류로 난이도를 조절한다(단, 숟가락에 올라가는 크기여야 함).
  ※ 공의 종류: 바둑알, 탁구공, 골프공, 공깃돌 등

고려 사항

| 공통 |

- 진행자는 참여자의 수준을 고려하여 적절히 팀을 나누고 공의 종류를 정한다.
- 활동의 흥미를 유도하고 참여를 높이기 위해 진행자는 적당한 경쟁심을 유도한다.
- 양손을 사용하지 못하는 참여자와 균형이 좋지 못한 참여자는 제외한다.

| 휠체어(W/C), 의자 사용 참여자 |

- 휠체어나 의자를 사용하는 참여자들은 휠체어 안전벨트를 착용하고 낙상의 위험에 대비하여 보조자의 감독하에 실시한다.

활동 사진

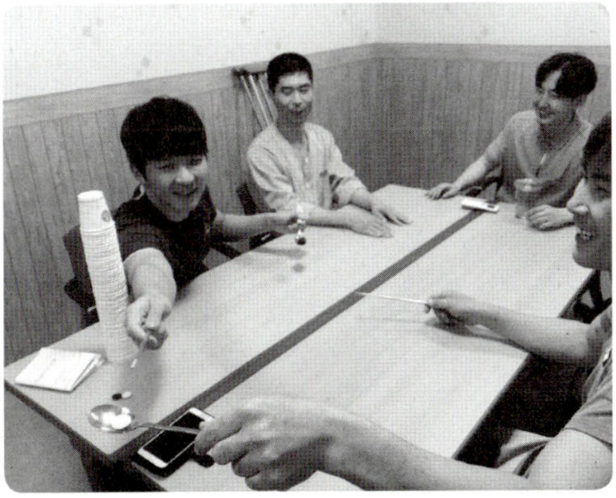
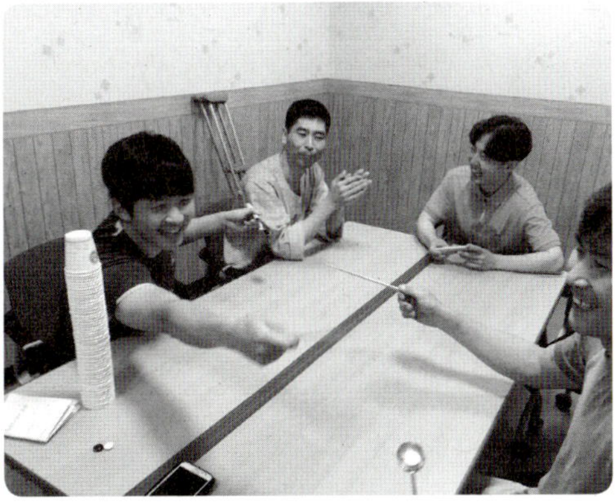

천으로 공치기

☑ 신체운동기능 증진 ☐ 인지기능 증진 ☐ 지각기능 증진 ☑ 감각기능 증진
☐ 정서심리기능 증진 ☐ 사회관계 증진 ☐ 일상생활활동 수행 향상 ☐ 의사소통능력 증진

개요

천으로 공치기는 천의 모서리 부분을 잡고 천 위에 올려진 공을 하늘을 향해 튕기는 정해진 규칙이 없는 간단한 활동이며 남녀노소 상관없이 다양한 사람들에게 적용되어 누구나 쉽게 즐길 수 있다. 이 활동은 팀원 간의 협력을 통해 협동심을 향상시킬 뿐만 아니라 신체의 움직임 및 지구력을 향상시킨다.

인원: 진행자 – 1명, 보조자 – 2명, 참여자 – 2~4명

준비물: 천(1.5m×1.0m), 보자기, 판자(사각형, 육각형 등), 수건, 배구공, 탱탱볼, 고무공, 풍선

소요시간: 20분

진행 방법

1. 진행자는 참여자에게 진행방법과 주의사항을 설명한다.
   진행자: "참여자 2명이 한 팀이 되어 진행됩니다. 참여자분들은 천의 양쪽 모서리 부분을 잡고 최대한 펴서 천 위에 올려진 공을 하늘 위로 튕겨주시면 됩니다. 공을 가장 많이 튕기는 팀이 승리합니다."
   (참여자들의 수준을 고려하여 선 자세 또는 앉은 자세로 진행할 수 있음)
2. 참여자들은 마주보고 서서 천의 모서리 부분을 잡고 넓게 펼친다.
3. 진행자는 넓게 펼쳐진 천 위에 공을 올려놓는다.
4. 참여자들은 천 위에 올려진 공을 하늘 방향으로 튕겨 올린 뒤 다시 떨어지는 공을 천으로 받는다.
5. 가장 많이 공을 튕기고 받은 팀이 승리한다.
6. 활동이 끝난 후 참여자들은 천으로 공을 튕기고 받을 때 협동심, 순발력 등 중요했던 점과 어려웠던 점은 무엇인지에 대하여 의사소통의 장을 마련한다.

난이도 조절

- 공을 튕겨 올릴 때 상대방의 공을 번갈아가며 주고 받아 난이도를 조절한다.
- 튕겨 올리는 공에 변화를 주어 난이도를 조절한다.
  ※ **예시** 공의 개수, 공의 크기, 공의 재질
- 반환점을 정해놓고 제한시간 안에 돌아오기를 통해 난이도를 조절한다.
  ※ 제한시간: 30초, 1분(단, 진행자 임의로 변경 가능)
- 커다란 천을 참여자 모두가 한 팀이 되어 공을 튕기고 받기를 반복하여 난이도를 조절한다.
- 판자 모서리에 구멍을 뚫고 줄을 연결한 뒤 여러 명이 줄을 하나씩 잡고 넓게 선 뒤 공을 튕기고 받기를 반복한다.

사진	내용	비고
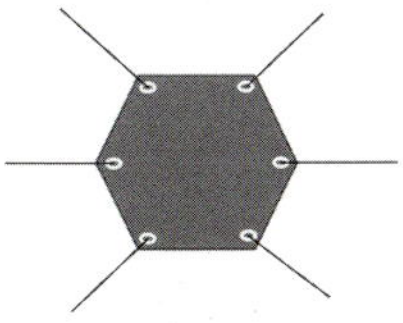	줄을 판자의 구멍에 연결 한 뒤 줄을 잡고 공을 튕기고 받는다.	판자, 줄

고려 사항

| 공통 |

- 진행자는 참여자의 수준을 고려하여 적절히 팀을 나눈다.
- 낙상에 대비해 무리하게 이동, 점프하는 행동을 주의하도록 한다.

| 편마비 참여자 |

- 신체균형의 안정성이 저하된 참여자는 보조자가 몸통을 잡아주어 낙상을 예방한다.

| 휠체어(W/C) 사용 참여자 |

- 낙상 위험에 대비해 휠체어 안전벨트를 착용한다.

활동 사진

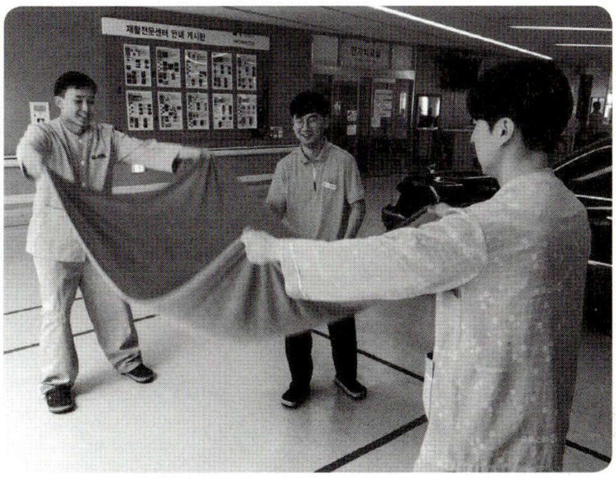

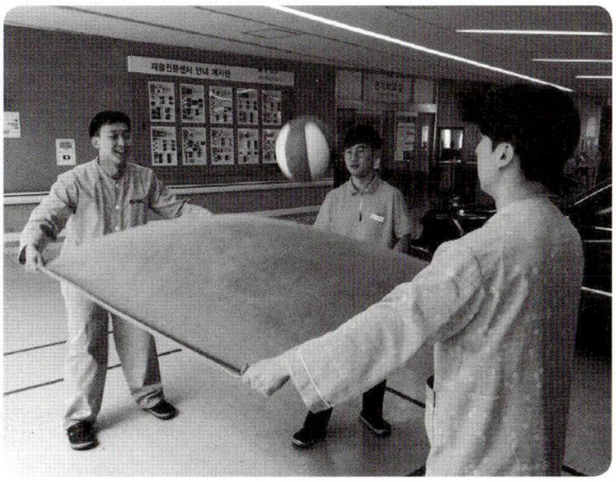

탁구공 축구

☑ 신체운동기능 증진 □ 인지기능 증진 □ 지각기능 증진 □ 감각기능 증진
□ 정서심리기능 증진 □ 사회관계 증진 ☑ 일상생활활동 수행 향상 □ 의사소통능력 증진

개요

탁구공 축구는 탁구공을 입으로 불어서 상대방의 골대에 넣는 게임이다. 입 주변 근육을 강화시키고 심폐활량을 증진시킬 수 있는 장점이 있어 경추손상, 언어장애 및 연하곤란 장애가 있는 참여자에게 도움이 될 수 있다.

인원: 진행자 – 1명, 참여자 – 4~8명

준비물: 책상(600×800cm), 탁구공, 수건, 설압자, 골대(컵, 바구니, 박스), 장애물(병뚜껑, 자석, 지우개 등)

소요시간: 30분

진행 방법①

1. 진행자는 게임 전 규칙과 주의사항을 알려준다.
   진행자: "축구게임 규칙을 적용한 탁구공 축구는 입으로 바람을 불어 상대팀 골대에 넣는 활동입니다. 입으로 힘껏 바람을 부시고 잘 조절하셔서 골을 넣으시기 바랍니다."
2. 탁구공이 책상의 옆면으로 떨어지지 않도록 수건을 접어 책상 옆쪽으로 가드(벽)를 만들어준다.
3. 책상 위에 탁구공 1개를 올려놓고 참여자 두 명이 마주보고 앉는다.
   ※ 팀전으로 진행할 시 공격수 1명과 설압자를 물고 있는 수비수 1명을 배치하여 2:2로 진행해도 좋다.
4. 진행자의 시작 신호와 함께 바람을 불어 상대방의 골대에 탁구공을 넣는다.
5. 프로그램은 전반전 5분, 휴식시간 및 작전회의 10분, 후반전 5분으로 진행한다.
6. 프로그램이 끝나면 점수를 합산하여 더 많은 골을 넣은 팀을 발표하고 경기의 하이라이트 부분에 대해 이야기나누며 마무리한다.

▶ 진행 방법②

1. 탁구공이 책상의 옆면으로 떨어지지 않도록 수건으로 양쪽에 가드(벽)를 만들어준다.
2. 진행자가 게임의 방법과 규칙을 설명한다.
3. 최대 8명의 참여자가 4:4로 마주보고 앉는다.
4. 탁구공 두 개를 책상 위에 올린다.
5. 진행자의 시작 신호와 함께 협업을 통해 상대방의 책상 가장자리 아래로 탁구공이 떨어지도록 바람을 분다.
6. 프로그램은 전반전 10분, 휴식시간 및 작전회의 5분, 후반전 10분으로 진행한다.
7. 프로그램이 끝나면 점수를 합산하여 더 많은 골을 넣은 팀을 발표하고 경기의 하이라이트 부분에 대해 이야기나누며 마무리한다.

▶ 난이도 조절

- 책상에 장애물을 설치한다.
  ※ 장애물의 종류로는 병뚜껑, 나무토막, 지우개 등을 사용할 수 있다.
- 골대의 크기를 조절한다.
  ※ 골대의 종류로는 컵, 바구니, 박스 등을 사용할 수 있다.
- 책상의 크기를 조절한다.
- 탁구공의 개수를 늘려 심폐운동량을 늘린다(기본 1개).
- 지속적으로 바람을 불기 힘든 참여자는 승부차기 방식으로 진행한다.

▶ 고려 사항

| 공통 |

- 경기의 규칙이나 진행방법은 진행자에 따라 변경될 수 있다.
- 프로그램이 끝난 후 감염에 대비해 책상을 알코올로 소독한다.
- 프로그램 진행 중 현기증을 느끼는 참여자는 선수 교체를 통해 충분한 휴식을 취할 수 있도록 한다.

| 척수 손상 |

- 균형능력이 저하된 참여자를 고려하여 휠체어 안전벨트를 착용한다.
- 진행자는 참여자의 앉은키에 맞게 책상의 높낮이를 조절한다.

| 기타 질환 |

- 고혈압이 있는 참여자나 만성폐쇄성폐질환이 있는 참여자는 낮은 난이도로 진행

한다.

- 폐색전증, 폐부종, 기흉 등의 급성폐질환이 있는 참여자는 제외대상으로 정한다.

활동 사진

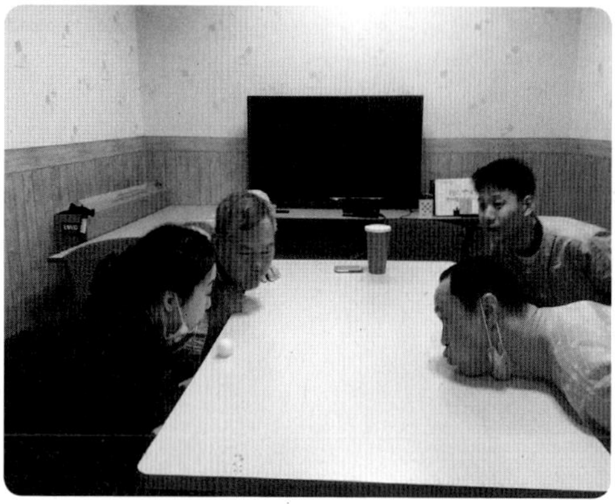

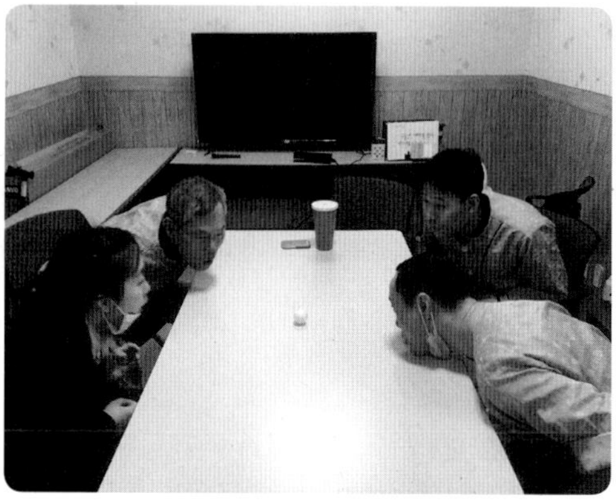

CHAPTER 03

전통놀이

전통놀이 활동은 고전적 게임을 수정하여 쉽고 재미있게 단체로 즐길 수 있는 활동이다. 승, 패가 나누어져 활동의 몰입감이 더해지고 활동의 성취감을 느낄 수 있다. 활동의 방법과 규칙이 어렵지 않고 신체적 조건에 따라 다양한 자세로 참여할 수 있다.

차례

공기놀이

☑ 신체운동기능 증진 ☐ 인지기능 증진 ☐ 지각기능 증진 ☐ 감각기능 증진
☐ 정서심리기능 증진 ☑ 사회관계 증진 ☐ 일상생활활동 수행 향상 ☐ 의사소통능력 증진

개요

공기놀이는 다섯 개의 공깃돌을 던지고 받는 활동으로 손 안의 조작을 통해 소동작이 증진되고 기민성과 순발력 등이 증진되며, 팀워크를 통해 사회관계 증진 훈련 등에도 도움을 줄 수 있다.

인원: 진행자 – 1명, 보조자 – 1명, 참여자 – 4~6명

준비물: 공기알(공깃돌, 조약돌, 바둑알, 콩), 돗자리

소요시간: 30분

진행 방법

단계	내용
1단계	① 다섯 개의 공깃돌을 손바닥에 쥔다. ② 그 중 한 알을 위로 던져올리는 동시에 나머지 네 알은 얼른 땅바닥에 놓은 다음, 던져올린 돌이 땅에 떨어지기 전에 받는다. ③ 그 돌을 다시 던져 올리면서 땅바닥의 돌 한 알씩 집고 내려오는 돌을 같이 잡기를 네 번한다.
2단계	한 번에 두 알씩 잡기를 두 번 한다.
3단계	한 번에 세 알을 잡고 나머지 한 알을 잡는다.
4단계	땅바닥의 네 알을 한꺼번에 쓸어 잡는다.
5단계	다섯 알을 다 쥐어서 던져 올렸다가 손등으로 받고, 손등에 올려진 공깃돌들을 다시 올렸다가 떨어지는 것을 다 한꺼번에 채어잡는다. 예시) 손등에 세 알이 올려졌을 때 잡은 알은 두 알이면 실패이며 다음번에 다시 재도전한다.

1. 진행자는 인원에 맞게 팀을 나누고, 참여자들은 묵찌빠를 통해 먼저 공격할 팀과 목표 나이를 정하여 활동을 번갈아가며 진행한다.

   진행자: "참여자들은 상대팀원 사이에 서로 섞어 앉아 주시고, 20점(점수)을 먼저 획득하

는 팀이 승리하는 활동입니다. 첫 번째 참여자는 1단계부터 시작하며 2단계에서 공기알을 놓쳤을 경우 자신의 팀 두 번째 참여자가 2단계를 시작하게 됩니다."

2. 참여자들은 활동 중간에 배수에 해당하는 미션을 성공하면서 목표 점수를 달성하면 됩니다.
3. 활동이 끝난 후 어떤 방식의 공기놀이가 제일 재미있었는지 나누는 시간을 가지고 박수체조로 마무리한다.

난이도 조절

- 공기알의 종류와 크기에 따라서 난이도를 조절한다.
  ※ 종류와 크기: 공깃돌(기본), 조약돌, 바둑알, 콩
- 공기알의 개수에 따라서 난이도를 조절한다.
  ※ 개수: 5개, 10개(10개의 공기알을 사용할 경우 5개의 공기알과 동일한 방법으로 진행되며, 공기알이 많아 반대손 또는 바닥에 내려놓기 가능하다.)
- 점수에 배수의 미션을 넣어 난이도를 증가시킨다(미션에 통과하지 못했을 경우 다음 차례에 다시 도전한다).

  예시 3의 배수 미션 – 점수: 6점인 경우

  ① 1~4단계는 참여자가 공기알을 바닥에 던져놓고 상대팀이 정해준 대표 공기알을 잡아 수행한다.

  ② 5단계는 상대팀이 1부터 5까지의 숫자 중 하나를 말하고 참여자는 해당 수만큼 잡아야 미션에 통과하며, 참여자는 한 번 더 던지고 잡아 숫자만큼의 점수를 먹는다.
- 팀전으로 동네공기 활동을 통하여 난이도를 증가시킨다.
  ※ 공깃돌: 약 100개

  예시

  ① 공격팀이 3초간 모여 있는 공기알을 흐트러지게 한다.

  ② 공격팀은 공기알을 2알을 잡고 공기알을 먹는다(활동 규칙 위반 시 상대팀이 공격하는 시간을 가진다).

  활동 규칙

  다음과 같은 경우 다음 사람에게 차례가 넘어간다.

  – 옷이나 신체의 일부분이 공기알에 닿았을 경우

  – 공기알을 못 잡은 경우

고려 사항

| 공통 |

- 진행자는 참여자 수준을 고려하여 팀을 나눈다.
- 참여자에 따라 장소변경이 가능하다(책상, 바닥).
- 강직(spasticity)이 있는 참여자는 활동에 제한한다.
- 의자에 앉아서 할 경우 참여자를 고려하여 책상의 높낮이를 조절한다.
- 바닥에서 할 경우 앉은 자세의 균형능력이 저하된 참여자는 보조자가 옆에서 보조한다.

| 절단 참여자 |

- 한쪽절단인 경우 비절단측을 사용하여 활동에 참여한다.
- 양쪽절단인 경우 활동을 제한한다.

| 편마비 참여자 |

- 비마비측을 사용하여 활동에 참여한다.
- 편측무시(neglect)가 있는 경우 진행자가 언어적으로 단서를 줄 수 있다.

활동 사진

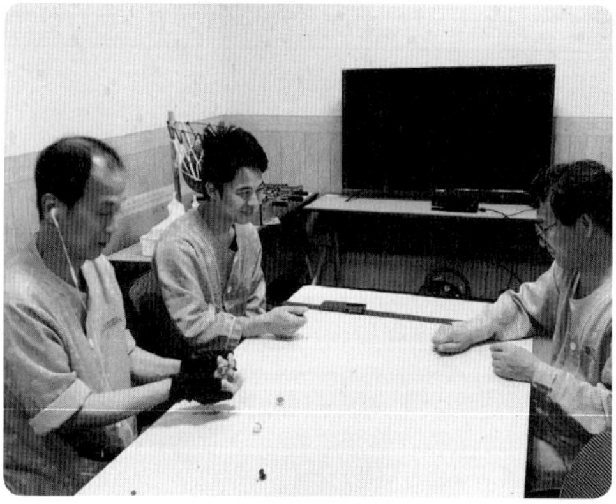

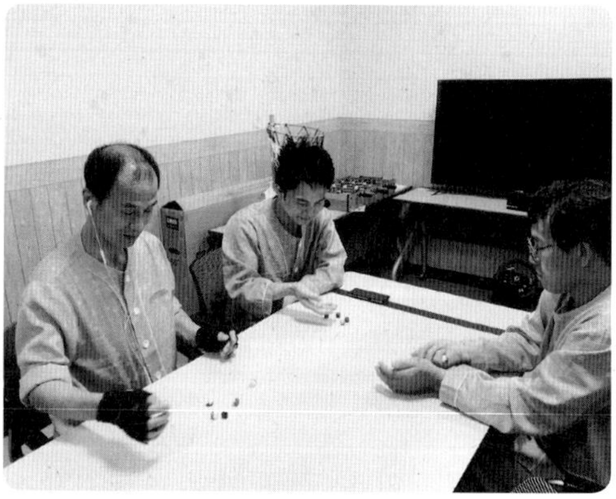

돌 따내기

☐ 신체운동기능 증진 ☑ 인지기능 증진 ☐ 지각기능 증진 ☐ 감각기능 증진
☐ 정서심리기능 증진 ☑ 사회관계 증진 ☐ 일상생활활동 수행 향상 ☑ 의사소통능력 증진

개요

'돌 따내기'는 바둑의 기본 규칙을 응용한 활동으로 바둑판을 사이에 두고 마주앉은 두 사람이 흑·백의 바둑돌을 나누어 갖고 번갈아 임의의 점에 수를 놓아 겨룬 끝에 차지한 '돌'이 많고 적음에 의해 승패를 결정하는 활동이다.

- **인원:** 진행자 – 1명, 보조자 – 1명, 참여자 – 4~6명
- **준비물:** 바둑판(19×19), 바둑돌(흑·백), 초시계
- **소요시간:** 30분

진행 방법

1. 진행자는 참여자들에게 활동의 진행방법에 대해 설명하고 팀전의 경우 참여자의 수준에 맞추어 팀을 결성한다.
   진행자: "이 활동은 바둑의 기본규칙을 적용한 것으로 여러분 앞에 놓여 있는 바둑돌을 가지고 서로의 돌을 따내면 됩니다. 바둑돌은 차례대로 놓으시면 됩니다. 그러면 활동을 시작하겠습니다." (바둑의 기본규칙을 모르는 참여자가 있을 시 기본규칙과 예시를 설명토록 한다.)
2. 흑·백을 선택하고 흑을 선택한 참여자가 먼저 돌을 놓음으로써 활동을 진행한다.
3. 자신의 차례에 하나의 돌을 놓을 수 있으며, 흑·백·흑·백의 순서로 차례대로 돌을 놓는다.
4. 팀전으로 진행할 시 각 팀의 참여자들 간에 순번을 정하고, 상대팀과 번갈아가며 활동을 진행한다.
5. 정해진 시간이 지난 후 상대방의 돌을 더욱 많이 따낸 참여자(팀)이 승리하게 되며, 진행자는 모든 참여자들에게 돌을 따내기 위해 생각했던 전략과 실수했던 점, 부족한 점을 공유하고 보완하는 시간을 갖도록 한다.

난이도 조절

- 시간제한을 통하여 난이도를 조절한다.

예시 5초, 10초, 15초, 30초, 45초 내에 돌 놓기 등

고려 사항

- 팀전으로 활동을 진행할 시 진행자는 참여자들의 수준을 고려하여 적절히 팀을 결성한다. 각 팀의 참여자들 간에 순번을 정한 뒤 차례대로 돌을 놓을 수 있도록 안내한다.
- 필요 시 바둑의 기본규칙에 대해 설명하고 필요한 경우 예시를 보여주며 추가 설명을 하도록 한다.
- 손 기능의 저하가 있는 참여자의 경우 비마비측을 사용하거나, 보조자의 도움을 받아 활동에 참여하도록 한다.
- 인지기능의 저하가 있는 참여자의 경우 보조자가 훈수를 둘 수 있도록 한다.

기본 규칙

- 흑돌을 소유한 참여자부터 차례대로 돌을 놓는다.
- 바둑판 위의 가로선과 세로선이 교차하는 지점에 돌을 놓는다.

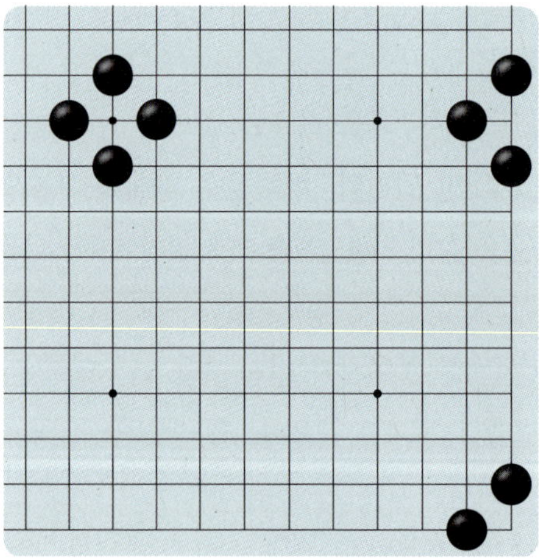

- 상대방의 돌을 둘러싸면 돌을 획득할 수 있다(아래의 경우 흰돌을 획득할 수 있다.).

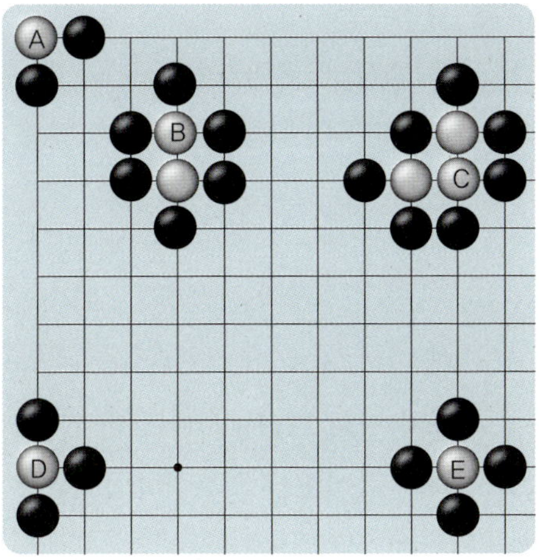

- 상대방의 돌을 둘러싸더라도 완벽한 '두 집'이 만들어져 있으면 획득할 수 없다.

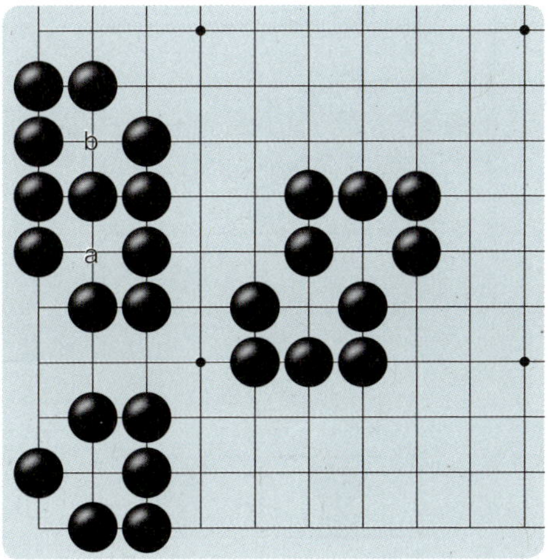

사방치기

☑ 신체운동기능 증진 □ 인지기능 증진 □ 지각기능 증진 □ 감각기능 증진
□ 정서심리기능 증진 ☑ 사회관계 증진 □ 일상생활활동 수행 향상 ☑ 의사소통능력 증진

개요

사방치기 활동은 바닥에 1~9까지 칸을 그려놓은 뒤 1번 칸부터 돌을 던져 마지막 9번 칸까지 한 발 또는 두 발로 갔다가 돌아오는 활동이다. 이 활동은 몸의 균형 및 순발력 향상에 도움이 되는 활동이다.

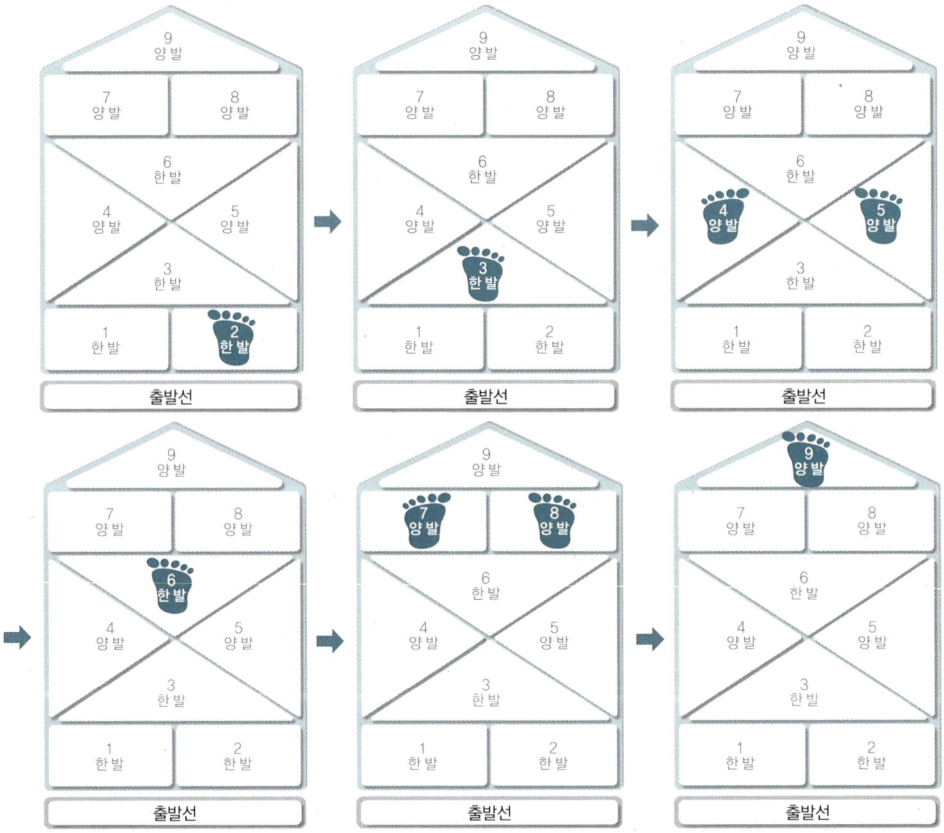

※ 경로(1단계일 때)

출발→2(한 발)→3(한 발)→4 and 5(각각 한 발씩)→6(한 발)→7 and 8(각각 한 발씩)→뒤돌기(7 and 8 / 각각 한 발씩)→6(한 발)→4 and 5(각각 한 발씩)→3(한 발)→2(한 발)→출발

- **인원:** 진행자 – 1명, 보조자 – 1명 참여자 – 4~6명
- **준비물:** 돌, 펜, 테이프
- **소요시간:** 30분

진행 방법

1. 진행자는 활동 전 진행방법과 주의사항을 알려준다.
   진행자: "진행방식은 개인전 또는 팀전으로 하겠습니다. 먼저 1~8칸에 돌을 던져놓은 뒤 돌이 있는 곳을 제외하고 한 발 또는 양 발로 모든 칸을 순서대로 밟고 갔다가 다시 원점으로 돌아온 뒤 동일한 방법으로 8단계까지 수행한 뒤 9단계(하늘)까지 가서 뒤돌아 돌을 던져 땅을 얻는 활동입니다."
2. 진행자와 참여자들은 땅에 큰 네모를 그리고, 구획을 나누어 칸마다 1~9(하늘)까지 숫자를 써 놓는다.
3. 참여자는 돌을 던지고 규칙에 따라 8단계까지 갔다가 다시 동일한 방법으로 돌아온다. 이때 돌이 있는 칸은 발을 디딜 수 없다.

   사방치기 규칙

   ① 다음과 같은 경우 다음 사람에게 차례가 넘어간다.
   - 1부터 8까지 순서대로 해야 하는데 순서를 어긴 경우
   - 돌이 선에 닿거나 밖으로 나가는 경우
   - 뛰다가 발이 선에 닿는 경우
   - 상대방의 땅에 발을 디딘 경우

   ② 두 발로 딛는 칸 – 1, 2 / 4, 5 / 7, 8 한 발로 딛는 칸 – 3 / 6
4. 돌아오면서 놓여진 돌을 다시 주워 출발점으로 왔다가 다시 9단계(하늘)까지 동일한 방법으로 간다.
5. 9단계(하늘)에 도착하면 뒤돌아서서 1~8칸을 향해 돌을 던지고, 돌이 떨어진 칸은 자신의 땅이 된다. 이때, 돌이 선에 닿거나 밖으로 나가는 경우는 무효가 된다.
6. 땅을 더 많이 차지한 팀이 승리한다.
7. 활동이 끝나면 진행자는 이 활동을 하면서 어떤 어려움이 있었고, 힘들었던 점, 재미있었던 점 등에 대하여 의사소통의 장을 마련한다.

난이도 조절

- 돌을 던지고 출발점으로 돌아오는 시간을 제한하여 난이도를 조절한다.
  ※ 돌아오는 제한시간: 3분(단, 진행자 임의로 변경 가능)
- 1~9칸의 크기를 줄이거나 늘려 난이도를 조절한다.

고려 사항

| 공통 |

- 휠체어 참여자는 활동에서 제외한다.
- 낙상에 대비해 과도한 이동, 점프하는 행동을 주의한다.
- 활동 시 지팡이, 목발 등 보조도구 사용이 가능하다.

| 편마비 참여자 |

- 균형 능력이 저하된 참여자는 진행자가 옆에서 보조한다.

활동 사진

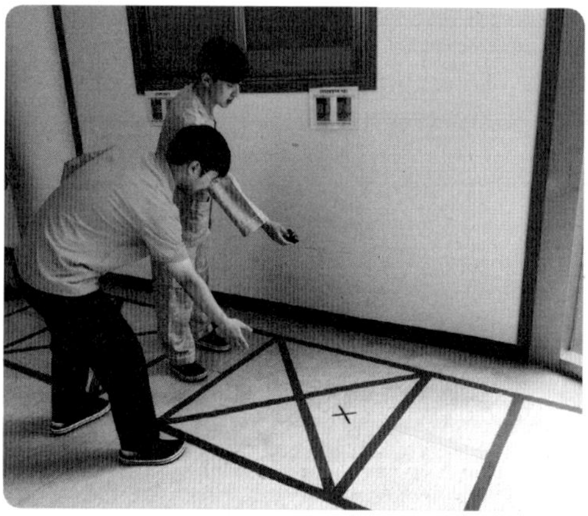

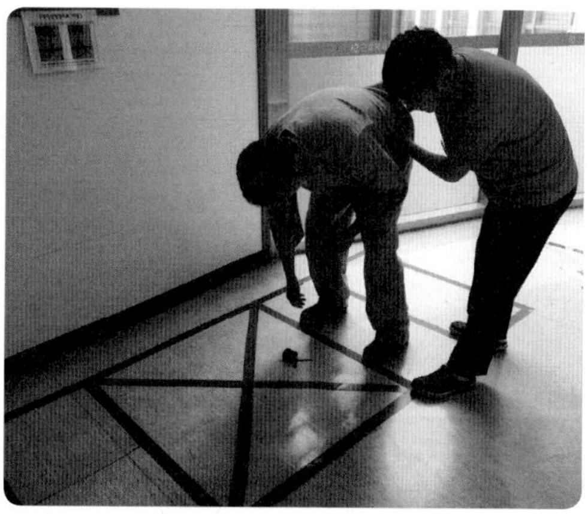

윷놀이

☐ 신체운동기능 증진 ☑ 인지기능 증진 ☐ 지각기능 증진 ☐ 감각기능 증진
☐ 정서심리기능 증진 ☑ 사회관계 증진 ☐ 일상생활활동 수행 향상 ☑ 의사소통능력 증진

개요

윷놀이는 실내에서 할 수 있는 간단한 전통놀이로 윷가락과 말을 이용해 정해진 목적지에 도달하는 활동이다. 활동을 통해 집중력, 판단력, 문제해결 능력을 증진시킬 수 있다.

인원: 진행자 – 1명, 보조자 – 1명, 참여자 – 4~5명

준비물: 윷가락, 윷판, 바둑돌, 수건, 미션물품(주사위, 제기, 책 등)

소요시간: 30분

진행 방법

1. 진행자는 참여자에게 방법과 주의사항을 설명한다.
2. 진행자는 참여자들에게 제비뽑기를 통해 팀을 정한다.

진행자: "자. 윷판을 봐주시기 바랍니다. 기존 윷놀이 규칙과는 동일하나, 각자 말풍선 안에 본인이 원하는 규칙을 추가해 색다른 방법으로 활동을 진행해보도록 하겠습니다. 한 명씩 돌아가면서 적어주시기 바랍니다. 말풍선 위에 말이 도착하게 되면 말풍선에 적힌 규칙대로 행동해주셔야 합니다. 말은 총 4개이며 모든 말이 도착지에 도착하면 활동을 종료하겠습니다.

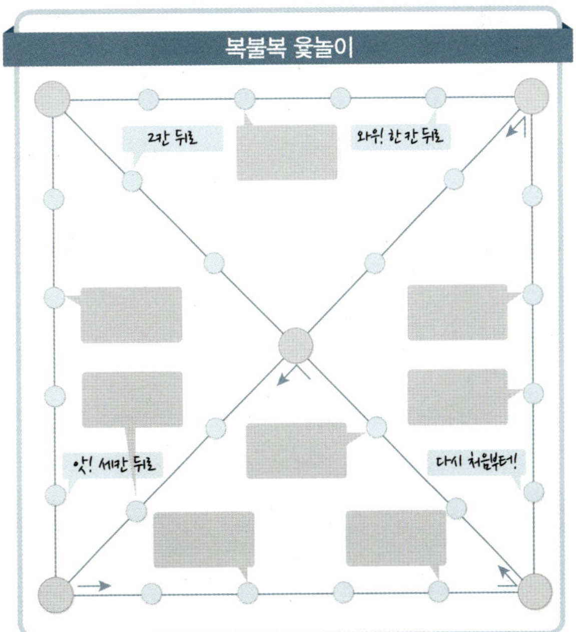

3. 진행자는 바닥에 수건을 깔고 참여자들이 번갈아가면서 윷을 던지도록 알려준다.
   ※ 윷이 수건 밖으로 나가는 경우 상대팀에게 기회를 넘겨준다.
4. 참여자들은 윷이 나온 수만큼 말을 이동시킨다.
   ※ 상대방의 말을 잡은 경우 또는 모나 윷이 나온 경우 한 번 더 기회를 갖는다.
5. 가장 먼저 모든 말이 결승지점으로 도착하는 팀이 승리한다.
6. 활동이 끝난 후 진행자는 윷놀이를 하는 과정에서 어떤 어려움이 있었고, 보완해야 할 점과 좋았던 점을 참여자들과 의사소통할 시간을 마련한다.

활동 시 예시 용어

합체	다른 곳에 있는 우리 팀 말과 합친다.
교체	상대팀 말과 우리 팀 말 자리를 맞바꾼다.
원위치	출발점으로 돌아간다.
뒤로 □칸	□칸만큼 뒤로 간다.
이동	화살표 방향으로 말을 움직인다.

난이도 조절

- 윷가락의 크기조절을 통해 난이도를 조절한다.
- 말들의 개수로 난이도를 조절한다.
  ※ 2개, 3개, 4개
- 진행자가 임의로 윷판 위 말풍선에 들어갈 문구들로 난이도를 조절한다(미션 성공 시 윷 던질 기회 부여).

난이도 하

바둑알 홀 · 짝 알아맞히기
상대팀과 대결 묵찌빠
주사위 6 나오기

난이도 중

제기차기 5회
코끼리 코 10바퀴 돌고 중심잡기
책 펼쳐서 사람 많이 나오기

난이도 상

같은 팀 이구동성

아는 속담 3가지

유럽 나라 5가지

고려 사항

| 공통 |

- 진행자는 참여자들이 직접 말을 이동해 적절히 판단할 시간을 제공한다.
- 진행자는 게임의 흥미를 유도하고 참여를 높이기 위해 적당한 경쟁심을 유도한다.

| 편마비 참여자 |

- 마비측 손기능이 저하되는 경우, 비마비측 손을 사용해 게임을 진행하도록 한다.

| 절단 참여자 |

- 양측상지절단 참여자의 경우 의수착용 후 활동을 진행한다.

| 휠체어(W/C), 의자 사용 참여자 |

- 진행자는 낙상에 대비하여 서는 행동을 주의하도록 한다.
- 휠체어 참여자를 방해하는 주변 요소들을 제거한다.

활동 사진

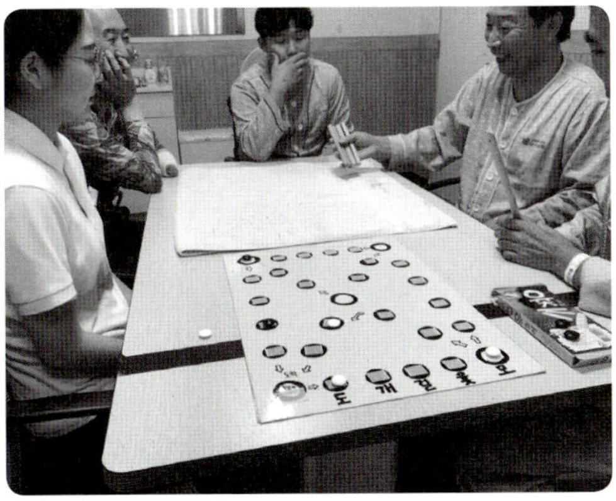

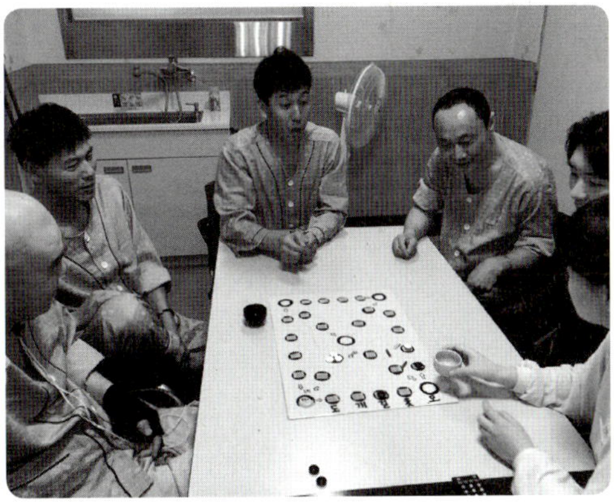

인간 윷놀이

☑ 신체운동기능 증진 ☑ 인지기능 증진 □ 지각기능 증진 □ 감각기능 증진
□ 정서심리기능 증진 ☑ 사회관계 증진 □ 일상생활활동 수행 향상 ☑ 의사소통능력 증진

개요

인간 윷놀이는 기존 윷놀이와 달리 윷가락과 인간 말들을 이용해 정해진 결승점에 도달하는 활동이다. 활동을 통해 신체운동기능 증진과 협동력을 키워주고, 상황에 맞춰 문제해결 능력을 증진시킬 수 있다.

- **인원:** 진행자 – 1명, 보조자 – 2명, 참여자 – 5~10명
- **준비물:** 대형 윷가락, 색 테이프, 매트, 미션 종이, 수건, 의자, 안대
- **소요시간:** 30분

진행 방법

※ 진행자는 활동 시작 전 참여자들과 간단한 준비운동 후 활동을 진행한다.

1. 진행자는 참여자와 보조자에게 방법과 주의사항을 설명한다.
2. 진행자는 참여자들에게 제비뽑기를 통해 팀을 정한다.

진행자: "자. 바닥에 제가 색 테이프를 이용해 윷판을 만들었습니다. 기존 윷놀이 규칙과는 동일하나, 인간 윷놀이는 윷말 대신 사람 말을 이용해 활동을 진행해 보겠습니다. 중간 중간 정해진 칸에 미션이 있습니다. 그 위치에 도달할 시 각 팀 대표자분은 저에게 와서 미션 용지를 뽑아 미션을 수행하시면 되겠습니다. 자. 활동을 시작해보겠습니다. 활동 시 궁금한 사항이 있으면 질문해 주세요.

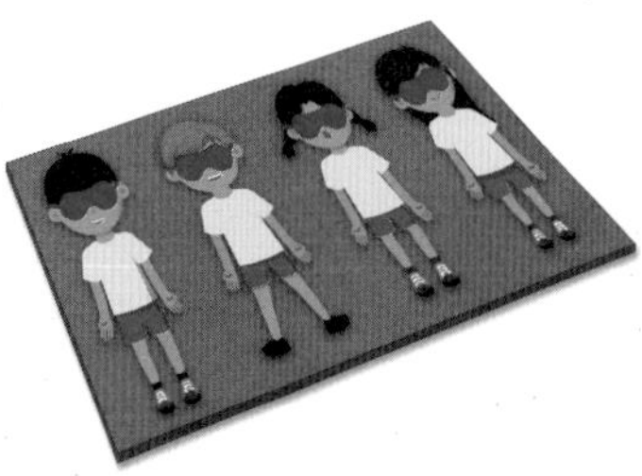 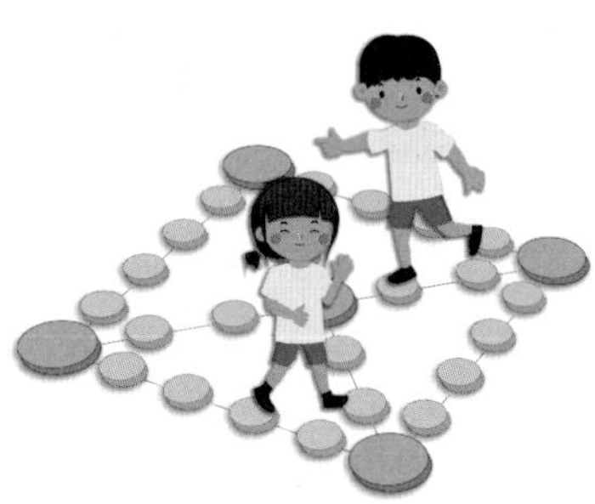

3. 진행자는 참여자들이 번갈아가면서 대형 윷을 던지도록 알려준다.
4. 참여자들은 윷이 나온 수만큼 인간 말을 이동시킨다.
   ※ 같은 위치에 인간 말이 2개 위치할 경우 등에 업어서 활동 진행함
5. 가장 먼저 모든 말이 결승지점으로 도착하는 팀이 승리한다.
6. 활동이 끝난 후 진행자는 스트레칭을 하고, 윷놀이를 하는 과정에서 어떤 어려움이 있었고, 보완해야 할 점과 좋았던 점을 참여자들과 의사소통할 시간을 마련한다.

※인간 윷가락: 앉기 · 서기/ 눕기 · 엎드리기

☞진행자는 서로 상의하지 않도록 주의시킨다.

활동 시 예시용어

합체	우리 팀 말을 등에 업는다. (1개의 말만 가능)
교체	상대팀 말과 우리 팀 말 자리를 바꾼다. (1개의 말만 가능)
원위치	출발점으로 돌아간다
뒤로 □칸	□칸만큼 뒤로 간다.
순간이동	이동이 적혀 있는 칸으로 말을 이동시킨다.

난이도 조절

- 진행자가 임의로 윷판 위 미션들로 난이도를 조절한다(미션 성공 시 한번 더 기회부여).

미션

난이도 하

- 바둑알 홀 · 짝 알아맞히기
- 상대팀과 대결 묵찌빠
- 주사위 6 나오기

난이도 중

- 제기차기 5회
- 코끼리 코 10바퀴 돌고 중심잡기
- 책 펼쳐서 사람 많이 나오기

난이도 상

- 같은 팀 이구동성
- 아는 속담 3가지(예시) 고진감래, 청출어람, 어부지리 등)
- 유럽 나라 5가지(예시) 영국, 프랑스, 이탈리아, 그리스, 스위스 등)

고려 사항

| 공통 |

- 진행자는 참여자들이 직접 말을 이동해 적절히 판단할 시간을 제공한다.
- 진행자는 게임의 흥미를 유도하고 참여를 높이기 위해 적당한 경쟁심을 유도한다.
- 대형윷가락, 인간윷가락으로 활동 진행 시 안전에 유의한다.
- 진행자는 윷을 던질 적절한 공간을 선정한 후 활동을 진행한다.
- 진행자는 참여자들이 말이 되었을 때 서로 의논하지 않도록 지도한다.

| 편마비 참여자 |

- 마비측 손기능이 저하되는 경우, 보조자의 도움을 받아 비마비측 손을 사용해 게임을 진행하도록 한다.

| 절단 참여자 |

- 양측상지절단 참여자의 경우 의수착용 후 활동을 진행한다.
- 양측하지절단 참여자의 경우 보조자에 도움을 받아 활동을 진행한다.

| 휠체어 참여자 |

- 손들기를 통해(왼손: 앞/ 오른손: 뒤) 윷을 표현하여 활동을 진행한다.
- 휠체어 참여자를 방해하는 주변 요소들을 제거한다.

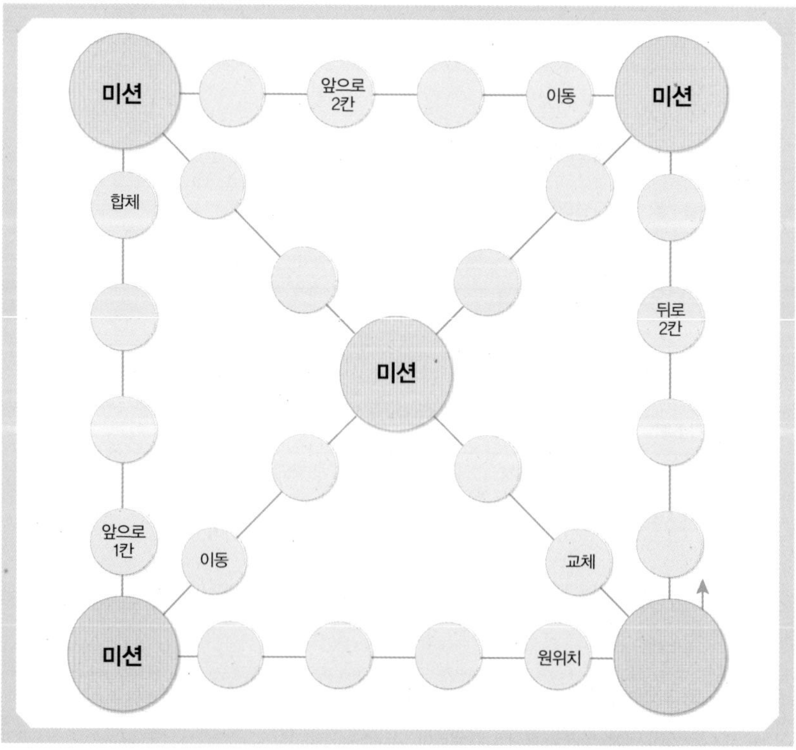

활동 사진

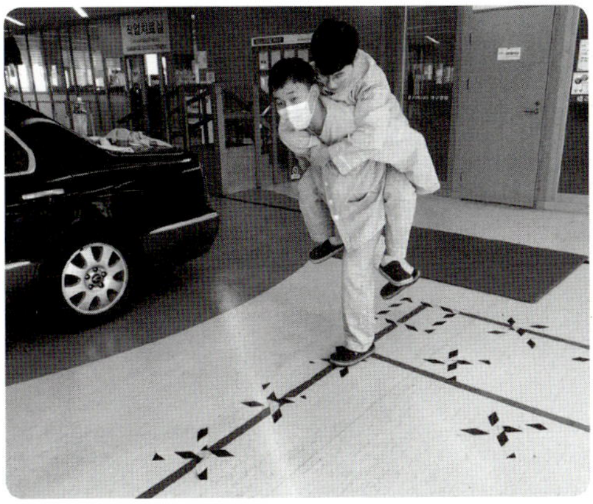

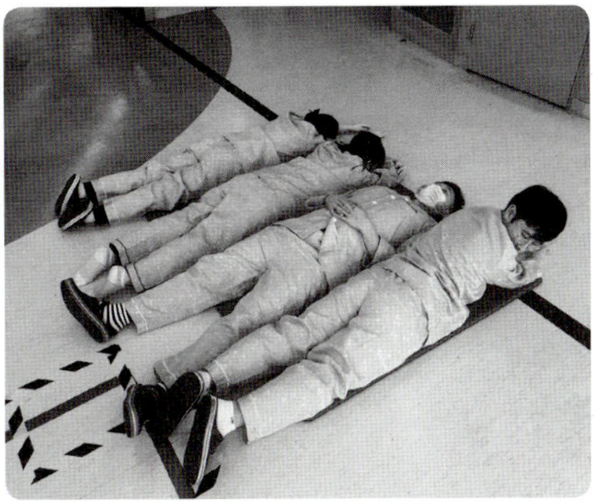

두뇌발달 활동

두뇌발달 활동은 종이와 연필을 사용하여 책상에 앉아 과제를 해결하는 활동이다. 모든 활동은 기본적으로 집중력, 기억력이 요구되고 과제를 풀면서 인지능력과 문제해결능력을 향상시킬 수 있다. 진행자가 참여자에게 활동을 쉽게 설명해야 하고 참여자는 시간 내에 과제를 해결할 수 있도록 해야 한다.

차례

가로·세로 낱말 맞추기

☐ 신체운동기능 증진 ☑ 인지기능 증진 ☐ 지각기능 증진 ☐ 감각기능 증진
☐ 정서심리기능 증진 ☐ 사회관계 증진 ☑ 일상생활활동 수행 향상 ☑ 의사소통능력 증진

개요

가로·세로 낱말 맞추기는 낱말을 연상할 수 있는 단서를 제시하여 유추하는 활동이다. 단서를 보며 낱말 찾는 과정을 통해 집중력 및 사고력을 향상시키고 문제의 주제에 따라 한국어, 시사상식 등 다양하게 학습할 수 있다.

인원: 진행자 – 1명, 보조자 – 1명, 참여자 – 2~4명

준비물: 책상, 의자, 낱말 문제지 및 정답지, 필기도구

소요시간: 30분

진행 방법

1. 진행자는 낱말 맞추기의 규칙을 설명한다.

   진행자: "안녕하세요. 오늘은 '낱말 맞추기'라는 활동을 해보려고 합니다. 문제지에는 낱말을 유추할 수 있는 설명들이 적혀 있습니다. 설명을 잘 읽어보시고 정답을 찾아 적어주시면 됩니다. 같은 문제지를 나누어 드릴테니 함께 유추하고 정답을 공유하며 문제풀이를 완성시켜 보겠습니다."

2. 진행자는 참여자들에게 문제지를 나누어 준다.

   진행자: (문제지를 나누어 주며) "아직 문제지를 보시지 마시고 제가 '시작!'이라고 말하면 그때 뒤집어서 풀이를 시작해 주세요."

3. 시작 신호와 함께 문제풀이를 한다.

   ※ 20분이 지나도 문제를 풀지 못한다면 진행자가 정답을 공개하도록 한다.

4. 정답을 모두 적었다면 참여자들끼리 생소한 단어, 유사어에 대해서 이야기해 보고 그 뜻에 대해 설명하며 마무리한다.

난이도 조절

- 정답의 개수로 상·중·초급으로 나누어 참여자 수준에 적절한 것으로 제공한다.
  ※ 상급: 낱말 맞추기 20문제 이상 들어간 문제지
  중급: 낱말 맞추기 12~17문제 들어간 문제지
  초급: 낱말 맞추기 10문제 이하로 들어간 문제지
- 문제 풀이를 어려워하는 참여자에게는 적절한 단서를 준다.
  ※ 한 낱말, 한 글자, 초성 단서, 낱말을 연상할 수 있는 추가설명, 인터넷 찬스

고려 사항

- 진행자는 팀전으로 진행할 시 인지기능이 저하된 참여자도 활동에 적극적으로 임할 수 있도록 격려한다.
- 인지기능이 저하된 참여자의 옆에는 보조자가 붙어 오답을 적을 시 언어적 단서로 알려주도록 한다.
- 손 기능의 저하로 필기도구를 잡을 수 없는 참여자는 펜 홀더(pen holder)를 보조도구로 제공하거나 보조자가 대신 적고 지워줄 수 있도록 한다.

초급 문제지 및 정답

1	2						
	3				4		
					5		6
	7	8		10			
		9					

➡

문	장						
	신	념			부		
	구				두	루	미
							닫
	개	발		바			이
		걸		닷			
		음	악	가			

가로 문제

1 어떤 생각이나 감정을 말로 표현할 때, 완결된 내용을 나타내는 최소 단위.

3 굳게 믿는 마음. ○○을 지키다.

5 목, 다리, 부리가 길고 흰 몸과 검은 날개 끝을 가진 겨울철새

7 무언가를 보다 쓸모 있고 향상된 상태로 변화시키는 행위

9 음악을 전문적으로 하는 사람. 이에는 작곡가, 지휘자, 연주가, 성악가 등이 있다.

세로 문제

2 몸에 치장하기 위한 도구들

4 배를 육지에 대어 화물과 승객이 오르내릴 수 있도록 만든 곳, 또는 시설

6 문이나 창을 옆으로 밀어서 열고 닫는 방식

8 걷는 모양새

10 바닷물과 땅이 서로 닿은 곳이나 그 근처

중급 문제지 및 정답

	2			3			5
				4			
1							
		6			7		
					8		9
	11		12				
10							

	미	꾸	라	지			휴
	화			역	지	사	지
정	원			감			
보		회	자	정	리		
					어	린	이
					카		기
	걱		근	본			주
가	정	교	육				의

가로 문제

1 집 안에 있는 뜰이나 꽃밭

2 민물고기로 몸이 가늘고 몹시 미끄럽고 수염이 길다. 이것을 이용해 조리하는 음식을 추어탕이라고 한다.

4 상대편과 처지를 바꾸어 생각하라는 한자성어

6 만난 자는 반드시 헤어짐. 모든 것이 무상함을 나타내는 말

8 4, 5세부터 초등학생까지의 아이를 이르는 말(5월 5일은 ○○○날)

10 가정의 일상생활 가운데 집안 어른들이나 자녀에게 주는 영향이나 가르침

12 사물의 본질이나 본바탕

세로 문제

1 관찰이나 측정을 통하여 수집한 자료를 실제 문제에 도움에 될 수 있도록 정리한 지식 또는 그 자료 (21세기는 ○○화 시대라고 한다.)

2 차도, 인도 등을 청소하는 사람

3 일정한 지역에 살고 있거나 그 지역 출신의 사람들에게 가지는 좋지 않은 생각과 편견

5 쓸모없는 종이. 일상생활에서 이것을 이용해 지저분한 먼지, 물 등을 치운다.

7 사람이 끄는 바퀴가 둘 달린 작은 수레

9 자기의 이익만을 꾀하고 다른 사람의 이익은 염두에 두지 않으려는 태도

11 안심이 되지 않아 속을 태움

12 힘줄과 살을 통틀어 이르는 말. 동물의 운동을 맡은 기관

상급 문제지 및 정답

1			4		5			6
		3						
2							7	
		9			15			
							8	
10	11			16				
					17	18		
	12		14					
13						19		

→

마			부		표	준	편	차
피		다	이	어	리			이
아	궁	이					영	점
		아	양		스		세	
		몬			파		민	요
키	보	드		멍	게			
	라				티	머	니	
	카	사	노	바		플		
누	이		조			러	시	아

가로 문제

2 방이나 솥 따위에 불을 때기 위하여 만든 구멍

3 한 장 한 장 넘기면서 날짜별로 간단한 메모를 할 수 있도록 종이를 묶어 놓은 것

5 자료의 분산 정도를 나타내는 수치

7 원하는 사거리에서 조준선과 탄도의 교차점

8 아리랑, 노래 가락, 이별가, 도라지타령, 군밤타령 등을 이르는 말

9 귀염을 받으려고 알랑거리는 말 또는 그런 짓

10 컴퓨터 입력장치로 키가 일정 규격에 따라 배열되어 있음

12 바람둥이를 흔히 이것이라 부름

13 남자가 여자 형제를 이르는 말

16 원삭동물로 몸은 15~20cm이고 겉에 돌기가 있음

17 서울의 교통 관련 비용을 모두 지불할 수 있는 새로운 형태의 교통카드

19 유럽 국가 중 모스크바를 수도로 둔 나라, 긴 겨울과 짧고 서늘한 여름을 가지며 보드카로 유명한 나라

세로 문제

1 이탈리아의 시칠리아 섬을 근거로 하는 강력한 범죄 조직

3 12면체의 결정형으로 산출, 가장 단단한 천연물질

4 물 위에 설치된 부표, 수로의 한계를 나타내거나 암초, 침선 등의 위험물을 나타내는 항로 표지용으로 쓰이는 것

5 물체의 겉과 속 또는 안과 밖을 통틀어 이르는 말
6 서로 같지 아니하고 다른 점
7 수입이 적어 몹시 가난한 사람
11 필리핀의 섬으로 화이트 비치, 푸카 셀비치가 유명한 곳
14 노동자의 사회적, 경제적인 지위 향상을 목적으로 노동자가 조직한 단체
15 이탈리아식으로 만든 면 요리
18 스카프나 스톨과 같이 목에 두르는 천, 특히 두껍고 방한용으로 된 것을 이름

길을 찾아서

☐ 신체운동기능 증진 ☑ 인지기능 증진 ☑ 지각기능 증진 ☐ 감각기능 증진
☐ 정서심리기능 증진 ☐ 사회관계 증진 ☐ 일상생활활동 수행 향상 ☐ 의사소통능력 증진

개요

'길을 찾아서'는 복잡한 길을 찾아 출발점부터 시작해 도착점까지 도달하는 퍼즐의 한 종류이다. 이 활동을 통하여 공간관계, 공간에서의 위치, 시각완성 등 지각기능과 인지기능 향상에 도움을 준다.

인원: 진행자 – 1명, 참여자 – 4~6명

준비물: 책상, 의자, 길찾기 과제(상·중·하), 큰 길찾기 과제, 미션 퀴즈, 색연필, 필기도구, 말

소요시간: 20분

진행 방법

1. 참여자들은 책상에 둥그렇게 모여 착석한 후 진행자는 활동의 규칙을 설명한다.
   진행자: "길 찾기 과제를 하나 드릴게요. (미로찾기 과제를 나눠준다.) 한 사람당 30초의 시간 동안 길을 따라 줄을 그어 주시면 됩니다. 도착지점까지 도달하면 저한테 '탈출 성공'이라고 외쳐주시면 됩니다. 잘못된 길이면 다른 길로 옮겨가셔도 괜찮습니다. 그럼 이제부터 시작하도록 하겠습니다."
2. 참여자들은 색연필을 이용하여 순서대로 길 찾기 활동을 실시한다.
3. 활동 진행 중 참여자들은 서로 의논하면서 진행할 수 있다.
4. 활동이 끝나면 진행자는 제일 어려웠던 길 찾기 과제를 다같이 다시 진행하도록 한다.

난이도 조절

- 제한시간을 통해 난이도를 조절한다.
  ※ 기본 제한시간: 5분(단, 진행자 임의로 변경 가능)
- 상·중·하로 난이도가 다른 길 찾기 과제로 시간제한을 두어 난이도를 조절한다(단, 진행자 임의로 변경 가능).

예시

난이도 상(약 10분)

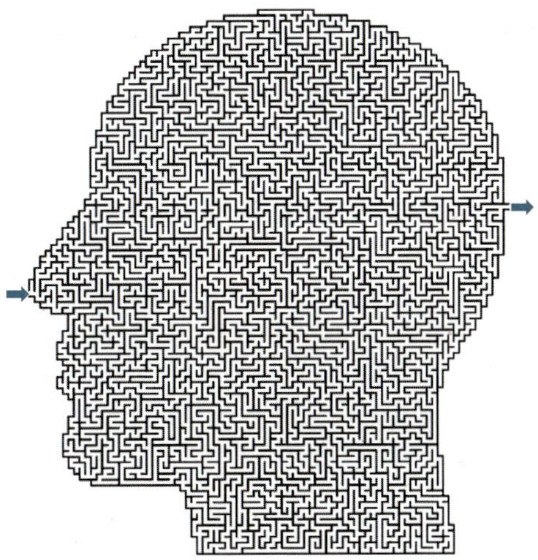

난이도 중(약 5분)

난이도 하(약 3분)

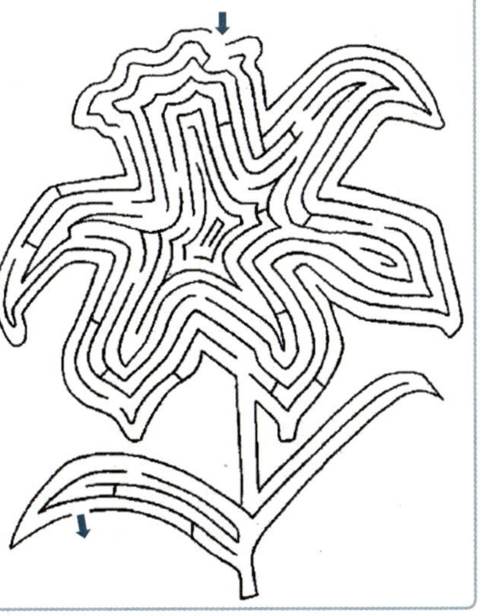

- 길 찾기 활동을 팀전으로 진행하여 난이도를 조절한다.

예시 빨리 찾는 팀이 이기는 경우

길찾기 과제 10개를 준비하고 제한시간(5분) 안에 많이 찾은 팀이 이긴다.

- 길 찾기 과제에 임의로 숫자를 적어두어 난이도를 조절한다.

예시 '시작지점 – 1번 – 2번 – 3번 – 4번 – 도착지점'으로 갈 수 있도록 한다.

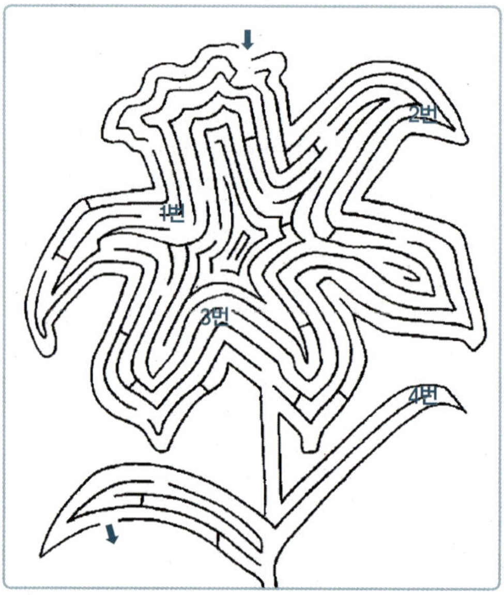

- 큰 길 찾기 활동을 준비하여 다함께 과제를 수행할 수 있도록 한다.

예시 2절지에 진행자가 임의로 길을 그려서 진행한다.

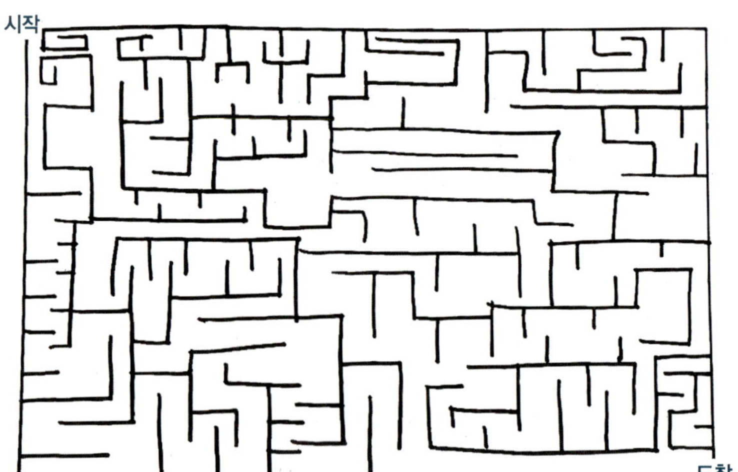

- 시작점에서 도착지점까지 가는 중간에 퀴즈를 통과해서 갈 수 있도록 한다.
  (진행자 임의로 개인전이나 팀전으로 진행한다.)

  예시

  ① 진행자는 참여자들에게 활동의 규칙을 설명한다.

  진행자: "시작지점에서 도착지점까지 가는 중간에 퀴즈가 있습니다. 각자 말을 선택하여 시작점에 놓아주시고, 진행하도록 하겠습니다."

  ※ 퀴즈는 넌센스퀴즈, 사자성어 맞추기, 기본상식 퀴즈 등 진행자 임의로 준비하여 진행한다.

고려 사항

| 공통 |

- 진행자는 참여자의 수준에 맞는 난이도의 미로찾기 과제를 제공한다.
- 펜을 쥐기 힘든 참여자는 펜 홀더(pen holder)를 사용한다.
- 퀴즈를 맞추지 못했을 경우에는 다른 문제로 대체할 수 있도록 한다(3회 제한).

| 편측무시 참여자 |

- 진행자가 언어적인 단서를 제공한다.

활동 사진

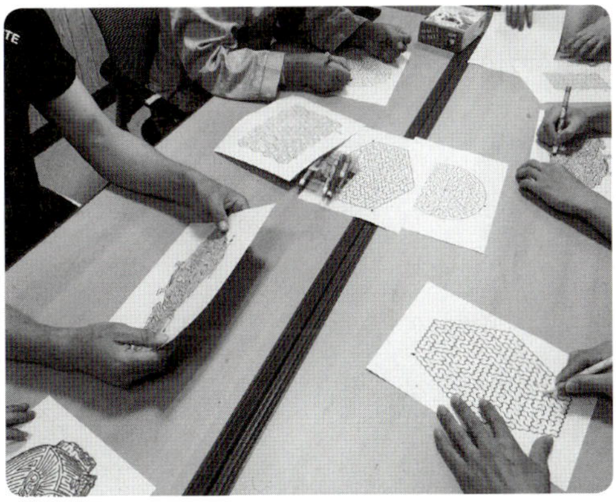

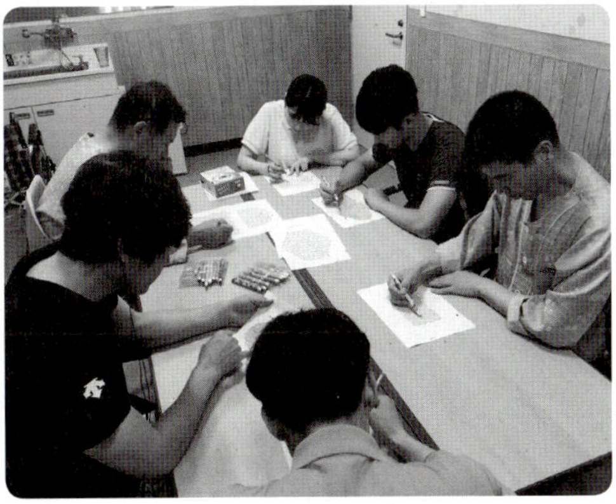

끝말잇기

☐ 신체운동기능 증진 ☑ 인지기능 증진 ☐ 지각기능 증진 ☐ 감각기능 증진
☐ 정서심리기능 증진 ☐ 사회관계 증진 ☑ 일상생활활동 수행 향상 ☑ 의사소통능력 증진

개요

끝말잇기 활동은 4~6명의 참여자가 둘러앉아 한 사람이 한 낱말을 말하면 다음 사람이 그 말의 끝음절을 첫음절로 하는 낱말을 이어가는 활동이다. 이 활동을 통하여 언어능력, 집중력 등 인지기능 향상에 도움을 준다. 진행자는 여러 가지의 응용된 방법으로 적용할 수 있다.

인원: 진행자 – 1명, 참여자 – 4~6명

준비물: 책상, 의자, 스케치북, 매직, 낱말카드(진행자 임의로 10가지 준비)

소요시간: 15분

진행 방법

1. 참여자들은 책상에 둥그렇게 모여 착석한 후 진행자는 활동의 규칙을 설명한다.
   진행자: "여러분, 오늘은 모두 잘 알고 계시는 끝말잇기 활동을 하겠습니다. 공동규칙은 첫 번째 참여자는 여기 있는 낱말 카드 중에서 하나를 고르고 낱말을 말해주면 됩니다. 첫 번째 활동은 기본규칙으로 다른 참여자들은 순서대로 낱말의 끝음절을 첫음절로 하는 낱말을 불러 이어가주시면 됩니다."
2. 순서를 정한 뒤 첫 번째 참여자가 선택한 낱말을 말하고 순서대로 활동을 진행한다.
3. 활동 진행 중 한 참여자가 순서대로 낱말의 끝음절을 첫음절로 하여 낱말을 연결하지 못할 때 활동이 종료된다.
4. 활동이 종료되면 진행자는 기존규칙의 끝말잇기와 수정된 규칙의 끝말잇기 중 어떤 활동이 더 흥미롭고 어려웠는지에 대해서 다 함께 이야기를 나누는 시간을 가진다.

난이도 조절

- 낱말의 첫 음절 혹은 중간 음절로 시작하는 낱말을 이어가도록 하여 난이도를 조절한다.

진행자: "낱말의 첫음절로 시작하는 낱말을 이어가도록 하겠습니다. 예를 들면 가게→가수→가곡… 진행하도록 하겠습니다."

낱말 수	시작 음절	예시
2글자	첫 음절	가게→가수→가곡→가공…
3글자	중간 음절	자동차→동치미→치료사…

- 고정된 낱말의 수에 따라서 난이도를 조절한다(단, 진행자 임의로 변경 가능).

진행자: "기존 규칙에 글자 수 제한을 적용하여 진행하겠습니다. 예를 들어 2글자인 경우에는 가수→수영→영구→구이… 진행하도록 하겠습니다."

낱말 수	예시
2글자	가수→수영→영구→구이…
3글자	수영장→장발장→장모님→임꺽정…

- 변동된 낱말의 수에 따라서 난이도를 조절한다(단, 진행자 임의로 변경 가능).

진행자: "2글자 낱말 – 3글자 낱말을 번갈아서 말하면서 진행하도록 하겠습니다. 예를 들어 2글자 낱말인 가방으로 시작했을 때, 가방→방송국→국장→장발장… 진행하도록 하겠습니다."

변동된 낱말의 수	예시
2글자 – 3글자	가방→방송국→국장→장발장…

고려 사항

| 공통 |

- 진행자는 참여자들의 인지수준을 고려하여 낱말카드를 준비한다.
- 진행자는 참여자들이 말하는 단어를 스케치북에 작성하여 활동 중 중복되는 단어가 없도록 한다.

| 실어증 참여자 |

- 순서대로 돌아가면서 스케치북에 낱말을 작성하여 진행한다.
- 경한 정도의 운동실어증, 명칭실어증인 참여자들에 한해서 진행한다.
- 짧은 대화 정도가 가능한 경우 보조자가 보조하여 함께 말하거나 대신 말해준다.

낱말 만들기

□ 신체운동기능 증진 ☑ 인지기능 증진 □ 지각기능 증진 □ 감각기능 증진
□ 정서심리기능 증진 □ 사회관계 증진 ☑ 일상생활활동 수행 향상 ☑ 의사소통능력 증진

개요

낱말 만들기는 보기의 글자를 2~3개씩 골라 낱말을 만들어 내는 활동이다. 낱말을 최대한 많이 조합해서 만들어 내는 과정을 통해 두뇌의 왼쪽 전두엽을 활성화시킬 수 있고, 그에 따른 집중력, 기억력 등 인지적 기능에 효과적이다.

- **인원:** 진행자 – 1명, 보조자 – 1명, 참여자 – 2~4명
- **준비물:** 낱말 만들기 문제지 및 정답지, 필기도구
- **소요시간:** 30분

진행 방법

1. 진행자는 낱말 만들기의 규칙을 설명한다.

   진행자: "안녕하세요. 오늘은 '낱말 만들기'라는 활동을 시작하겠습니다. 문제지에는 글자들이 12개 적혀 있는데요. 이 글자들을 잘 보시고 조합해서 낱말을 만들어 주시면 됩니다. 같은 문제지를 나누어 드릴테니 함께 찾아보고 정답을 공유하며 20분 이내로 문제풀이를 완성할 수 있도록 목표를 정해보도록 하겠습니다!"

2. 진행자는 참여자들에게 문제지를 나누어 준다.

   진행자: (문제지를 나누어 주며) "아직 문제지를 보시지 마시고 제가 '시작!'이라고 말하면 그때 뒤집어서 풀이를 시작해주세요."

3. 시작 신호와 함께 문제풀이를 시작한다.

   진행자: "준비하시고 시작하세요!"

   활동의 규칙

   ① 글자의 순서를 앞·뒤로 바꾸어 사용 가능한 낱말들은 하나의 낱말만 허용한다.

   예시 사회 혹은 회사, 사인 혹은 인사, 세대 혹은 대세 등

   ② 글자를 반복하여 사용해도 좋다.

예시 부부, 수수, 대대 등

③ 20분이 지나도 빈칸을 모두 채우지 못한다면 진행자가 정답을 공개하도록 한다.

4. 진행자는 참여자들이 정답으로 적었던 낱말들의 의미를 정확히 파악하고 있는지 알아보고 참여자들이 낱말의 뜻, 예시, 어떤 상황에서 자주 사용되는지 이야기하는 시간을 가지고 진행자가 덧붙여 설명하며 마무리한다.

난이도 조절

- 문제풀이를 어려워하는 참여자에게는 적절한 단서를 준다.
  ※ 한 낱말, 낱말을 유추할 수 있는 설명
- 낱말 만들기에 적힌 글자의 수를 12개가 아닌 10개 혹은 15개로 수정하여 난이도를 조절할 수 있다(글자의 수를 줄일수록 난이도가 높아진다).

고려 사항

- 진행자와 보조자는 참여자가 중복된 낱말을 적거나 뜻을 설명할 수 없는 낱말을 적지 않았는지 확인한다.
- 활동을 시작하기 전에 진행자는 성적 불쾌감을 줄 수 있는 단어나 어근으로 쓰이는 단어는 금지어로 설정한다.
- 팀전으로 진행할 시 인지기능이 저하된 참여자도 활동에 적극적으로 임할 수 있도록 격려한다.
- 인지기능이 저하된 참여자의 옆에는 보조자가 붙어 오답이나 중복되는 답을 적을 시 언어적 단서로 알려주도록 한다.
- 손 기능의 저하로 필기도구를 잡을 수 없는 참여자는 펜 홀더(pen holder) 보조도구를 제공하거나 보조자가 대신 적고 지워줄 수 있도록 한다.

낱말 만들기 ①

자 사 타 과

송 생 식 회

일 경 인 휴

정답

자생, 자식, 사자, 사과, 사생(생사), 사회(회사), 사경(경사), 사인(인사), 타자, 타인, 과자, 과식, 과일(일과), 과인(인과), 생과일, 생식, 생일(일생), 식사, 회자, 회생, 회식, 일식, 경과, 인자, 인생, 인식, 휴식, 휴일

낱말 만들기 ②

영		부		무		운	
	성		전		중		가
세		애		특		대	

정답

부성애, 부전, 부가, 부대(대부), 무운, 무전(전무), 무대, 운영, 운성, 운전, 운세, 전가(가전), 전세, 중성, 중전, 중세, 중대(대중), 가무, 가운, 가성, 가중, 가세, 세무, 세대(대세), 특성, 대성, 대전, 부부

노래 이어부르기

☐ 신체운동기능 증진 ☑ 인지기능 증진 ☐ 지각기능 증진 ☐ 감각기능 증진
☑ 정서심리기능 증진 ☐ 사회관계 증진 ☐ 일상생활활동 수행 향상 ☑ 의사소통능력 증진

개요

노래 이어부르기는 팀원 간의 단합을 통해 노래를 완성하는 활동이다. 노래 종류는 대중적으로 흔히 알려진 노래로 선정하고 노래를 완성하기까지 집중력과 가사를 떠올려야 하므로 기억력 등 다양한 인지기능 향상에 도움을 준다.

인원: 진행자 – 1명, 보조자 – 1명, 참여자 – 4~6명

준비물: 주제 카드(애국가, 동요, 트로트, 대중가요), 노래 제목카드(주제별 노래), 초시계

소요시간: 30분

진행 방법

1. 진행자는 참여자에게 진행방법과 주의사항을 설명한다.
2. 진행자는 노래 주제의 카드와 제목별 노래 항목들을 카드로 준비한 뒤 참여자들에게 제비뽑기 형식으로 뽑아 고르게 한다.

   진행자: "참여자 모두 한 팀이 되어 진행됩니다. 열 번의 기회가 제공되는데 회마다 난이도와 노래를 새로 뽑게 되며 세 번의 기회 안에 성공하여야 벌칙을 면할 수 있습니다. 지금부터 노래를 정하도록 하겠습니다. 첫 번째로 책상 위에 있는 주제 카드를 뽑게 되며, 두 번째는 뽑은 주제 항목의 노래 카드를 뽑겠습니다."

   ※ 벌칙 종류: 춤추기, 개인기 등
   (진행자와 참여자 임의로 변경 가능)
3. 진행자는 참여자가 뽑은 노래를 차례대로 한 번씩 들려준다.
4. 팀 안에서 참여자들은 한 소절씩 돌아가며 부르게 되고 노래를 1절 완곡한다.
5. 참여자 자신의 차례에 가사가 생각나지 않을 경우 1회 패스할 수 있다.
6. 활동이 끝난 후 참여자들은 노래 이어부르기를 통해 어떤 점이 좋았는지 또 성공하지 못했을 경우 그 이유는 무엇인지에 대하여 의사소통의 장을 마련한다.

응용활동

※ 준비물: 소절카드(노래마다 무작위 소절분리), 초시계

- 소절카드 이어붙이기

노래 한 곡당 소절 카드를 만들어 참여자는 순서에 맞게 붙이는 활동

① 진행자는 노래 1절(가사)을 무작위로 잘라놓은 카드를 책상 위에 올려놓는다.

② 참여자는 소절카드를 맞추기 전에 노래를 먼저 듣는다.

③ 노래가 끝나면 참여자는 힘을 합하여 1절(가사)을 완성시킨다.

	주제	노래	예시	난이도 조절
노래	애국가	1절, 2절, 3절, 4절	**• 애국가** 1절) 동해물과 백두산이 마르고 닳도록 → 하느님이 보우하사 우리나라만세 → 무궁화 삼천리 화려강산 → 대한사람 대한으로 길이 보전하세	※애국가는 1절~4절로 나누어 카드를 만들게 되며, 무작위로 2개를 선택하여 2절을 완곡함 ※진행자는 노래가 시작되면 소절 상관없이 참여자를 무작위로 선택하여 노래를 완곡함 ※대중가요 같은 경우 진행자 핸드폰으로 노래 MR을 틀어 힌트를 줄 수 있음 ※모든 노래는 난이도 조절로 진행자 마음대로 가사 소절을 자를 수 있음
	동요	작은별, 자장가, 나비야, 비행기 등	**• 작은별** 반짝반짝 작은별 → 아름답게 비치네 → 서쪽 하늘에서도 → 동쪽 하늘에서도 → 반짝반짝 작은별 → 아름답게 비치네	
	트로트	장윤정-어머나 박상철-무조건 현철-땡벌 박구윤-뿐이고 등	**• 어머나** 어머나 → 어머나 → 이러지 마세요 → 여자의 마음은 → 갈대랍니다 → 안돼요 → 왜이래요	
	대중가요	원더걸스-텔미 슈퍼주니어-쏘리쏘리 싸이-강남스타일 등	**• 텔미** 너도 날 좋아할 줄은 몰랐어 → 어쩌면 좋아 → 너무나 좋아 → 니가 날 볼 때면 전기에 감전된 → 사람처럼 전기가 올라	

고려 사항

| 공통 |

- 진행자는 참여자의 연령을 고려하여 주제의 카드를 다양하게 제공한다.
- 의사소통의 어려움이 있는 사람인 경우 보조자가 도움을 제공한다.

| 실어증 참여자 |

- 진행자는 실어증 참여자가 있을 경우 응용 활동인 소절카드 이어붙이기로 진행하며, 보조자가 옆에서 카드를 찾을 때 도움을 제공한다.

활동 사진

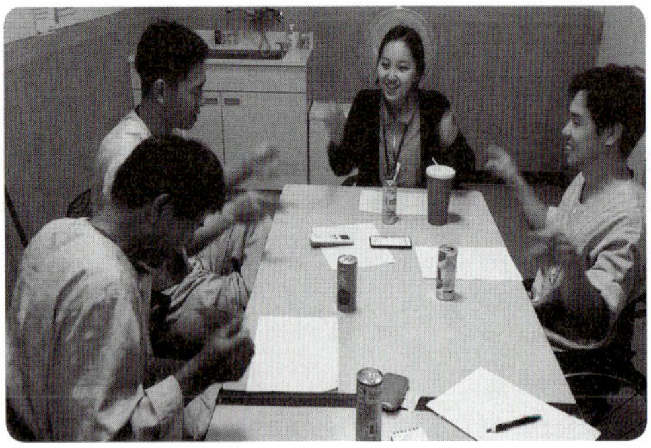

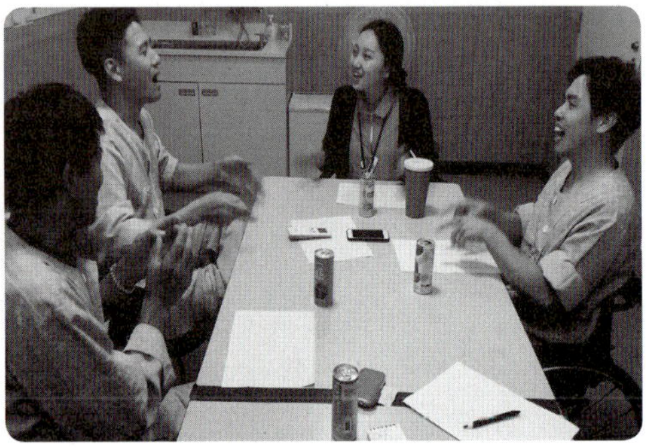

빙고

☐ 신체운동기능 증진 ☑ 인지기능 증진 ☐ 지각기능 증진 ☐ 감각기능 증진
☐ 정서심리기능 증진 ☑ 사회관계 증진 ☐ 일상생활활동 수행 향상 ☑ 의사소통능력 증진

개요

빙고는 '로토'라는 어린이의 숫자 모으기 놀이가 변화한 게임으로 현재 빙고는 하나의 주제를 가지고 칸이 나눠진 종이 위에 답을 채운 뒤, 상대방보다 유리한 쪽으로 답을 맞춰가며 추리하는 활동이다. 이 활동을 통해 집중력, 추리력, 문제해결능력 등 인지기능 향상에 도움을 준다.

인원: 진행자 – 1명, 참여자 – 3~5명

준비물: 종이(A4 용지), 스마트기기(스마트폰, 태블릿 PC), 단어 카드(주제와 관련된), 볼펜, 초시계

소요시간: 20분

진행 방법

1. 진행자는 참여자에게 빙고 규칙을 설명한 뒤 준비물을 제공한다.
2. 진행자는 칸의 개수, 빙고 완성 줄, 하나의 주제를 참여자에게 제시한다.
   진행자: "제가 여러 주제 중 하나의 주제를 무작위로 정하겠습니다(진행자는 주제를 정한다). 제가 정한 주제는 병원입니다. 칸 수는 3×3(9칸)으로 종이를 나누고 2줄 빙고로 하며 2줄이 완성되면 '빙고!' 라고 외쳐주세요."
3. 참여자는 종이 위에 칸을 만든 뒤 답을 적어준다.
4. 참여자 중 가장 먼저 완성한 사람이 공격권을 가지며, 마지막 참여자가 완성할 때까지 기다린다.
5. 칸을 다 채운 뒤, 공격권을 가진 참여자가 자신이 쓴 단어 중 하나를 골라 말하며 순서대로 돌아간다.
6. 참여자 중 빙고 줄을 먼저 완성한 사람은 "빙고"라고 외치며, 진행자는 활동을 중단한다.
   ※ 3판 진행하며 그 중 먼저 빙고를 많이 외친 참여자가 승리한다.

7. 활동이 끝난 후 각자가 선택한 단어들 중 공통된 단어와 차별된 단어들이 어떤 것들이 있었는지 공유하는 시간을 마련한다.

난이도 조절

- 줄(칸)의 수를 늘려 난이도를 증가시킨다.
  ※ 줄(칸): 3×3(9칸), 4×4(16칸), 5×5(25칸)
- 완성시켜야 할 빙고 줄의 개수를 늘려 난이도를 증가시킨다.
  ※ 빙고 줄: 1~8줄까지 가능
- 빙고 주제를 다양하게 제공한다.
  ※ 주제: 병원, 과일, 숫자, 색깔, 동물, 수도, 우리나라 공휴일 등(여러 주제 중 단어카드(보기)를 제시해 도움을 줄 수 있다.)
- 보기가 제한된 단어 카드를 제시한다.

예시

진행자: "저희가 고른 주제는 과일입니다. 제가 과일과 관련된 단어카드 30개를 준비하였습니다. 이 중에서 우리는 16개의 칸에 단어를 선택하여 작성하겠습니다. (참여자들은 30개의 카드 중 16개의 단어를 선택하여 작성한다.) 다 작성하셨습니까? 그럼 시작하겠습니다."

주제와 관련된 단어카드 예시

구아바	망고	사과	배	감	귤	한라봉	천혜향	레드향	오렌지
레몬	메론	수박	바나나	토마토	포도	거봉	용과	자몽	두리안
딸기	참외	복숭아	체리	자두	앵두	청포도	방울 토마토	애플 망고	아보 카도

예시에서 고른 빙고판

참외	복숭아	체리	자두
구아바	망고	사과	배
레몬	메론	수박	바나나
거봉	용과	청포도	자몽

고려 사항

| 공통 |

- 진행자는 참여자의 연령을 고려하여 공통된 주제를 정한다.
- 인지기능 저하가 있는 참여자는 주제가 벗어나지 않게, 또 중복된 답을 적지 않게 진행자가 보조한다.

| 실어증 참여자 |

- 실어증이 있는 사람인 경우 진행자가 준비한 단어카드를 보여주거나 스케치북에 3~4가지의 단어를 작성하여 보기를 제공한다.
- 의사소통의 어려움이 있는 사람인 경우 종이에 써서 말하거나, 진행자가 참여자 옆에서 선택한 답을 대신 말하여 보조한다.

| 척수손상 참여자 |

- 펜 잡기가 어려운 참여자는 스마트기기를 사용하여 활동에 참여한다.

  ※ 스마트기기(스마트폰, 태블릿 PC)

  ① 스마트기기를 켜 메모장 또는 그림판 어플을 연다.

  ② 자신이 사용할 손가락 또는 보조도구로 빙고 칸을 만든다.

  ③ 빙고 활동에 참여한다.

예시 1 **주제는 병원입니다. 3×3(9칸)줄을 만들어서 채워주세요! 빙고는 2줄 완성 시 빙고입니다.**

간호사	침대	약
엘레베이터	작업치료사	주사기
화장실	의사	매점

자신이 쓴 답

➡

간호사	침대	약
엘레베이터	작업치료사	주사기
화장실	의사	매점

2줄 완성! 승리!

예시 2 주제는 숫자입니다. 1~50까지의 숫자 중 무작위로 적을 수 있으며 4×4(16칸)줄을 만들어서 채워주세요! 빙고는 4줄 완성 시 빙고입니다.

1	20	12	17
42	8	24	46
25	37	31	33
45	29	50	49

자신이 쓴 답

→

1	20	12	17
42	8	24	46
25	37	31	33
45	29	50	49

4줄 완성! 승리!

예시 3 주제는 동물입니다. 동물의 이름을 무작위로 적을 수 있으며 5×5(25칸)줄을 만들어서 채워주세요! 빙고는 6줄 완성 시 빙고입니다.

토끼	치타	기린	사자	코끼리
사슴	돼지	원숭이	호랑이	물개
거북이	고양이	고슴도치	코뿔소	고릴라
닭	악어	강아지	타조	여우
소	얼룩말	하마	나무늘보	코알라

자신이 쓴 답

→

토끼	치타	기린	사자	코끼리
사슴	돼지	원숭이	호랑이	물개
거북이	고양이	고슴도치	코뿔소	고릴라
닭	악어	강아지	타조	여우
소	얼룩말	하마	나무늘보	코알라

6줄 완성! 승리!

활동 사진

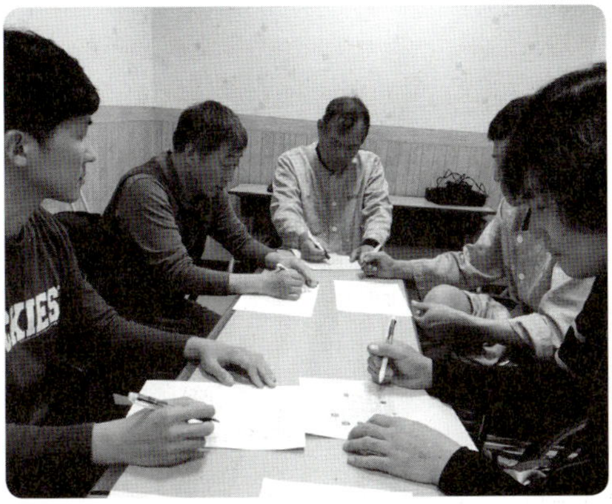

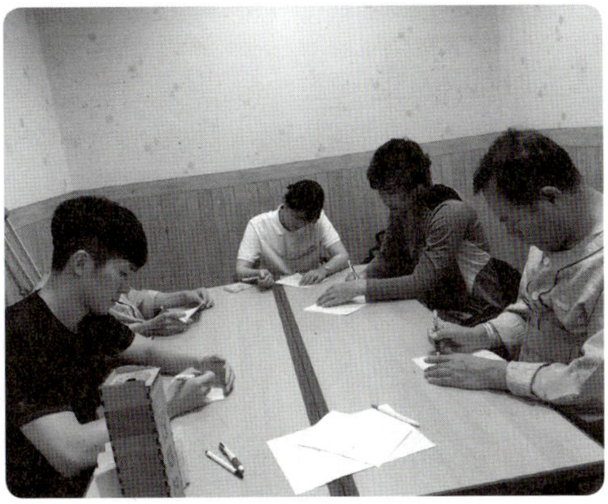

CHAPTER 04
두뇌발달 활동

숨은 그림찾기

☐ 신체운동기능 증진 ☑ 인지기능 증진 ☑ 지각기능 증진 ☐ 감각기능 증진
☐ 정서심리기능 증진 ☐ 사회관계 증진 ☐ 일상생활활동 수행 향상 ☐ 의사소통능력 증진

개요

숨은 그림찾기 활동은 그림에서 숨은 그림(사물, 인물, 모형)을 찾아내는 활동이다. 이 활동은 집중력, 주의력을 증진시킬 수 있고 배경에서 숨어 있는 그림들을 찾아냄으로써 전경배경 구별 증진에도 효과적이다.

인원: 진행자 – 1명, 참여자 – 2~3명

준비물: 숨은 그림찾기 과제(상 · 중 · 하), 볼펜, 초시계

소요시간: 10분

진행 방법

1. 진행자는 활동 전 규칙과 주의사항을 알려준다.

   진행자: "오늘은 숨은 그림찾기 활동을 하겠습니다. 배경그림에서 숨어 있는 그림을 찾아주시면 됩니다. 모두 찾고 난 후 '클리어'라고 외쳐 주세요."
2. 진행자는 참여자들에게 숨은그림찾기 종이를 나눠준다.
3. 진행자는 그림에서 찾아야 할 숨은 그림의 항목을 알려준다.
4. 참여자는 그림에서 숨은 그림을 찾고 모두 찾은 참여자는 '클리어'를 외친다.
5. 활동이 끝나면 참여자는 이 활동을 하면서 찾기 어려웠던 물체가 무엇이 있었는지에 대하여 이야기한다.

난이도 조절

- 그림 사진에서 숨은 그림의 수를 통해 난이도를 조절한다.
- 제한시간을 통해 난이도를 조절한다.
  ※ 한 가지 숨은 그림찾기: 5분(단, 진행자 임의로 변경 가능)
- 숨은그림찾기를 팀전으로 진행할 경우, 10개의 그림 사진을 준비하여 제한시간 내에

많은 숨은 그림을 찾는 팀이 이긴다.

고려 사항

| 공통 |

- 펜을 쥐기 힘든 참여자는 펜 홀더(pen holder)를 사용한다.
- 진행자는 참여자의 수준에 맞는 난이도의 숨은 그림찾기를 제공한다.
- 인지기능이 저하된 참여자는 진행자가 언어적인 단서를 준다.

| 편측무시 참여자 |

- 진행자가 언어적인 단서를 제공한다.

숫자야구

☐ 신체운동기능 증진 ☑ 인지기능 증진 ☐ 지각기능 증진 ☐ 감각기능 증진
☐ 정서심리기능 증진 ☐ 사회관계 증진 ☐ 일상생활활동 수행 향상 ☑ 의사소통능력 증진

개요

숫자야구 활동은 임의로 세 자리 또는 네 자리 숫자를 정해놓고 정해진 규칙에 따라 상대방보다 먼저 정답을 맞추는 숫자 퍼즐 활동이다. 숫자를 맞추기 위해 정해진 규칙에 따라 여러 가지 경우의 수를 생각하고 정답을 유추함으로써 집중력, 사고력, 문제해결능력 등 인지기능 향상에도 효과적이다.

인원: 진행자 – 1명, 참여자 – 2~3명

준비물: 종이, 펜, 숫자카드

소요시간: 15분

진행 방법

1. 진행자는 활동 전 진행방법을 알려준다.

   진행자: "진행방식은 저와 참여자들의 대결방식으로 진행하겠습니다. 제가 임의로 세 자리 숫자를 정해놓을 테니 참여자분들끼리 다같이 의논하여 임의의 숫자 세자리를 정해놓으시면 됩니다."

2. 진행자는 참여자들에게 숫자야구 활동의 규칙을 설명한다.

   활동 규칙

   ① 사용되는 숫자는 0에서 9까지 서로 다른 숫자이다.
   ② 숫자의 맨 앞자리에 0이 올 수 있다.
   ③ 참가자가 정답으로 외친 숫자 중 어떤 숫자가 볼 또는 스트라이크인지 알려주지 않는다.
   ③ 스트라이크 – 숫자와 위치가 전부 맞을 경우
   ⑤ 볼 – 숫자는 맞지만 위치가 틀릴 경우
   ⑥ 아웃 – 숫자와 위치가 전부 틀릴 경우

⑦ 홈런 – 세 자리 숫자가 모두 맞을 경우

활동 규칙 예시

임의의 숫자
'320'

횟수	숫자			판정
1	6	1	4	아웃
2	5	7	3	0S 1B
3	8	3	0	1S 1B
4	3	0	2	1S 2B
5	3	2	0	3S 0B
6	0	3	2	0S 3B

숫자야구 예시

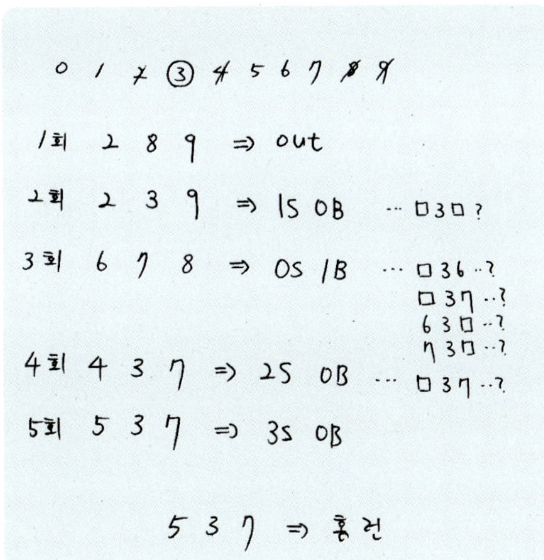

3. 진행자와 참여자들은 임의로 세 자리 숫자를 정한다.
4. 진행자가 먼저 참여자들이 정해놓은 정답을 유추하여 숫자를 외친다.
5. 참여자들은 그에 맞는 스트라이크, 볼, 아웃을 말해준다.
6. 반대로 참여자들이 숫자를 외치고 진행자가 스트라이크, 볼, 아웃을 말해준다.
7. 한 번씩 번갈아가면서 숫자를 외치다가 정해놓은 정답을 맞추는 팀이 승리한다.
8. 활동이 끝나면 진행자는 이 활동을 하면서 어떤 방법으로 상대방의 숫자를 유추하여 정답을 맞췄는지 등에 대하여 의사소통의 장을 마련한다.

난이도 조절

- 상대방의 숫자를 유추해내는 시간을 제한하여 난이도를 조절한다.
  ※ 숫자를 외치기까지 제한시간: 2분(단, 진행자 임의로 변경 가능)
- 임의로 정하는 숫자의 자리 수를 늘려 난이도를 조절한다.
  ※ 두 자리 숫자, 세 자리 숫자, 네 자리 숫자

고려 사항

| 공통 |

- 펜을 쥐기 힘든 참여자는 펜 홀더(pen holder) 보조도구를 사용한다.
- 참여자들이 정답을 상의할 때 인지기능이 저하된 참여자도 활동에 적극적으로 임할 수 있도록 조언한다.
- 실어증 참여자는 숫자카드를 이용하여 정답을 맞추도록 한다.

스도쿠

□ 신체운동기능 증진 ☑ 인지기능 증진 □ 지각기능 증진 □ 감각기능 증진
□ 정서심리기능 증진 □ 사회관계 증진 ☑ 일상생활활동 수행 향상 □ 의사소통능력 증진

개요

스도쿠는 가로·세로 9칸씩 총 81칸으로 이뤄진 정사각형의 가로·세로줄에 1~9의 숫자를 겹치지 않게 적고, 가로·세로 3줄로 이뤄진 작은 사각형 안에서도 1~9가 겹치지 않게 써야 하는 숫자 퍼즐활동이다. 이 활동을 통해 추리력, 사고논리력 등의 인지기능 향상에 도움이 된다.

인원: 진행자 – 1명, 보조자 – 1명, 참여자 – 2~4명

준비물: 책상, 의자, 스도쿠 문제지, 정답지, 필기도구, 숫자카드(1~9)

소요시간: 30분

진행 방법

1. 진행자는 스도쿠의 규칙을 설명한다.

   진행자: "지금부터 스도쿠 문제지를 한 장씩 나누어 드릴 겁니다. 최대 20분 동안 풀이를 하게 될 텐데요. 빈칸을 모두 가장 빠르게 채워 넣으시는 분은 '끝!'이라고 외쳐주세요. 그럼 제가 확인해보고 풀이에 오답이 있으신 분은 다시 문제지를 돌려드릴 테니 정답을 다시 유추해 보십시오."

2. 진행자는 참여자들에게 스도쿠 문제지를 한 장씩 나누어 준다.

   진행자: (문제지를 나누어 주며) "아직 문제지를 보지 마시고 제가 '시작!'이라고 말하면 그때 뒤집어서 풀이를 시작해주세요."

3. 시작 신호와 함께 가장 빠르게 빈칸을 채워 넣은 참여자가 우승한다.

활동 규칙

① 팀전으로 진행할 시 한 장의 문제지로 두 명이 풀이를 한다.

② 20분이 지나도 풀이를 완성하지 못하면 빈칸을 가장 적게 둔 참여자를 우승자로 선정한다.

4. 우승한 참여자는 풀이 과정을 설명하고 정답을 쉽고 빠르게 유추할 수 있었던 방법을 공유한다.

난이도 조절

- 문제지를 상·중·초급으로 나누어 참여자 수준에 맞는 것으로 제공한다.
  ※ 상급: 작은 사각형 한 칸에 숫자가 2~3개씩 있는 문제지
  중급: 작은 사각형 한 칸에 숫자가 3~4개씩 있는 문제지
  초급: 작은 사각형 한 칸에 숫자가 4~5개씩 있는 문제지
- 풀이를 어려워하는 참여자에게는 적절한 단서를 준다.
  ※ 사각형 한 칸, 세로·가로 한 줄 또는 한 칸

고려 사항

- 인지기능이 저하된 참여자가 오답을 적을 시 구두로 단서를 준다.
- 손 기능의 저하로 필기도구를 잡을 수 없는 참여자는 보조도구를 제공하거나 보조자가 적절한 도움을 준다.

초급 문제지 및 정답

	6			8		4	2	
	1	5		6		3	7	8
			4				6	
1			6		4	8	3	
3		6		1		7		5
	8		3	5		1		
8	3		9	4				7
	7	2	1	3		9		
		9		2		6	1	

➡

7	6	3	5	8	1	4	2	9
4	1	5	2	6	9	3	7	8
9	2	8	4	7	3	5	6	1
1	5	7	6	9	4	8	3	2
3	9	6	8	1	2	7	4	5
2	8	4	3	5	7	1	9	6
8	3	1	9	4	6	2	5	7
6	7	2	1	3	5	9	8	4
5	4	9	7	2	8	6	1	3

	4				7	1		
5	3			9			7	
		7		6		9	4	
4		6		8		7	5	1
	1					6	9	
	5	3		1				2
9	6			3			1	
3	7			5	1			
1			2		9	3	6	7

6	4	9	5	2	7	1	3	8
5	3	1	8	9	4	2	7	6
8	2	7	1	6	3	9	4	5
4	9	6	3	8	2	7	5	1
2	1	8	4	7	5	6	9	3
7	5	3	9	1	6	4	8	2
9	6	2	7	3	8	5	1	4
3	7	4	6	5	1	8	2	9
1	8	5	2	4	9	3	6	7

중급 문제지 및 정답

								8
		6	5	9		1		
6	8		1			4	7	9
					7			3
3		2			5	6		
1			6				5	4
	2		8	7	1			
	5						2	
			2				9	1

2	1	9	7	6	4	5	3	8
7	3	6	5	9	8	1	6	2
6	8	5	1	3	2	4	7	9
5	6	8	4	2	7	9	1	3
3	4	2	9	1	5	6	8	7
1	9	7	6	8	3	2	5	4
9	2	6	8	7	1	3	4	5
8	5	1	3	4	9	7	2	6
4	7	3	2	5	6	8	9	1

2	4	9			7			
		1	8			3	7	
			5		4			
		4				5		
5		7	1			6		
			9		5	8	2	
		2	7	5		4		6
		6	4	8	2			3

2	4	9	3	6	7	1	8	5
6	5	1	8	2	9	3	7	4
7	3	8	5	1	4	9	6	2
8	9	4	2	7	6	5	3	1
5	2	7	1	3	8	6	4	9
1	9	3	9	4	5	8	2	7
3	8	2	7	5	1	4	9	6
4	7	5	6	9	3	2	1	8
9	1	6	4	8	2	7	5	3

상급 문제지 및 정답

		7				3		2
2					5		1	
			8		1	4		
	1			9	6			8
7	6						4	9
			1		3			
8		1		6				
			7				6	3

1	5	7	6	4	9	3	8	2
2	8	4	3	7	5	9	1	6
3	9	6	8	2	1	4	7	5
4	1	5	2	9	6	7	3	8
7	6	3	5	1	8	2	4	9
9	2	8	4	3	7	6	5	1
6	7	2	1	5	3	8	9	4
8	3	1	9	6	4	5	2	7
5	4	9	7	8	2	1	6	3

3	4	5	8					
8					6		3	
					9			8
6		7					2	
					7			5
2					3	9		
4			1					
			7				9	2
1		2		9	8		4	7

3	4	5	8	7	1	2	6	9
8	9	1	2	5	6	7	3	4
7	2	6	3	4	9	5	1	8
6	8	7	9	1	5	4	2	3
9	1	3	4	2	7	6	8	5
2	5	4	6	8	3	9	7	1
4	7	9	1	3	2	8	5	6
5	3	8	7	6	4	1	9	2
1	6	2	5	9	8	3	4	7

스무고개

☐ 신체운동기능 증진 ☑ 인지기능 증진 ☐ 지각기능 증진 ☐ 감각기능 증진
☐ 정서심리기능 증진 ☐ 사회관계 증진 ☑ 일상생활활동 수행 향상 ☐ 의사소통능력 증진

개요

스무고개는 한명의 참여자가 한 단어(물건, 동물, 식물 등)를 머릿속으로 생각하면, 다른 참여자가 스무 번까지 질문을 해서 그것을 알아맞히는 활동이다. 질문은 원칙적으로는 '예', '아니오'로 대답할 수 있는 것이어야 하지만, 규칙에 따라 첫 번째 질문은 동물, 식물, 광물 등의 종류를 물어보는 것으로 할 수도 있다. 스무고개는 추리력, 연상력을 증진시킬 수 있으며 질문한 것을 생각하고 있어야하므로 기억력도 증진된다.

- **인원:** 진행자 – 1명, 보조자 – 1명, 참여자 – 4~5명
- **준비물:** 초시계, 단어카드(동물, 사물 등)
- **소요시간:** 20분

진행 방법

1. 진행자는 참여자에게 진행 방법과 활동의 규칙을 설명한다.
2. 참여자들은 가위·바위·보로 대표를 정한다.
3. 대표자가 한 가지 사물을 머릿속으로 생각한다.
   ※ 단, 사물이 아닌 추상적인 단어도 가능하다.
4. 참여자들은 돌아가면서 단답형 대답으로 나올 수 있는 질문을 한다.
   ※ 최대 20개의 질문을 할 수 있고 중간에 답을 알게 될 경우 정답을 외칠 수 있는 기회를 준다.
5. 참여자들의 정답이 틀린 경우 대표자를 제외한 참여자들끼리 가위·바위·보로 다른 대표자를 선정해 활동을 계속 진행한다.
6. 활동이 끝난 후 진행자는 참여자들에게 활동 시 정답을 찾아가는 질문이 어떤게 적절하였고 부적절하였는지에 대해 논의한다.

난이도 조절

- 질문 횟수로 난이도를 조절한다.

  ※ 10번, 15번, 20번

- 대표자는 문제를 추상적인 단어와 구체적인 단어로 난이도를 조절한다.

  ※ 추상적인 단어: 사랑, 평화, 슬픔, 행복 등

  ※ 구체적인 단어: 음식, 동물, 식물, 인물 등

고려 사항

| 공통 |

- 대표자가 답하기 애매하거나 조건에 따라 참/거짓의 여부가 달라지는 질문을 할 경우 출제자는 "명확하지 않습니다."라고 대답한다.
- 활동의 흥미를 유도하고 참여를 높이기 위해 진행자는 참여자들이 돌아가면서 질문하도록 한다.
- 진행자는 참여자들이 질문했던 것을 기록해 놓는다.
- 인지기능이 저하된 참여자는 보조자의 도움을 받아 진행한다.
- 실어증 참여자의 경우 보조자의 도움을 받아 정답을 적어서 활동을 진행한다.

활동 예시

정답 컴퓨터

질문 1: 생물입니까?
대표자: 아니요
질문 2: 먹을 수 있습니까?
대표자: 아니요
질문 3: 주변에서 흔히 볼 수 있습니까?
대표자: 예
질문 4: 집에서 사용합니까?
대표자: 예
질문 5: 부엌에서 사용가능합니까?
대표자: 아니요
질문 6: 화장실 용품입니까?
대표자: 아니요

질문 7: 가전제품 입니까?
대표자: 예
질문 8: 크기가 냉장고보다 크나요?
대표자: 아니요
질문 9: 네모난 제품입니까?
대표자: 예
질문 10: 게임이 가능합니까?
대표자: 예
질문 11: 정답! 컴퓨터
대표자: 정답입니다.

▶ 활동 사진

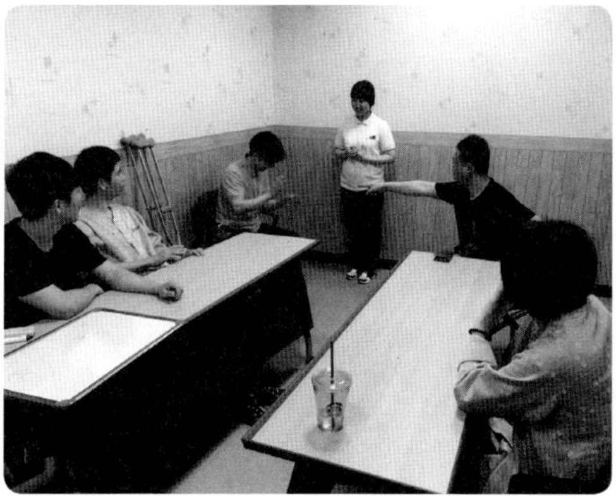
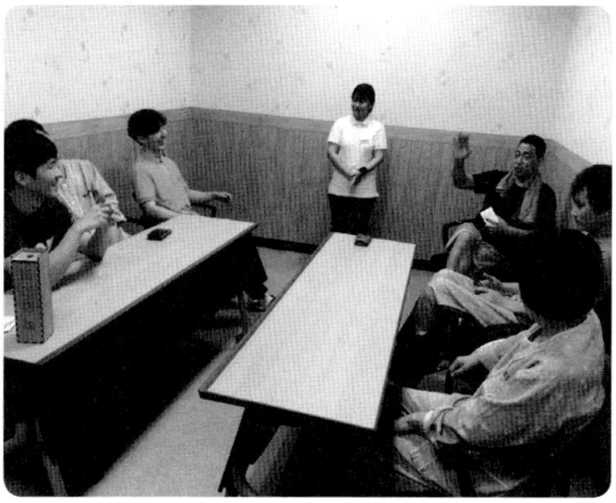

시장에 가면

☐ 신체운동기능 증진 ☑ 인지기능 증진 ☐ 지각기능 증진 ☐ 감각기능 증진
☐ 정서심리기능 증진 ☐ 사회관계 증진 ☑ 일상생활활동 수행 향상 ☑ 의사소통능력 증진

개요

'시장에 가면'이라는 활동은 시장에 있는 물건, 식품, 사람 등 시장에 있는 모든 것들을 순서대로 한 명씩 말하는 활동이다. 이때 본인 순서에만 말하는 것이 아니라 앞사람이 말한 단어를 순서대로 기억하여 말한 뒤 본인도 적절한 단어를 뒤이어 말하는 활동이다. 이 활동을 통하여 기억력, 집중력 등 인지기능 증진에 향상에 도움을 준다. 진행자는 시장대신 주제를 다양한 장소로 변경하여 응용할 수 있다.

인원: 진행자 – 1명, 보조자 – 1명, 참여자 – 4~6명

준비물: 책상, 의자, 장소카드, 스케치북, 매직

소요시간: 15분

진행 방법

1. 참여자들은 책상에 둥그렇게 모여 착석한 후 진행자는 활동의 규칙을 설명한다.

예시

진행자: "여러분들 중 대표자 한 분이 장소카드를 뽑아 주세요." (대표자는 주제카드를 뽑는다.) 대표자가 뽑은 주제는 시장이라는 주제입니다. 시장이라는 주제를 가지고 단어 말하기 활동을 하겠습니다. 단, 이때 앞사람이 말한 단어를 잘 기억해 두었다가 순서대로 말한 뒤 본인도 시장에 가면 볼 수 있는 것들을 추가해서 말해주시면 됩니다."

예시) 주제가 시장일 경우

참여자1	고등어
참여자2	고등어 → 수박
참여자3	고등어 → 수박 → 아줌마
참여자4	고등어 → 수박 → 아줌마 → 포도
참여자5	고등어 → 수박 → 아줌마 → 포도 → 상추
. . .	. . .

2. 순서를 정한 뒤 첫 번째 참여자부터 주제에 관한 단어를 하나씩 말한다.

※ 활동 중간에 참여자가 혼동을 느낄 경우 진행자와 보조자가 힌트를 준다.

예시

진행자: "등푸른 생선 종류이고 집에서 많이 구워먹어요!"

3. 활동 진행 중 한 참여자가 단어를 기억을 못하거나, 중간에 단어를 빼고 말하는 경우에 한 장소에 관한 활동이 종료된다.
4. 활동이 끝나면 진행자는 단어를 기억하기에 어떤 어려움이 있었는지 또는 주제 장소에 대한 특별한 기억에 대하여 다같이 공유한다.

난이도 조절

- 주제(장소)의 범위에 따라서 난이도를 조절한다.

  ※ 주제 카드 종류: 시장, 학교, 백화점, 병원 등
- 힌트의 정도에 따라서 난이도를 조절한다.

  ※ 힌트의 정도

  ① 진행자는 단어의 순서대로 자음만 스케치북에 적어 주어 참여자들이 보면서 활동을 진행할 수 있도록 한다.

  예시 고등어 → 수박 → 아줌마

  ㄱ ㄷ ㅇ → ㅅ ㅂ → ㅇ ㅈ ㅁ

  ② 진행자는 단어의 순서대로 첫 번째 글자는 자음과 모음, 나머지 단어는 자음만 스케치북에 적어 주어 참여자들이 보면서 활동을 진행할 수 있도록 한다.

예시 고등어→ 수박 →아줌마
고ㄷㅇ→수ㅂ→아ㅈㅁ

③ 진행자는 참여자가 기억하지 못할 때 자음과 모음을 이용하여 보여 주거나 구두로 설명하여 힌트를 주어 진행한다.

예시
기억하지 못하는 단어: 고등어→ ㄱ ㄷ ㅇ 혹은 고ㄷㅇ
진행자: "등푸른 생선 종류 중에 하나로, 우리가 흔히 구이로 많이 먹어요!"

고려 사항

| 공통 |

- 진행자는 참여자들의 인지수준을 고려하여 장소카드를 준비한다.
- 단서는 단계별로 주는 것이 좋으며 글자카드 제시, 그림카드 제시, 구두설명의 순서로 해줄 수 있으며 상황에 따라서 전향추론(forward chaining), 후향추론(backward chaining)을 적용할 수 있다.

※ 전향추론(forward chaining): 순차적으로 강화를 제공하면서 학습을 시키는 절차
후향추론(backward chaining): 역순으로 강화를 제공하면서 학습을 시키는 절차

| 실어증 참여자 |

- 경한 정도의 운동실어증, 명칭실어증인 참여자들에 한해서 진행한다.
- 짧은 대화 정도가 가능한 경우 보조자가 보조하여 함께 말하거나 대신 말해준다.
- 실어증 참여자가 있을 경우에는 규칙을 바꿔서 진행한다.

※ 진행 방법

① 진행자는 참여자들에게 수정된 규칙을 설명한다.

예시
진행자: "여러분들 중 대표자 한 분이 장소카드를 뽑아 주세요." (대표자는 주제카드를 뽑는다.) 대표자가 뽑은 주제는 시장이라는 주제입니다. 시장이라는 주제를 가지고 떠오르는 단어를 각자 스케치북에 적어 보도록 하겠습니다.

② 진행자는 참여자들이 적은 단어를 무작위 순서로 10가지 단어를 나열한다.
③ 참여자들은 10가지의 단어를 3분동안 암기한다.
④ 기억한 단어를 실어증 참여자들은 스케치북에 작성하고, 다른 참여자들은 구두로 말할 수 있도록 진행한다.

자음퀴즈

□ 신체운동기능 증진 ☑ 인지기능 증진 □ 지각기능 증진 □ 감각기능 증진
□ 정서심리기능 증진 ☑ 사회관계 증진 □ 일상생활활동 수행 향상 ☑ 의사소통능력 증진

개요

자음퀴즈는 나열되어 있는 자음카드를 선택한 후 그 자음이 포함된 단어들을 제시하는 활동이다. 진행자의 의도에 따라 개인전 또는 팀전으로 진행할 수 있으며, 팀전으로 진행할 시에는 각 팀의 참여자들이 차례대로 단어를 제시한다. 자음퀴즈는 집중력, 상황판단력, 어휘력 등의 능력이 향상되며 사회관계 및 의사소통 능력 증진에도 효과가 있다. 또한 장소에 관계없이 쉽게 진행할 수 있는 활동이다.

인원: 진행자 – 1명, 참여자 – 4~5명

준비물: 자음카드(ㄱ~ㅎ, 쌍자음 제외), 초시계, 스케치북, 필기도구, 거치대

소요시간: 15분

진행 방법

1. 진행자는 참여자들에게 활동의 진행방법에 대해 설명하고 참여자의 수준에 따라 개인전 또는 팀전을 결정한다.

   진행자: "여러분 앞에 뒤집어져 있는 자음카드를 선택하시고 그 자음이 포함된 단어들을 제시하는 활동입니다. 제가 정한 제한시간 내에 단어를 제시해주시고 시간이 초과되면 그 참여자는 제외하고 활동을 계속 진행하겠습니다. 마지막까지 남아 계시는 분이 승리하는 것으로 하겠습니다.

2. 자음카드를 뒤집어 놓고 참여자들 중 대표 2명을 선정하여 자음카드를 선택하도록 한다.
3. 선택된 카드는 모든 참여자들이 볼 수 있는 곳에 거치대 위에 놓는다. 그 다음 진행자는 단어를 제시해야 하는 제한시간을 설정하고 제한시간 내에 단어를 제시하지 못하는 참여자는 제외 후 활동을 진행한다.

   예시 'ㅂㄷ' 선택: 배달 → 바둑 → 붕대 → 빈도 → 반대 → …

※ 기본 제한시간: 10초

4. 마지막에 남은 참여자가 승리하게 되며, 활동 종료 후 진행자는 참여자들과 새롭게 알게 된 단어, 평소에 알고 있었지만 자주 사용하지 않아 떠올리기 힘들었던 단어 등에 대하여 공유한다.

난이도 조절

- 자음의 개수, 자음과 모음의 조합을 통해 난이도를 조절한다.

순서	자음 개수	예시		비고
❶	2	ㄱㅅ	계산, 광선, 귀신, …	2개의 자음 사용
❷	2	가ㅅ	가수, 가설, 가시, …	1개의 자음에 무작위의 모음을 더해 완성된 한 글자 제시
❸	3	ㅅㅁㅇ	식목일, 수목원, 승무원, …	3개의 자음 사용

- 단어를 제시하는 제한시간의 변화를 통하여 난이도를 조절한다.

  예시 5초, 10초, 15초 등

고려 사항

- 단어는 일반적으로 사람들이 많이 사용하는 단어와 국어사전에 등재된 단어를 사용한다. 단, 참여자가 제시한 단어가 애매하거나, 모르는 경우에는 진행자가 활동을 잠시 중단하고 국어사전을 검색하여 재진행할 수 있도록 한다.
- 다른 참여자가 제시했던 단어는 재사용할 수 없다(진행자는 참여자들이 제시한 단어를 기록해 놓는다).
- 팀전으로 활동을 진행할 시 진행자는 참여자들의 수준을 고려하여 적절히 팀을 결성한다.
- 진행자는 인터넷 국어사전을 활용하여 해당 자음이 포함된 단어를 찾아본 후 단서를 줄 수 있다.
- 인지기능 저하가 있는 참여자의 경우 단어 중 한 글자를 제시하여 단서를 준다.

카드 짝 맞추기

☐ 신체운동기능 증진 ☑ 인지기능 증진 ☑ 지각기능 증진 ☐ 감각기능 증진
☐ 정서심리기능 증진 ☐ 사회관계 증진 ☑ 일상생활활동 수행 향상 ☐ 의사소통능력 증진

개요

카드 짝 맞추기는 여러 종류의 카드 중 하나를 골라 그림이 보이지 않게 뒤집어 놓은 후 같은 짝을 맞춰가는 활동으로 가장 큰 효과는 집중력과 기억력 등 인지기능 향상에 도움이 되며, 팀으로 진행할 경우 팀원 간의 협동심 유발을 이끌어 낼 수 있다.

인원: 진행자 – 1명, 보조자 – 1명, 참여자 – 2~4명

준비물: 숫자카드, 단어카드(동물, 계절 등), 그림카드(화투패, 도형, 교통수단 등), 초시계

소요시간: 20분

진행 방법

1. 진행자는 먼저 카드의 종류를 하나 고른 후 참여자에게 그에 맞는 활동의 규칙과 주의사항을 설명한다.
   진행자: "이 활동은 개인전 또는 팀전으로 진행하겠습니다. 50개의 카드를 무작위로 뒤집어 섞은 후 나열해주세요. 가위바위보를 통해 순서를 정하며 자신의 차례에 2개씩 카드를 뒤집어 같은 짝을 맞추는 활동으로 많은 카드를 가진 참여자가 이기는 활동입니다." (진행자 임의로 숫자, 그림, 단어 카드 중 선택하여 진행할 수 있다.)
2. 참여자는 진행자의 지시에 따라 그림이 보이지 않도록 뒤집어 섞는다.
3. 가위 바위 보를 하여 이긴 사람이 먼저 시작하며 순서대로 돌아간다.
4. 섞여 있는 카드를 무작위로 선택해 2개의 카드를 뒤집는다.
   ※ 개인전일 경우: 자신이 원하는 카드를 2장 뒤집는다.
   ※ 팀전일 경우: 팀원 중 참여자1이 카드를 1장 뒤집는다.
   팀원 중 참여자2는 뒤집혀 있는 카드와 동일한 카드를 찾아 뒤집는다(팀원 서로 간의 힌트를 제공할 수 없음).
5. 뒤집은 카드의 짝이 맞았을 경우 그 참여자에게 계속 기회가 제공된다.

6. 마지막에 가장 많은 카드를 가져간 참여자가 승리한다.
7. 활동이 끝난 후 기억의 어려움이 있는 참여자들의 이유가 무엇인지 서로 얘기하며, 또 카드를 많이 가진 참여자는 어떻게 잘 기억할 수 있었는지에 대하여 공유한다.

난이도 조절

- 카드의 개수를 다양하게 제공하여 난이도를 증가시킨다.
  ※ 개수: 30개, 40개, 50개 등
- 카드의 종류를 다양하게 제공하여 난이도를 조절한다.
  ※ 종류: 화투패, 숫자카드, 단어카드(동물, 계절 등), 그림카드(도형, 교통수단 등)
- 힌트의 수를 제한하여 난이도를 증가시킨다.
  ※ 힌트: 회당 3번의 힌트
  ① 진행자 찬스 – 직접적인 방법으로 정답 카드를 지목할 수 있음(팀전일 경우 참여자는 힌트를 제공받을 사람을 진행자와 팀원 중에서 선택 가능하다.)
  ② 2장 찬스 – 1장의 카드를 뒤집고 같은 짝 카드가 어떤 것 인지 고민될 때 고민이 되는 카드를 2장 뒤집을 수 있다.
  ③ 한 번 더 찬스 – 뒤집은 카드의 짝이 맞지 않을 때 한번의 기회가 생긴다.
- 카드의 짝을 맞췄을 경우 주어진 기회의 횟수를 제한할 수 있다.
  ※ 횟수: 1~3회
- 정해진 시간 안에 정렬된 카드를 보고 기억한 후 맞춘다.
  ※ 시간: 5분, 3분(단, 제한시간은 진행자 임의로 변경가능.)

  진행자: "일정한 위치에 있는 카드(숫자, 그림, 단어 등)를 5분 동안 기억한 후 맞춘다.

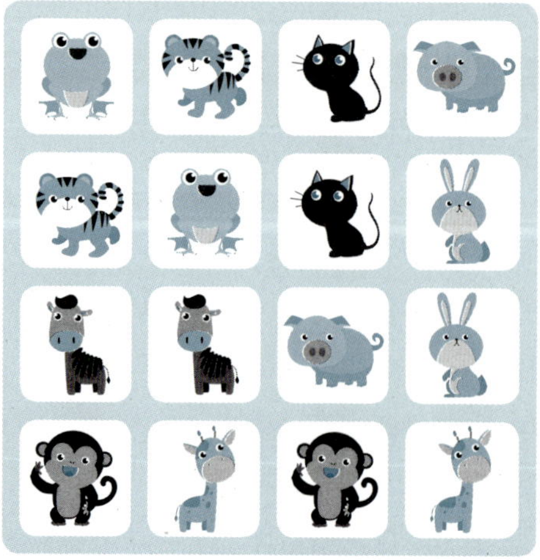

• 같은 카드(숫자, 단어, 그림 등)에 무채색과 유채색으로 준비하여 난이도를 조절한다.

예시

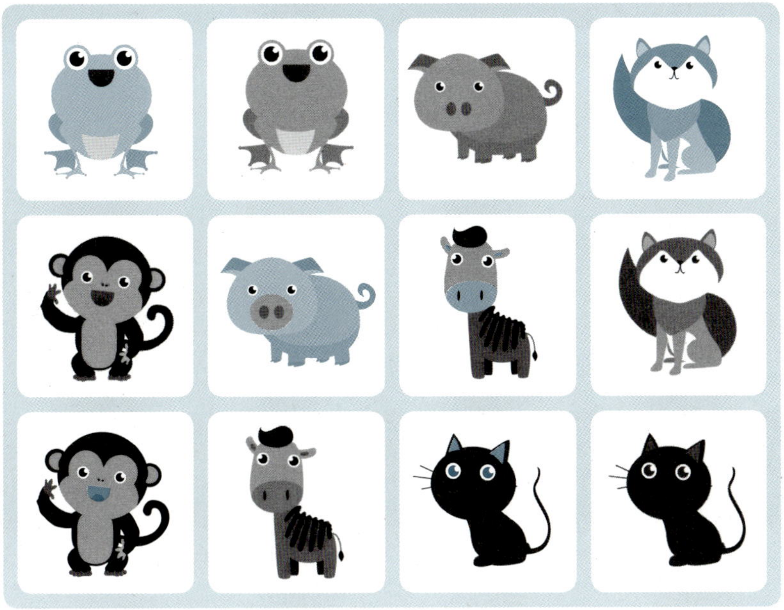

• 비슷한 색깔과 모양의 카드들로 구성하여 활동을 진행한다.

예시

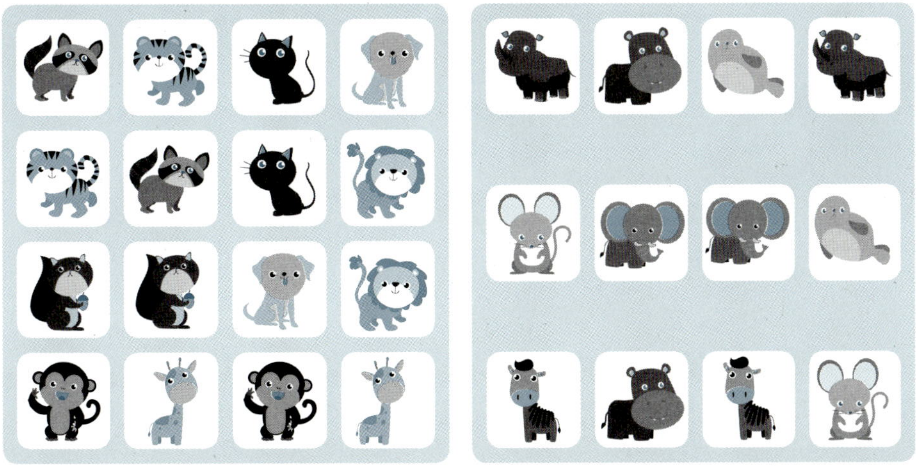

- 카드의 짝을 그림과 단어로 하여 난이도를 조절한다.

예시 토끼 = 토끼 그림 + 토끼 단어(글자)

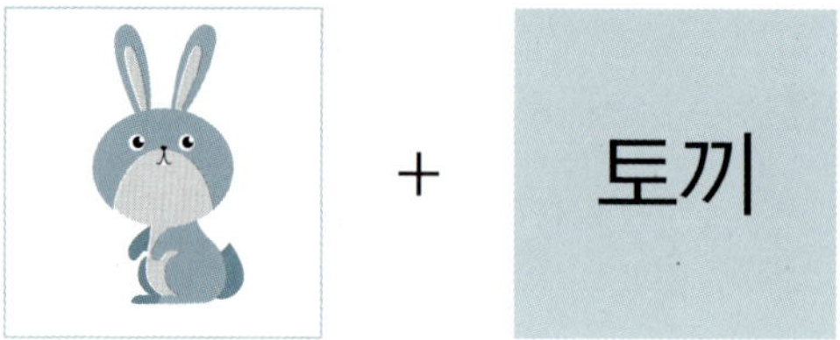

고려 사항

| 공통 |

- 진행자는 참여자의 수준에 맞게 난이도를 정하고 팀원을 나눈다.
- 인지기능 저하가 있는 참여자는 진행자가 옆에서 보조한다.
- 손기능이 저하된 참여자는 카드를 뒤집을시 보조자가 옆에서 보조한다.
- 편측무시가 있는 경우 진행자가 언어적으로 단서를 준다.

활동 사진

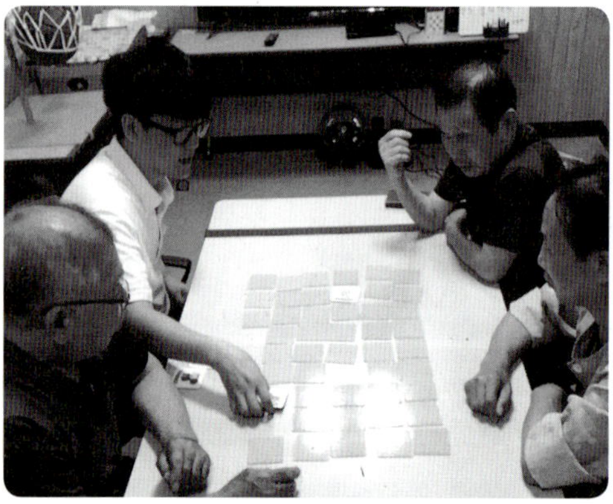

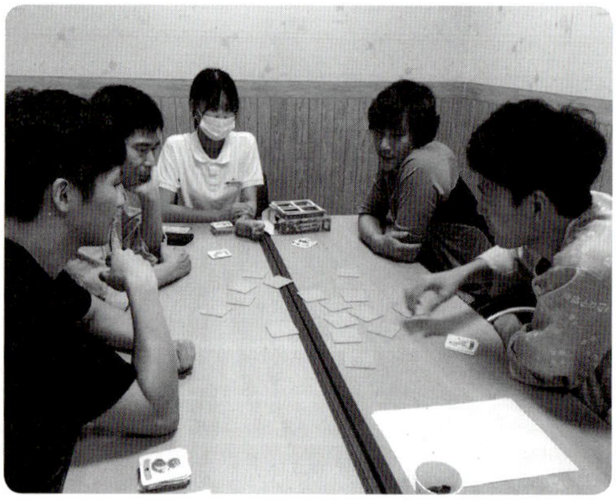

타임어택

□ 신체운동기능 증진 ☑ 인지기능 증진 □ 지각기능 증진 □ 감각기능 증진
□ 정서심리기능 증진 □ 사회관계 증진 ☑ 일상생활활동 수행 향상 ☑ 의사소통능력 증진

개요

타임어택은 간단한 규칙을 사용하여 남녀노소 쉽게 즐길 수 있는 활동으로 참여자 한명이 주제와 시간을 정하고, 설정된 시간이 종료되기 전까지 돌아가며 주제에 맞는 단어를 말하는 활동이다. 이 활동은 제한시간을 고려하여 시간 안에 문제를 해결해 나감으로써 순발력, 기억력 등 인지기능 향상에 도움을 준다.

인원: 진행자 – 1명, 참여자 – 3~5명

준비물: 초시계, 필기도구(종이, 연필, 지우개등)

소요시간: 20분

진행 방법

1. 진행자는 참여자에게 진행방법과 주의사항을 설명한다.
2. 진행자는 참여자 중 가위바위보를 하여 대표자 한 명을 선발한다.

   진행자: "참여자 중 대표자 한명을 선발하겠습니다(참여자끼리 가위바위보를 한다.) 대표자는 주제를 하나 정하고, 자신이 원하는 시간을 초시계에 맞춰주세요(대표자가 시간을 정한다.). 자신의 차례에 타이머가 울리면 그 참여자는 벌칙을 수행하게 되니 바통을 빨리 넘겨야 하겠죠? 자 이제 시작하겠습니다."
3. 대표자가 정한 시간 동안 정해진 주제 안에서 순서대로 말한다.

   예시 마트(주제): 호박 → 계산대 → 세제 → 고기 → 우유
4. 참여자들은 의도적으로 시간을 지체할 수 있으며, 대표자가 정한 시간이 되어 알람이 울리면 자신의 차례였던 사람이 걸리게 된다.
5. 참여자들은 활동 안에서 벌칙을 정하고 벌칙자는 이를 수행하게 되며, 수행 후 벌칙자는 대표자가 되어 활동이 재개된다.

   예시 벌칙: 노래하기, 참여자들의 장점 말하기, 엽기사진 찍기 등(지나친 벌칙은 진행

자가 중재한다.)

6. 활동이 끝난 후 여러 주제 중 단어를 떠오르기 가장 어려웠던 주제에 관하여 의사소통의 장을 마련하고, 그 관련 주제에 대한 단어를 각자 다시 써보는 시간을 갖도록 한다.

난이도 조절

- 대표자 외에는 정해진 시간을 알지 못하게 하여 난이도를 조절한다.
- 내 차례에 단어가 떠오르지 않을 시 '패스' 제공하여 난이도를 조절한다.

  ※ 패스: 1회(주제당)
- 주제를 다양하게 제공하여 난이도를 조절한다.

항목	목록	예시	진행 방법
기본 주제	공공장소 (병원, 마트, 지하철)	병원 = 주사기 → 의사 → 간호사 → 약 → 아령 → 에어컨 등	① 대표자 한 명을 선발하고, 대표자는 초시계에 시간을 정함 (시간은 대표자 본인만 알 수 있음) ② 대표자를 시작으로 한사람씩 돌아가며 주제에 맞는 낱말을 말함 ③ 타이머가 울릴 시 종료되며, 자신의 차례였던 참여자가 벌칙을 받게 됨
	색깔	노랑 → 파랑 → 초록 → 금색 → 은색	
	나라	대한민국 → 중국 → 베트남 → 일본	
	꽃	나팔꽃 → 장미꽃 → 안개꽃 → 국화	
초성	ㅂㅅ, ㄱㄷ, ㅇㅅ 등	ㅂㅅ= 버섯 → 복수 → 박수 → 변신 ㄱㄷ= 기대 → 고대 → 군대 → 간디 ㅇㅅ= 우산 → 아산 → 인사 → 연설	① 대표자가 초성과 시간을 정함 ② 대표자를 시작으로 참여자들은 돌아가며 단어를 말함 ③ 타이머가 울리면 종료되며, 그 차례의 참여자가 대표자가 되어 다시 진행함

고려 사항

| 공통 |

- 진행자는 참여자의 연령을 고려하여 공통된 주제를 정한다.
- 진행자는 참여자가 말한 단어가 중복되지 않게 주의한다.
- 인지기능 저하가 있는 참여자는 주제가 벗어나지 않게 진행자가 보조한다.
- 의사소통의 어려움이 있는 사람인 경우 종이에 써서 말하거나, 진행자가 옆에서 보조한다.
- 활동 마지막 어려웠던 주제에 대해 써보는 시간을 가질 때, 손기능이 저하된 참여자는 펜 홀더(pen holder)를 사용한다.

틀린 그림찾기

☐ 신체운동기능 증진 ☑ 인지기능 증진 ☑ 지각기능 증진 ☐ 감각기능 증진
☐ 정서심리기능 증진 ☐ 사회관계 증진 ☐ 일상생활활동 수행 향상 ☐ 의사소통능력 증진

개요

틀린 그림찾기 활동은 주어진 2개의 비슷한 그림을 비교하여 서로 다른 부분을 찾아내는 활동이다. 이 활동은 집중력, 주의력, 지각항상성 향상에 효과적이다.

- **인원:** 진행자 – 1명, 참여자 – 2~3명
- **준비물:** 틀린 그림찾기 과제(상·중·하), 볼펜, 초시계
- **소요시간:** 10분

진행 방법

1. 진행자는 활동 전 규칙과 주의사항을 알려준다.

   예시

   진행자: "제가 나눠주는 틀린 그림찾기 과제를 받고 2개의 비슷한 그림에서 다른 부분을 찾아주시면 됩니다. 모두 찾고 난 후 '완성'을 외쳐주세요."
2. 진행자는 참여자들에게 틀린 그림찾기 종이를 나눠준다.
3. 진행자는 그림에서 찾아야 할 틀린 부분의 수를 알려준다.
4. 참여자는 그림에서 다른 부분을 찾고 모두 찾은 참여자는 '완성'을 외친다.
5. 틀린 그림찾기를 완성한 참여자는 다른 참여자들의 틀린 그림찾기를 도와주며 함께 완성한다.
6. 활동이 끝나면 진행자는 이 활동을 하면서 어떤 부분이 찾기 어려웠는지, 정답을 빨리 찾을 수 있었던 자신만의 방법은 어떤 것이었는지 등에 대하여 공유한다.

난이도 조절

- 제한시간을 통해 난이도를 조절한다.

  ※ 한 가지 틀린 그림찾기: 5분(단, 진행자 임의로 변경 가능)

- 상·중·하로 난이도가 다른 그림으로 난이도를 조절한다.

예시

상

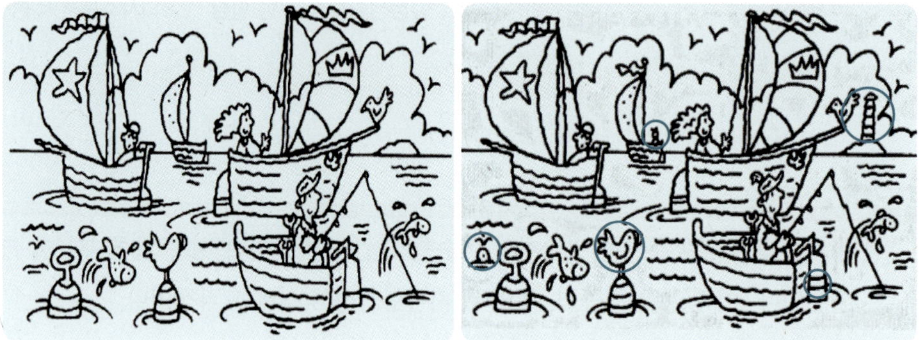

중

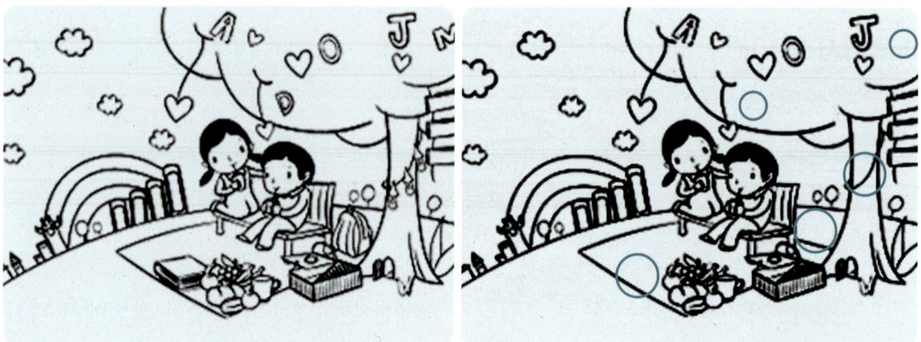

하

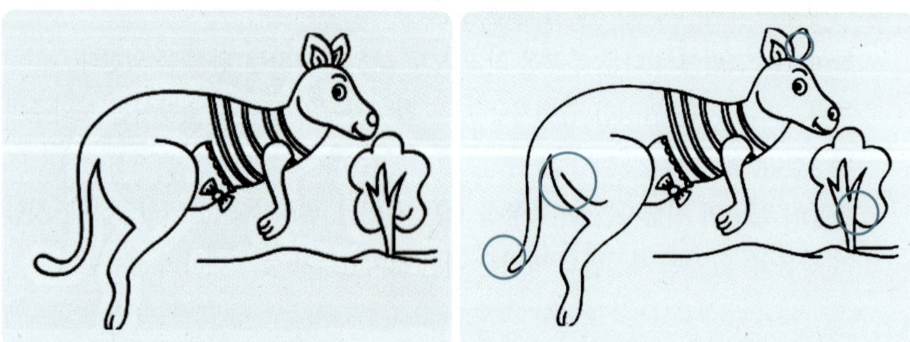

- 틀린 그림찾기를 팀전으로 진행하여 난이도를 조절한다.

예시 빨리 찾는 팀이 이기는 경우
그림 10개를 준비하고 제한시간(3분) 안에 많이 찾은 팀이 이긴다.

- 그림에서 찾아내야 할 그림 부분의 수를 통해 난이도를 조절한다.

고려 사항

| 공통 |

- 펜을 쥐기 힘든 참여자는 펜 홀더(pen holder) 보조도구를 사용한다.
- 진행자는 참여자의 수준에 맞는 난이도의 틀린 그림찾기를 제공한다.
- 인지기능이 저하된 참여자는 진행자가 언어적인 단서를 준다.

| 편측무시 참여자 |

- 편측무시가 있는 참여자는 진행자가 언어적인 단서를 제공한다.
- 편측무시가 있는 참여자는 보상적인 방법을 사용한다.

예시 그림에 빨간 선을 제시하고 빨간 선에서부터 찾도록 한다.

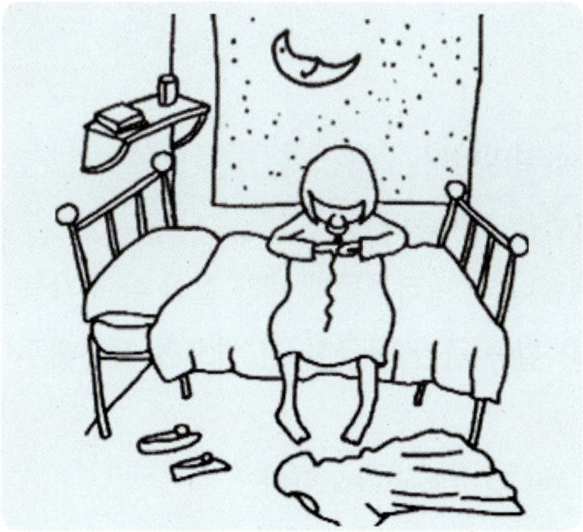

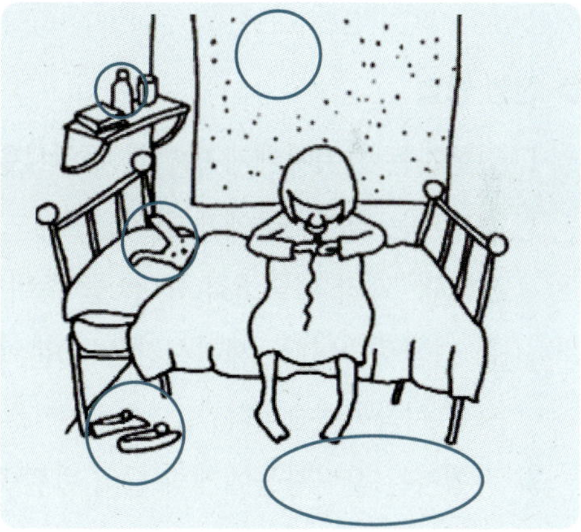

퍼즐 맞추기

☐ 신체운동기능 증진 ☑ 인지기능 증진 ☑ 지각기능 증진 ☐ 감각기능 증진
☑ 정서심리기능 증진 ☐ 사회관계 증진 ☐ 일상생활활동 수행 향상 ☐ 의사소통능력 증진

개요

퍼즐 맞추기는 다양한 모양과 크기의 퍼즐을 하나의 그림으로 완성하는 활동이다. 작은 조각을 맞추는 활동을 통해 눈과 손의 협응력을 키워주고, 퍼즐의 그림과 모양을 보고 그 퍼즐의 위치를 알아가면서 위치 공간관계를 증진시킬 수 있다.

인원: 진행자 – 1명, 보조자 – 1명, 참여자 – 4~5명

준비물: 퍼즐조각, 완성된 그림, 책상, 의자

소요시간: 30분

진행 방법

1. 진행자는 참여자에게 방법과 주의사항을 설명한다.
2. 진행자는 참여자들에게 완성된 퍼즐 그림을 보여준다.
   진행자: "제가 퍼즐조각 100pc를 준비했습니다. 여러분들과 제가 같이 이 조각들을 맞춰 나가겠습니다. 제한시간은 30분이고 활동 중간 궁금한 점 있으면 질문해주세요. 그럼 시작하겠습니다."
3. 진행자는 참여자들에게 퍼즐의 바깥쪽부터 맞추도록 유도한다.
4. 진행자는 색상이 비슷한 것끼리 맞추도록 유도한다.
5. 진행자는 15분이 지나면 활동 중간 스트레칭 시간을 마련한다.
   진행자: "여러분 지금까지 많이 맞췄습니다. 남은 시간 동안 집중하기 전에 스트레칭 실시하겠습니다. 머리, 목, 어깨, 허리 순으로 진행하겠습니다.
6. 진행자와 참여자는 30분이 경과한 후 활동을 종료한다.
7. 활동이 끝난 후 진행자는 퍼즐 맞추는 과정에서 어떤 어려움이 있었고, 보완해야 할 점과 좋았던 점을 공유한다.

난이도 조절

- 정해진 시간 안에 퍼즐을 맞춰 난이도를 조절한다.
  ※ 30분, 60분, 90분
- 퍼즐 조각들로 난이도를 조절한다.
  ※ 상: 200pc 이상, 중: 100pc~150pc, 하: 100pc 미만
- 퍼즐판과 퍼즐조각에 숫자를 적어 난이도를 조절한다.
- 퍼즐 그림으로 난이도를 조절한다.
  ※ 단순한 그림(동물, 캐릭터) → 복잡한 그림(풍경, 식물)
- 진행자가 일부 그림을 부분적 완성하여 난이도를 조절한다.
  ※ 50% 완성된 퍼즐, 30% 완성된 퍼즐, 10% 완성된 퍼즐
- 퍼즐 판 사용 여부로 난이도를 조절한다.

고려 사항

| 공통 |

- 진행자는 참여자의 인지수준을 고려하여 퍼즐을 선정한다.
- 진행자는 참여자들이 집중할 수 있는 독립된 장소를 마련한다.
- 진행자는 퍼즐조각이 없어지지 않도록 주의한다.
- 양측 상지절단 참여자의 경우 의수착용 후 활동을 진행한다.
- 손 기능이 저하된 참여자의 경우 보조자의 도움을 받아 진행한다.
- 장시간 앉아있지 못하는 참여자는 제외한다.

| 인지 · 지각능력 저하 참여자 |

- 집중력이 저하된 참여자의 경우 활동중간 적절한 휴식을 갖게 한다.
- 공간위치, 색맹으로 색 구별능력이 저하된 참여자의 경우 판과 조각에 숫자를 적어 활동을 진행한다.

활동 사진

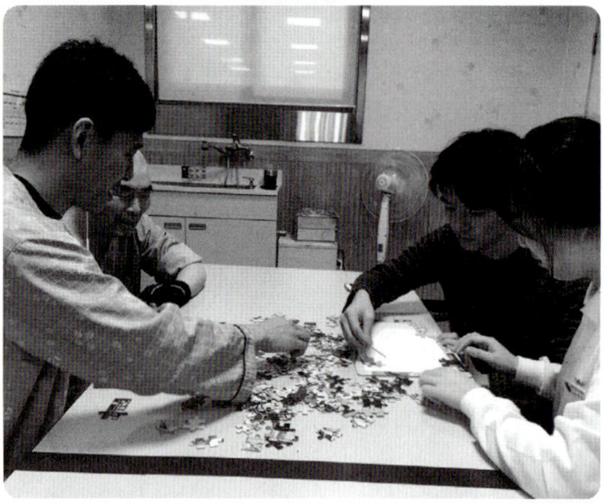

응용 활동

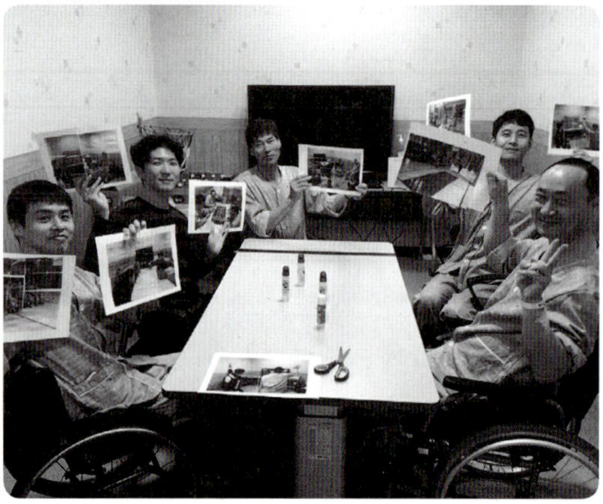

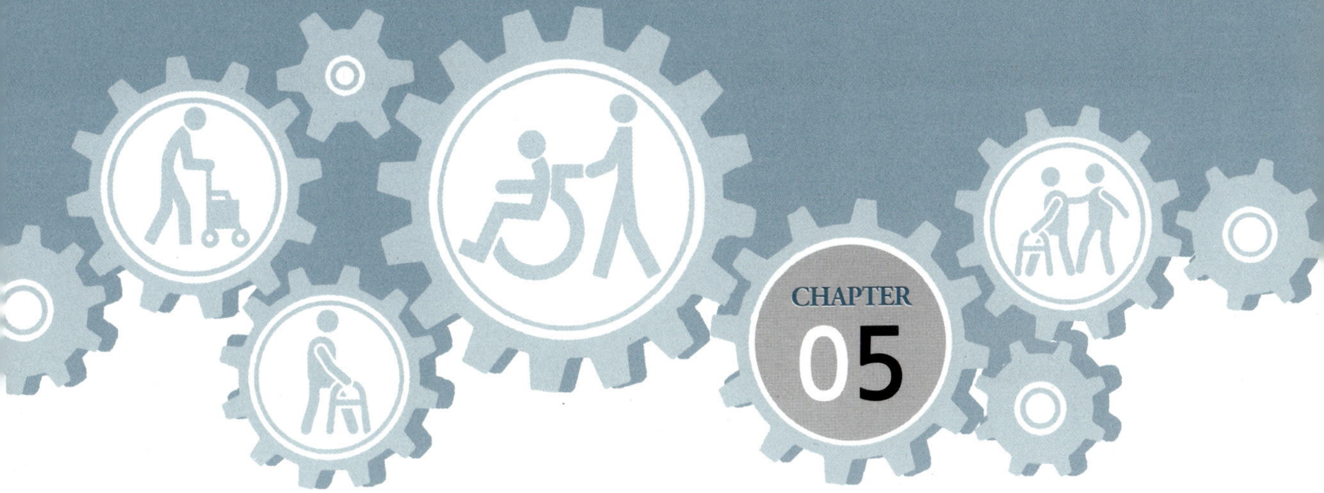

CHAPTER 05

심리정서 활동

심리정서 활동은 심리적 평안함과 정서적 안녕을 유지하기 위해 고안하였다. 명상, 목도리 만들기 등 조용하고 차분하게 진행되고 새로운 취미생활도 발견할 수 있는 기회가 된다. 그리고 다른 참여자들과 함께 소통하고 좋은 정보를 공유하는 시간을 가짐으로써 사회적 대인관계도 함께 증진시킬 수 있다.

차례

뜨개질(목도리 만들기)

☐ 신체운동기능 증진 ☐ 인지기능 증진 ☐ 지각기능 증진 ☑ 감각기능 증진
☑ 정서심리기능 증진 ☐ 사회관계 증진 ☐ 일상생활활동 수행 향상 ☐ 의사소통능력 증진

개요

뜨개질은 실이나 털실로 떠서 목도리, 장갑 등을 만드는 활동이다. 이 활동을 통하여 집중력 향상 및 정서적 안정에 도움을 주며 직접 만든 것들을 착용함으로써 자존감 향상에 도움을 준다.

인원: 진행자 – 1명, 보조자 – 1명, 참여자 – 4명~6명

준비물: 루피망고 실 1/2타래, 대바늘(25㎜), 가위

소요시간: 60분

진행 방법

1. 진행자는 실과 대바늘을 각각 책상에 준비한다.
2. 참여자들은 책상에 둥그렇게 모여 착석한 후 진행자는 목도리 만들기 활동에 대하여 설명한다.

   진행자: "오늘은 뜨개실을 이용하여 목도리를 만들어 보겠습니다. 각자 앞에 뜨개실, 바늘 등 준비물이 놓여져 있습니다. 저를 따라서 천천히 순서대로 목도리를 만들어 보도록 하겠습니다."
3. 목도리 만드는 방법

순서	내용
❶	코를 잡아준다.(여성–8코, 남성–10코)
❷	첫 코는 바로 뺀다.
❸	두 번째 코는 겉뜨기를 해준다.
❹	세 번째, 네 번째 코는 안뜨기를 해준다.
❺	다섯 번째, 여섯 번째는 겉뜨기를 해준다.
❻	4번부터 5번을 반복하고 제일 첫 번째 코는 2번으로 반복하여 뜨개질 해준다.

순서	내용
❼	적당한 길이가 완성되면 15㎝정도의 실을 남기고 가위로 실을 자른다.
❽	대바늘을 빼고 5cm정도 접어 길게 잘라둔 실로 남은 코와 연결해준다.
❾	완성된 목도리를 목에 두르고 구멍에 끼워서 고정한다.

4. 진행자는 참여자들 각자의 작품을 발표하는 시간과 누구에게 선물할지 등을 이야기 할 수 있도록 진행한다.

응용활동(단, 진행자 임의로 다양하게 적용 가능)

- 응용활동 1

예시 스킬방석 만들기

※ 준비물: 스킬자수세트(스킬바늘, 스킬실, 도안이 그려져 있는 바탕천, 돗바늘), 털실, 굵은 빗, 가위

순서	내용
❶	털실을 끼운 돗바늘로 가장자리를 감친다.
❷	실을 반으로 접어 스킬 바늘에 건다.
❸	실을 건 스킬 바늘을 바탕천의 올에 건다.
❹	열린 스킬 바늘에 두 겹의 실을 걸어 올린다.
❺	실이 걸린 바늘을 아래로 당겨 바늘이 닫히도록 한다.
❻	닫힌 스킬 바늘을 계속 아래로 당겨 뺀다(한 올의 실이 매듭지어 진다.).
❼	완성된 작품의 결을 굵은 빗으로 빗질하고, 털의 길이가 일정하도록 가위로 정리한다.

- 응용활동 2

예시 컵받침 만들기

※ 준비물: 마끈, 가위, 글루건, 투명테이프

순서	내용
❶	끈을 동일한 길이로 세 가닥으로 자른 후 끝 부분을 모아 묶는다.
❷	머리 땋듯이 세 가닥 끈을 서로 교차로 엮어나간다.
❸	다 땋고 남은 끝부분을 글루건으로 잘 붙여준다.
❹	달팽이 모양으로 돌돌 말면서 글루건으로 붙여준다.

고려 사항

| 공통 |

- 가위, 바늘 사용 시 다치지 않도록 주의한다.
- 양손 사용 참여자들을 대상으로 한다.
- 피부질환 및 화상환자들은 제외한다.

활동 사진

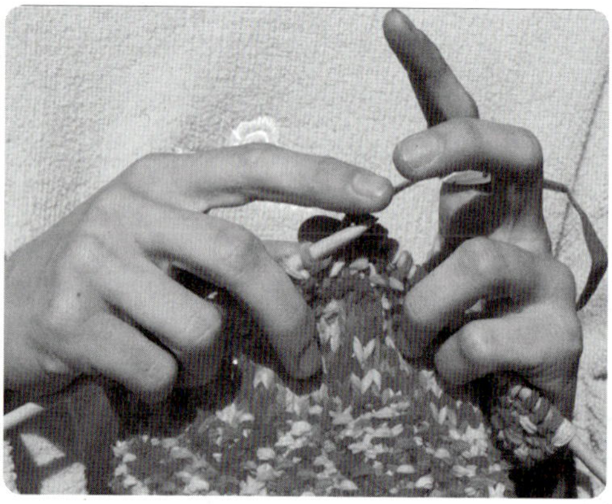
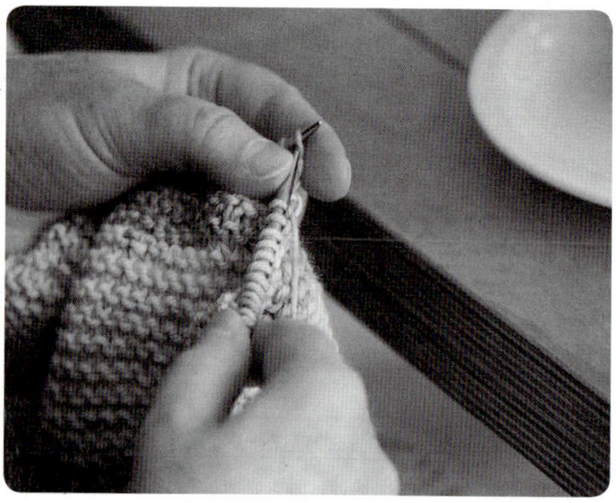

손톱 케어하기

☐ 신체운동기능 증진 ☐ 인지기능 증진 ☐ 지각기능 증진 ☑ 감각기능 증진
☑ 정서심리기능 증진 ☐ 사회관계 증진 ☑ 일상생활활동 수행 향상 ☐ 의사소통능력 증진

개요

손톱 케어하기 활동은 손톱영양제, 매니큐어 등을 이용하여 손톱을 관리하고 다양한 방식으로 바르거나 액세서리 등으로 장식하는 활동이다. 서로 함께 활동을 진행하면서 정서적 안정에 도움을 주며 일상생활활동의 한 부분인 개인위생 향상에도 도움을 준다.

인원: 진행자 – 1명, 보조자 – 1명, 참여자 – 4~6명

준비물: 손톱깎기, 손톱영양제, 신문지

소요시간: 40분

진행 방법

1. 진행자는 신문지를 깔고 준비물을 책상에 준비한다.
2. 참여자들은 미리 손을 깨끗이 씻은 후에 책상에 모여 착석한 후 진행자는 손톱 케어하기 활동에 대하여 설명한다.
   진행자: "오늘은 손톱 케어도구를 이용하여 서로의 손톱을 관리하는 시간을 가지도록 하겠습니다. 책상 위에 손톱영양제, 큐티클 리무버 등 준비물이 놓여져 있습니다. 2인 1조로 조를 짜서 마주보고 앉아 저의 설명에 따라서 활동을 시작해보도록 하겠습니다."
3. 손톱 케어하는 방법

순서	내용
❶	참여자들은 각자의 손톱을 깨끗하게 깎는다.
❷	손톱영양제를 꼼꼼하게 발라준다.

4. 진행자는 손톱 관리 전과 후의 모습을 비교하여 이야기 나누는 시간을 가지고, 일상으로 돌아가서 본인, 가족 등 친한 지인들에게 할 수 있도록 격려해준다.

응용활동(단, 진행자 임의로 다양하게 적용 가능)

- 응용활동 1

예시 네일아트 활동

※ 준비물: 매니큐어(다양한 색상을 준비할 것), 아세톤, 화장솜

순서	내용
❶	2인 1조로 조를 정하고 각자 바르고 싶은 색의 매니큐어를 정한다.
❷	참여자는 직접 우세손으로 비우세손에 매니큐어를 발라준다.
❸	다른 참여자는 같은 조원의 비우세손에 매니큐어를 발라준다.
❹	진행자는 네일아트 전과 후의 모습을 비교하여 이야기를 나누는 시간을 가지고, 일상으로 돌아가서 본인, 가족 등 친한 지인들에게 할 수 있도록 격려해준다.

- 응용활동 2

예시 손톱 꾸미기 활동

순서	내용
❶	2인 1조로 조를 정하고 각자 붙이고 싶은 네일 스티커를 정한다.
❷	참여자는 직접 우세손으로 비우세손에 스티커를 붙여준다.
❸	다른 참여자는 같은 조원의 비우세손에 티커를 붙여준다.
❹	진행자는 손톱 꾸미기 활동 전과 후의 모습을 비교하여 이야기를 나누는 시간을 가지고, 일상으로 돌아가서 본인, 가족 등 친한 지인들에게 할 수 있도록 격려해준다.

고려 사항

| 공통 |

- 손톱깎기 사용 시 다치지 않도록 주의한다.
- 양손 사용 참여자를 대상으로 한다.
- 피부질환 및 화상환자, 호흡기질환자들은 제외한다.

활동 사진

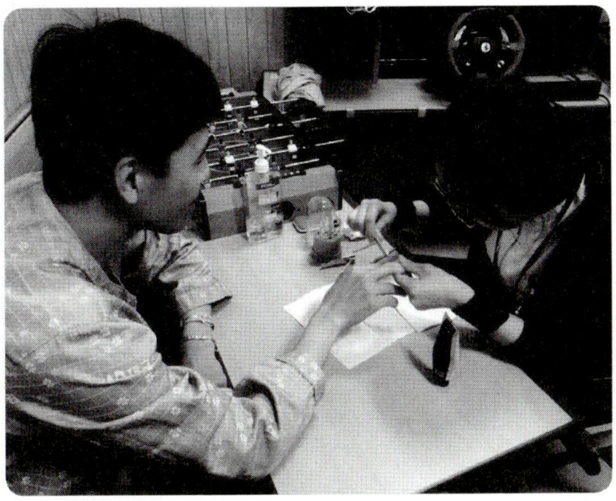

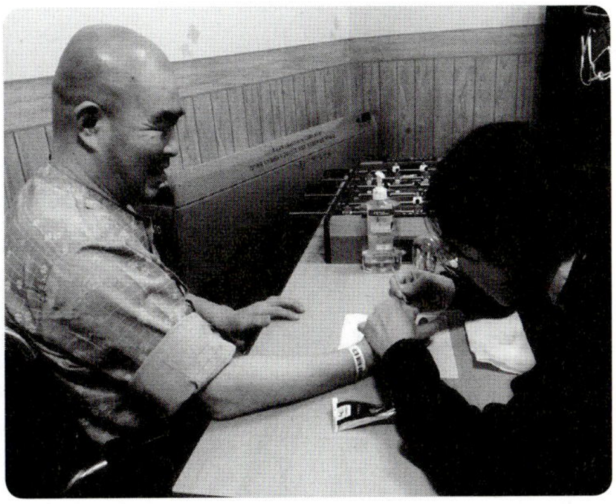

스트레스 해소 방법 공유하기

☐ 신체운동기능 증진 ☐ 인지기능 증진 ☐ 지각기능 증진 ☐ 감각기능 증진
☑ 정서심리기능 증진 ☑ 사회관계 증진 ☑ 일상생활활동 수행 향상 ☑ 의사소통능력 증진

개요

스트레스는 인간이 심리적 혹은 신체적으로 감당하기 어려운 상황에 처했을 때 느끼는 불안과 위협의 감정으로 개인마다 적합한 스트레스 해소법을 발견하고 마음을 좀 더 쉽게 다스리기 위한 대처방안이 필요하다. 이 활동은 스트레스 해소법을 공유하며 정신건강을 회복하는 데 도움을 주고 소통을 통한 사회관계 증진 및 의사소통능력까지 향상시킬 수 있다.

인원: 진행자 – 1명, 보조자 – 1명, 참여자 – 2~4명

준비물: 책상, 의자, 스트레스 설문 종이, 필기도구

소요시간: 30분

진행 방법

1. 진행자는 스트레스에 대해 설명한다.

   진행자: "안녕하세요. 오늘은 각자의 '스트레스 해소 방법'을 함께 공유해보려고 합니다. 우선 스트레스의 정의를 명확히 하자면 '인간이 심리적 혹은 신체적으로 감당하기 어려운 상황에 처했을 때 느끼는 불안과 위협의 감정'이라고 합니다. 여러분은 어떤 스트레스를 받고 있는지, 또 해결방법은 어떤 것이 있는지 공유하는 시간을 갖도록 하겠습니다."

2. 진행자는 참여자들이 어떤 스트레스를 받고 있는지 해결방법은 어떤 것이 있는지 적고 이야기를 나눌 수 있도록 유도한다.

   진행자: (종이와 필기도구를 나누어 주며) "각자 어떤 스트레스를 받고 계시는지 어떤 해결방법을 가지고 계신지 다양하게 적어 주시면 됩니다."

3. 참여자 모두 작성을 끝내면 한 명씩 발표하며 공유하도록 한다.

   진행자: "모두 작성하신 것 같으니 공유하는 시간을 갖도록 해보겠습니다. 먼저 첫 번

째 참여자부터 이야기해 볼까요?"

4. 모두 발표가 끝나면 참여자들의 스트레스와 해결방법을 종합하여 이야기해주고 참여자들에게 발표되지 않은 다양한 스트레스 해결방법들을 설명하며 스트레스 해소의 중요성을 설명한다.

   진행자: "스트레스가 심각하거나 만성이 되면 과제수행능력을 손상시킬 뿐 아니라 신체적 정신적 장애를 야기하기도 합니다. 그러므로 각자 기호에 맞는 취미생활을 개발하고, 가벼운 운동을 통해서 에너지를 발산하고, 적극적인 의사표현을 통해 감정을 드러내는 등 일상에서 스트레스를 해소할 수 있는 노력이 필요합니다."

응용 활동

- 스트레스 해소에 필요한 시간, 장소, 도구들만 있다면 방법들을 공유한 후 실천해 보도록 한다.

  예시 명상을 통한 심리적 안정 찾기, 산책을 통한 생기 찾기, 맛있는 요리하기 등의 긍정적인 요소를 떠올리면서 스트레스를 해결하는 방법도 찾아본다.

고려 사항

- 손 기능의 저하로 필기도구를 잡을 수 없는 참여자는 펜 홀더(pen holder) 보조도구를 제공하거나 보조자가 대신 적고 지워줄 수 있도록 한다.
- 언어장애가 있는 참여자는 보조자가 대신 읽고 공유할 수 있도록 한다.
- 진행자는 참여자들이 서로 마음이 상할 정도의 질문은 삼가하도록 지도한다.
- 진행자는 참여자들 모두 돌아가면서 서로 소통할 수 있는 장을 유도한다.
- 진행자는 참여자들의 격한 단어 사용을 자제시키고 다른 참여자들의 이야기에 경청하고 공감할 수 있는 자세를 유도한다.
- 우울증, 공포증 혹은 특정 사건에 대하여 트라우마가 있는 사람은 활동에서 제외한다.

- 어떤 상황에 가장 스트레스를 많이 받으시나요?
(가정, 학교, 직장, 대인관계)

- 스트레스에 어떻게 대처 하시나요?
(노래 부르기, 친구들과 이야기 나누기 등)

스트레스

- 스트레스를 해소하기 가장 좋았던 방법은 어떤 것이 있었나요? 그 이유는?

- 스트레스에 대처할 강한 정신력을 만들기 위해 어떤 노력을 하면 좋을까요?

• 가장 행복했던 경험은 어떤 것이 있었나요? 그 이유는?

• 어떤 상황에 가장 많이 웃으시는가요? 그 상황에서 함께하는 사람은 누구인가요?

스트레스

• 행복을 퍼센트(%)로 표현한다면 몇 퍼센트인가요? 그 이유는?

• 행복을 위한 노력으로 어떤 것을 하고 계신가요?(여행, 취미생활, 음악 감상 등)

우리가 찍는 사진

☐ 신체운동기능 증진 ☐ 인지기능 증진 ☐ 지각기능 증진 ☐ 감각기능 증진
☑ 정서심리기능 증진 ☑ 사회관계 증진 ☐ 일상생활활동 수행 향상 ☐ 의사소통능력 증진

개요

'우리가 찍는 사진'이라는 활동은 참여자들이 직접 야외에 나가 계절을 배경으로 찍는 사진과 참여자 서로의 행복을 담아내는 사진 등 다양한 주제를 가지고 진행 가능하며, 이를 통해 참여자들 간의 흥미 유발, 친밀감 등을 키워 사회관계 증진뿐만 아니라 정서심리에도 안정감을 갖는 등 도움을 줄 수 있다.

인원: 진행자 – 1명, 보조자 – 1~2명, 참여자 – 4~6명

준비물: 핸드폰 카메라, 삼각대, 셀카봉, 즉석카메라, 디지털카메라, 필름카메라, 필름, DSLR 등

소요시간: 30분

진행 방법

1. 진행자는 활동의 진행방법과 주의사항을 설명한다.
2. 진행자는 참여자에게 찍을 사진의 주제를 제시한다.

   진행자: "오늘은 '우리가 찍는 사진'이라는 활동을 진행하겠습니다. 오늘의 주제는 계절을 사진에 담아내기입니다. 야외에 나가 산책을 하면서 계절을 대표하는 풍경이나 사물, 꽃 등을 찍으면 됩니다. 정해진 공간 안에서 15분 동안 찍고 모여 내가 찍은 사진을 발표하는 시간을 갖도록 하겠습니다."
3. 진행자는 보조자와 같이 참여자의 안전에 유의하며 야외 해당장소로 이동한다.

   ※ 이동시 도움이 필요한 참여자는 보조자가 옆에서 보조한다.

   예시 균형능력이 저하된 참여자, 인지기능이 저하된 참여자 등
4. 참여자는 정해진 장소 안에서 주제에 맞는 사진을 찍는다.

   ※ 참여자 각 개인이 생각하는 계절이라는 주제를 담아내면 된다.

   예시 주제: ① 계절–봄(활동당시 계절에 맞게 제시)

– 벚꽃, 하늘, 벌레, 운동하는 사람 등

5. 15분 사진촬영을 마친 후 참여자는 찍은 사진 중 대표사진을 하나 고른다.
6. 참여자들은 자신이 찍은 사진을 서로 공유하고 그 사진을 찍은 이유에 대하여 설명하는 의사소통의 장을 마련한다.

응용활동

- 다양한 주제를 제공한다.

  ※ 주제:

  ① 계절: 봄, 여름, 가을, 겨울 특징 **예시** 파충류, 꽃, 하늘

  ② 병원: 병원 입구, 안내표지, 치료사, 간호사 등

  ③ 시장: 상인, 과일, 야채, 시장풍경 등

  ④ 동물원: 동물, 사육사, 관광객 등(진행자 임의로 변경 가능)

- 참여자들은 협동작품을 찍어 활동에 참여한다.

  (참여자 모두 얼굴이 나와야 하며 셀카봉 또는 삼각대를 이용해 사진을 찍는다.)

  ※ 종류: 인간피라미드, 점프샷, 계단, 손 안에 병원 올리기 등

  (참여자 수준을 고려하며, 종류는 진행자 임의로 변경 가능)

- 참여자들의 사진 콘테스트

  (참여자들은 각 개인 또는 팀으로 나누어 주제를 정하여 사진을 찍어 그 중 대표사진을 골라 전시한 뒤 참여자 외의 사람들이 스티커를 붙여 우수 사진을 선정하는 응용활동이다.)

  ※ 준비사항: 대표사진(개인 or 팀), 스티커, 전시대 등

고려 사항

| 공통 |

- 균형능력이 저하된 참여자는 안전에 항상 주의한다.
- 진행자는 참여자가 정해진 장소 안에서 활동할 수 있게 가이드한다.
- 위험한 장소는 제외한다.

  ※ 제외 장소: 공사장, 도로변 등

- 인지기능이 저하된 참여자는 보조자가 옆에서 활동에 벗어나지 않게 보조한다.

| 편마비 참여자 |

- 편마비 참여자의 경우 보조자가 옆에서 삼각대 설치를 보조한다.
- 편마비 참여자의 경우 삼각대 설치 후 비마비측을 사용한다.

| **척수손상 참여자** |

- 척수손상 참여자의 경우 휠체어로 이동할 시 진행자는 장애물을 제거한다.
- 척수손상 참여자의 경우 사진 찍을 시 보조자가 옆에서 보조한다.

활동 사진

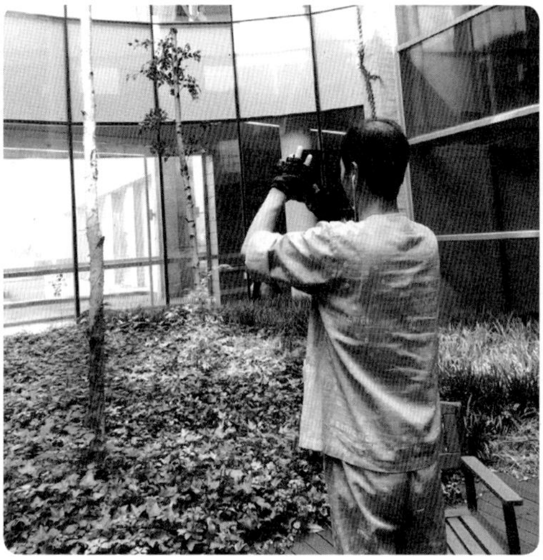

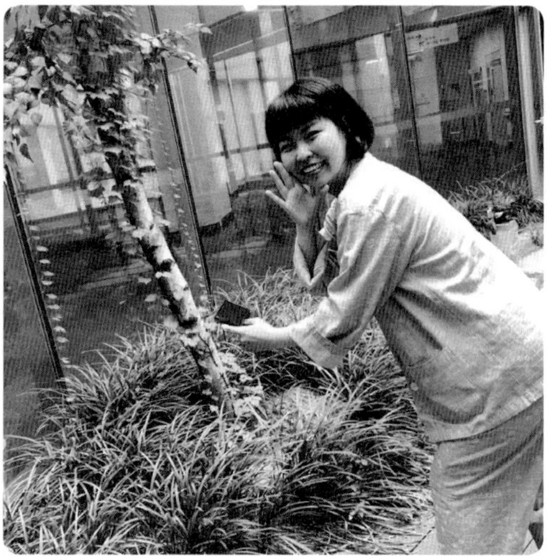

CHAPTER 06

미술 활동

미술 활동은 감정 · 경험 등의 표현이 어려운 참여자가 심리적인 어려움이나 마음의 문제를 표현하고 완화시키는 것이 목적이다. 우울감, 외상 후 스트레스 장애, 불안, 적응 등의 어려움을 겪는 참여자들에게 물감 등을 이용하여 감정을 표현하고 협동작품 · 개인작품을 만들면서 분위기 전환과 긍정적적인 사고를 갖는 데 도움이 된다.

차례

감정 표현하기

☐ 신체운동기능 증진 ☐ 인지기능 증진 ☐ 지각기능 증진 ☑ 감각기능 증진
☑ 정서심리기능 증진 ☐ 사회관계 증진 ☐ 일상생활활동 수행 향상 ☐ 의사소통능력 증진

개요

감정 표현하기는 다양한 색의 물감과 도구를 사용하여 도화지에 자유롭게 표현하는 활동이다. 이러한 미술을 활용한 방법은 말로 표현할 수 없는 다양한 것들, 무의식에 가지고 있는 것들을 표현하기 가장 쉬운 매체이며 이 활동을 통해 다양한 방법으로 감정표현을 함으로서 심리정서 안정에 도움을 준다.

인원: 진행자 – 1명, 보조자 – 1명, 참여자 – 4명

준비물: 2절지, 필기도구, 물감, 붓, 물통, 꾸미기 도구(신문지, 스펀지, 빨대, 도형도장 등), 꾸미기 재료(반짝이풀, 색종이, 한지, 스티커 등), 비닐앞치마

소요시간: 40분

진행 방법

1. 진행자는 미리 책상에 2절지를 깔아준다.
2. 참여자들은 비닐앞치마 착용하고, 책상에 둥그렇게 모여 착석한 후 진행자는 감정 표현 활동에 대하여 설명한다.
   진행자: "오늘은 물감과 다양한 도구를 이용하여 도화지에 본인들의 감정을 표현하는 활동을 진행하겠습니다. 제가 준비해둔 물감과 꾸미기 재료를 활용해서 진행하도록 하겠습니다."
3. 감정 표현하기 활동을 진행한다.

예시 자유롭게 표현하기

순서	내용
❶	참여자들은 물감과 꾸미기도구를 활용하여 활동에 참여한다. 예시) 빨대로 물감 불기, 신문지공을 만들어서 물감으로 찍어주기 등

순서	내용
❷	참여자들은 물감이 마르면 꾸미기재료를 활용하여 활동에 참여한다. 예시) 색종이를 잘라서 붙이기, 반짝이풀 붙이기 등

4. 진행자는 각자 참여자들이 어떤 감정을 표현했는지 발표하는 시간을 가질 수 있도록 하고, 전체적인 그림은 어떤 감정을 표현하고 있는지 이야기하는 시간을 통하여 서로 공감하고 감정을 공유할 수 있는 시간을 가진다.

응용활동

- 그림도안을 그린 후 진행한다(단, 진행자 임의로 도안 변경 가능).

예시 그림 도안 "나의 손"

순서	내용
❶	2절지 위에 각자의 아래팔을 올리고 팔을 따라 선을 그린다.
❷	물감과 꾸미기 도구를 활용하여 자유롭게 꾸민다.
❸	물감이 마르면 꾸미기 재료를 활용하여 자유롭게 꾸민다.
❹	진행자는 참여자들이 완성한 작품에 대하여 발표하는 시간을 가진다.

고려 사항

- 비닐앞치마 등을 활용하여 옷의 오염을 방지한다.
- 비마비측을 사용하거나 보조자의 도움을 받으며 활동에 참여한다.

활동 사진

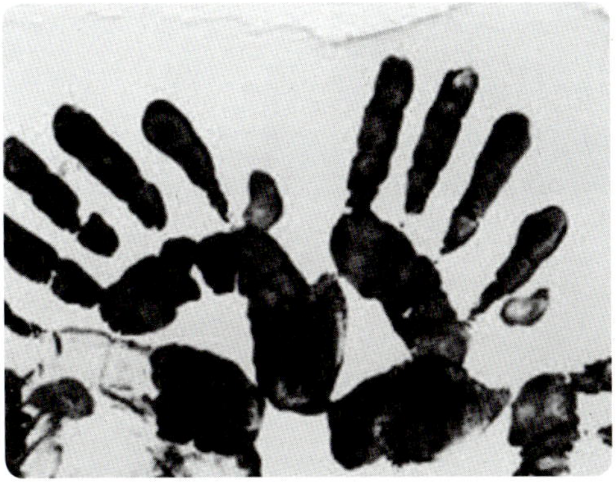

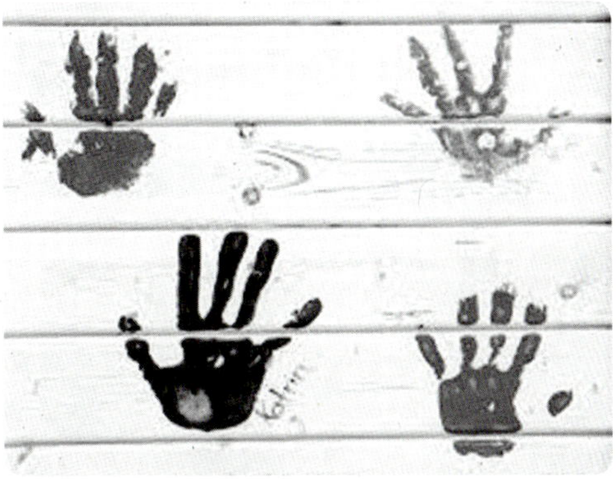

전통 등 만들기

☐ 신체운동기능 증진 ☐ 인지기능 증진 ☐ 지각기능 증진 ☑ 감각기능 증진
☑ 정서심리기능 증진 ☐ 사회관계 증진 ☐ 일상생활활동 수행 향상 ☐ 의사소통능력 증진

개요

'전통 등 만들기'는 풍선의 겉 표면에 한지 등 여러 가지 종류의 종이를 붙여 등 틀을 만든 뒤 자신만의 문양으로 장식하여 완성시키는 전통공예활동이다. 틀을 만드는 과정에서 집중력, 정서적 안정, 손의 기민성 등의 능력이 향상되며 완성된 틀을 장식하는 과정에서 자신만의 문양을 표현함으로써 자존감 증진의 효과도 얻을 수 있다.

- **인원:** 진행자 – 1명, 보조자 – 1명, 참여자 – 4명
- **준비물:** 풍선, 풀(한지전용 풀), 종이(한지), 물감, 붓, 사인펜 등 색칠도구
- **소요시간:** 2일간 30분씩

진행 방법

1. 진행자는 참여자들에게 활동의 진행방법에 대해 설명한다.

   진행자: "풍선을 불어주신 다음 풍선 위에 한지를 붙여 틀을 만들 거에요. 한지를 붙일 때는 한지전용 풀을 사용해주시면 되고 한지를 다 붙이신 다음 잘 말려주셔야 합니다. 틀이 완성되신 분은 풍선을 터트려서 제거하고 틀에 자신만의 방식으로 장식하시면 됩니다. 활동 시작하겠습니다~!"

2. 전통 등 틀 만들기

1일차

순서	내용
❶	풍선을 적당한 크기로 분다.
❷	풍선 위에 한지를 겹쳐 붙여 등의 틀을 만든다.
❸	등 밑부분에 마감 처리한 후 잘 말려준다.

2일차

순서	내용
❹	등이 마른 다음 풍선을 제거한다.
❺	색칠도구를 활용하여 자신만의 문양을 새겨 넣는다.

3. 활동이 끝난 후 진행자는 각자의 등을 비교하며 만들면서 재밌었던 점, 어려웠던 점, 어려움을 극복할 수 있었던 노하우, 새겨 넣은 문양의 숨은 의미 등에 대해 토의할 수 있는 자리를 마련하며 활동을 마무리한다.

응용 활동

- 털실 이용하여 등 만들기
- 준비물: 풍선, 풀(한지전용 풀), 털실, 붓, 사인펜 등 색칠도구

순서	내용
❶	풍선을 적당한 크기로 분다.
❷	다양한 색상의 털실에 풀을 먹인다.
❸	풀을 먹인 털실을 풍선에 감싼다.
❹	잘 말려준 뒤 풍선을 제거한다.

고려 사항

- 한지 전체에 풀을 골고루 발라 견고하게 만들도록 지도한다.
- 다양한 모양과 색상의 한지를 제공하여 참여자들의 활동을 돕는다.
- 충분히 말려진 등에 문양을 새겨넣도록 한다.
- 손기능의 저하가 있는 참여자의 경우 비마비측을 사용하거나, 보조자의 도움을 받아 활동에 참여하도록 한다.

만다라 색칠하기

☐ 신체운동기능 증진 ☑ 인지기능 증진 ☑ 지각기능 증진 ☐ 감각기능 증진
☑ 정서심리기능 증진 ☐ 사회관계 증진 ☐ 일상생활활동 수행 향상 ☐ 의사소통능력 증진

개요

'만다라'라는 말은 산스크리트어로서 '본질을 담고 있는 것'이라는 의미를 가지며 원과 사각형을 기본으로 만들어져 있다. 이 활동은 실제 심리미술치료에도 적용되고 있는 항목으로 그것을 바라보는 것만으로도 정신이 맑아지며 직접 그려봄으로서 심리적 안정을 얻을 수 있는 활동이다.

- **인원:** 진행자 – 1명, 보조자 – 1명, 참여자 – 4명
- **준비물:** 만다라 도안, 색칠도구(매직, 사인펜, 색연필 등)
- **소요시간:** 30분

진행 방법

1. 진행자는 참여자들에게 활동의 방법에 대해 설명한다.
   진행자: "제가 여러분에게 도안을 나눠드리면 원하는 도안을 선택한 후 자신만의 색으로 도안을 색칠해주시면 됩니다."
2. 진행자가 도안을 제시하면 참여자는 원하는 것을 선택한 뒤, 자신만의 색으로 도안을 색칠하여 완성시킨다. 색을 칠하는 일정한 규칙은 없으며 참여자가 원하는 색상을 사용하여 빈칸을 칠한다.
3. '만다라'가 완성되면 하단 부에 날짜와 제목을 기입한다.
4. 진행자는 참여자들에게 만다라 채색에 대한 해석을 해주고 채색의 의미와 붙인 제목의 의미 등 만다라 그림에 대해서 이야기하고 명상하는 시간을 가진다.

난이도 조절

- 만다라 도안을 통해 난이도를 조절한다.
  ※ 유아용 만다라 도안, 성인용 만다라 도안 등

- 개인 혹은 짝을 지어 활동을 수행함으로써 난이도를 조절한다.

고려 사항

- 진행자는 짝을 지어 활동을 진행할 시 참여자 모두가 적극적으로 활동에 참여할 수 있도록 유도한다.
- 손기능의 저하가 있는 참여자의 경우 비마비측을 사용하거나, 펜홀더(pen holder)를 착용한 후 활동에 참여한다.
- 인지기능의 저하가 있는 참여자의 경우 보조자의 도움을 받아 활동에 참여하도록 한다.
- 만다라 해석 시 부정적인 요소는 최소화시키고 긍정적인 요소를 주로 해석할 수 있도록 한다.

도안 예시

유아용

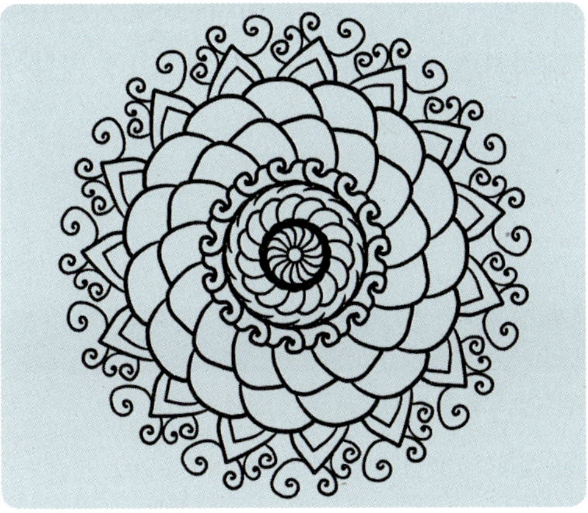

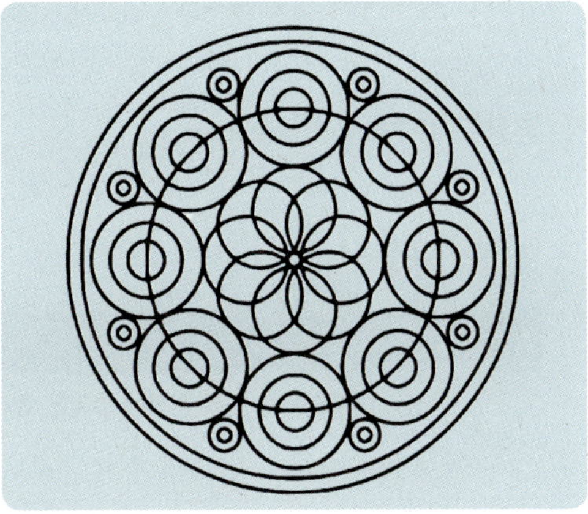

성인용

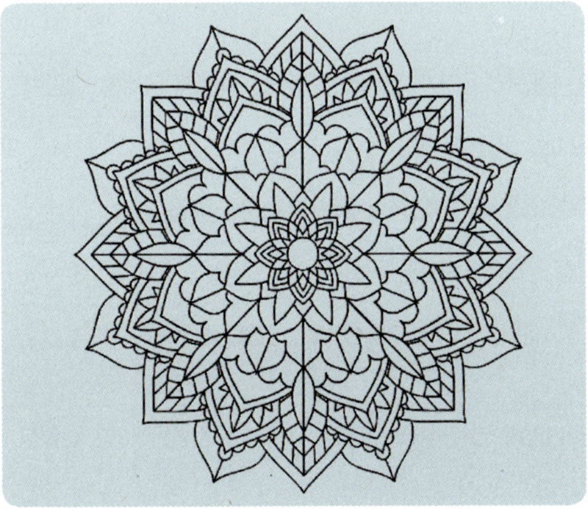

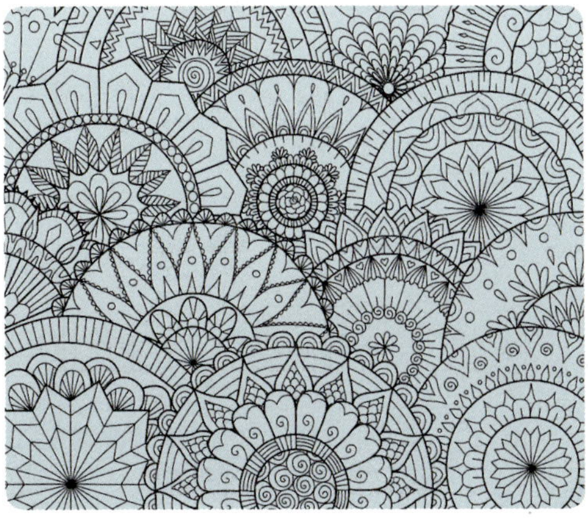

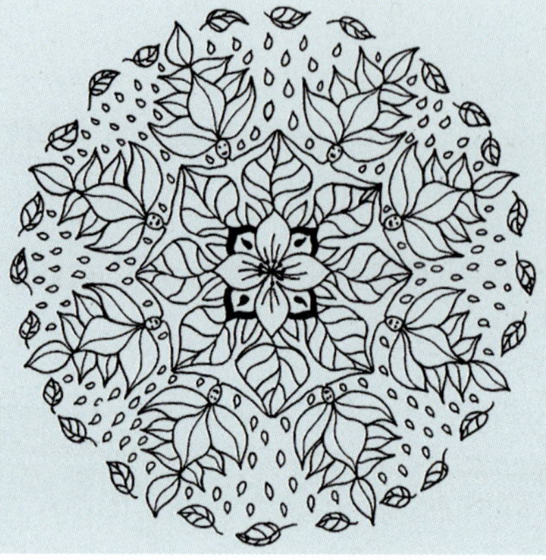

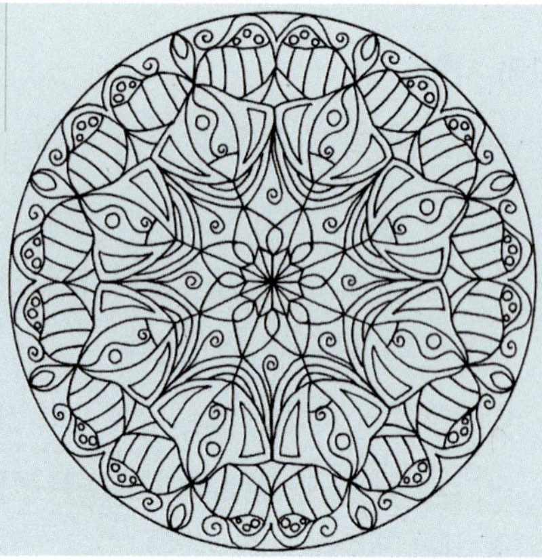

만다라 해석

'만다라'의 해석은 색, 숫자, 형태의 상징에 따라 이루어진다. '만다라'의 해석은 매우 복잡하고 참여자의 성향에 따라 상이하기 때문에 해석 결과를 일반화하기는 어렵다. 따라서 결과는 '그런 경향이 많다'라는 방향으로 해석하면 되며 해석보다는 제작과정 자체에 초점을 맞추는 것이 좋다.

※ 색의 상징

색	요소	세부 내용
흰색	긍정적인 요소	순결, 완전성, 고결함, 천진, 영적 풍요로움, 지혜, 신뢰성, 진실함, 여성성
	부정적인 요소	완전주의, 추상적 경향, 차가움, 심리적 압박감, 정열, 화 등 감정이 감추어짐
노란색	긍정적인 요소	빛, 태양, 기쁨, 자유에 대한 욕구, 정신적 역동성, 명랑함, 깨달음, 자신이 있는 행복함
	부정적인 요소	질투, 자기과대평가, 협소함에 대한 불안, 피상적, 염세적, 회의적 교활함, 소심함, 비겁함
주황색	긍정적인 요소	에너지, 낙천주의, 생의 욕구, 활동적, 용기, 자기 확신, 독립적, 사교적 섬세함, 생명력
	부정적인 요소	권세욕, 자기과시, 경망함, 알코올 오용, 거만함
분홍색	긍정적인 요소	즐길 수 있는 능력, 낭만, 우아, 애정, 자제력, 헌신, 자기망각, 부드러움
	부정적인 요소	보호욕구, 억제, 경쟁심의 상실, 감상적, 허망함
빨간색	긍정적인 요소	사랑, 감각, 열정, 자기신뢰, 힘, 권위, 지구력, 자립심, 삶의 기쁨, 생의 욕구, 획득, 생명력, 강한 의지
	부정적인 요소	본능, 분노, 미움, 자기연민, 자기만족, 급한 성격, 무례함, 지배적, 오만함, 격렬함, 잔인함

색	요소	세부 내용
파란색	긍정적인 요소	고요, 평화, 이완, 안전, 충실, 성실, 섬세함, 원만함, 온유함, 침착함, 순진함, 소박함, 창의력이 풍부함
	부정적인 요소	권태, 무력감, 공허, 야망을 품고 있는, 불성실함, 의심이 많은, 정서적으로 불안정함, 냉담함
남색	긍정적인 요소	신뢰, 현실적 이상주의, 꿈이 있는, 직관력 있는 제3의 눈
	부정적인 요소	겁을 내는, 편협한, 아량이 없는, 비판적, 어두운 면만을 보는, 우울한
초록색	긍정적인 요소	균형, 성정 희망, 저항력, 생명, 자연, 의지, 치유, 완쾌, 새로운 시작, 일치성, 적응력이 있는, 관대함, 겸손함
	부정적인 요소	거짓, 욕심, 권력, 판별력 부족, 소유욕, 질투심이 많은, 분할력이 없는, 무모함, 인색함, 잔인함, 무자비함
보라색	긍정적인 요소	신비주의, 영성, 초자아, 변화, 대립의 극복, 개별성, 강한 정서, 창의력, 상상력, 친절한, 정신력, 영적 지도자, 자기희생, 순수한 이성주의자
	부정적인 요소	우울증, 고통, 포기, 전향, 노이로제, 내적 긴장, 오만함, 불성실함, 속물적, 광신적
회색	긍정적인 요소	참회, 지혜
	부정적인 요소	우울증, 무기력, 무관심, 무감각, 억제, 미결정
갈색	긍정적인 요소	어머니인 대지와 관련, 보호하고 영양분을 주는 역할과 과제, 검소, 고난의 시기를 극복
	부정적인 요소	가난, 대변, 죄인, 억압
검은색	긍정적인 요소	정복 불능, 개혁, 복구, 가치, 회귀
	부정적인 요소	권태, 강요, 압박, 희망상실, 고독, 죽음, 파괴, 죄, 슬픔, 상실, 공포, 위협, 희미함, 우울증

활동 사진

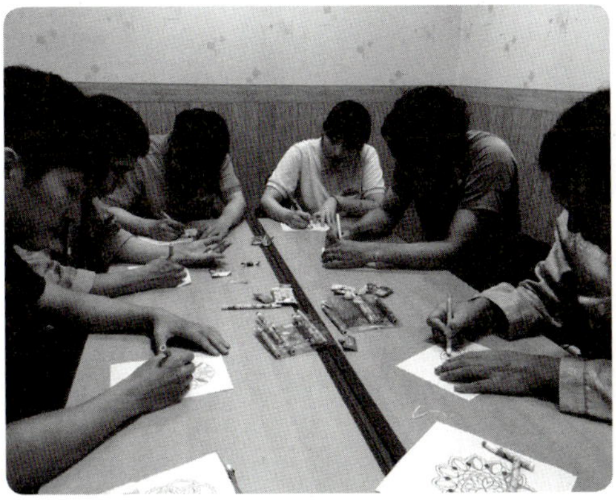

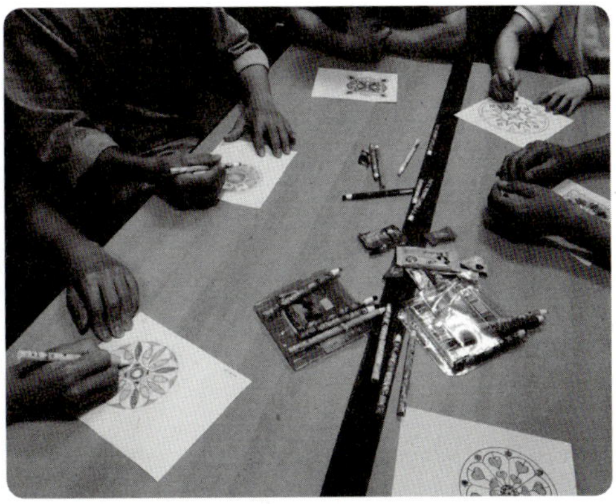

모자이크

☑ 신체운동기능 증진 ☑ 인지기능 증진 ☐ 지각기능 증진 ☐ 감각기능 증진
☑ 정서심리기능 증진 ☐ 사회관계 증진 ☐ 일상생활활동 수행 향상 ☐ 의사소통능력 증진

개요

모자이크는 여러 가지 색깔의 종이, 유리, 금속, 타일 등을 조각조각 붙여서 무늬를 만들거나 그림을 그리는 회화기법의 미술 활동이다. 종이를 찢고 자르고 붙이며 그림을 완성해 나가는 과정을 통해 소동작 운동을 증진시켜주고 집중력, 정서적 안정감과 성취감 등 다양한 효과를 기대할 수 있다.

- **인원:** 진행자 – 1명, 보조자 – 1명, 참여자 – 2~6명
- **준비물:** 책상, 의자, 도화지(A4 & B4), 밑그림, 색연필, 색종이, 가위, 풀, 테이프, 꾸미기 재료(한지, 반짝이 가루, 실, 꽃 등)
- **소요시간:** 60분

진행 방법

1. 진행자는 모자이크 활동에 대해 설명한다.
   ※ 참여자가 2~3명인 경우,
   진행자: "안녕하세요. 오늘은 '모자이크'라는 활동을 해보려고 합니다. 각자 개성 있는 그림을 그려보고 다양한 아이템을 통해 색칠을 하면서 꾸며보도록 해요!"
   ※ 참여자가 4명 이상인 경우, 두 명씩 조를 나누어 2개의 그림을 완성하거나, 참여자 모두가 하나의 그림을 그려 함께 색칠하고 꾸밀 수 있도록 설명한다.
2. 진행자는 참여자들에게 도화지와 색연필을 나누어 주며 무엇을 그릴 지 이야기를 나눈다.
   진행자: (도화지와 색연필을 나누어 주며) "인물, 풍경, 사물 등 어떤 것이든 좋으니 원하는 그림을 그려보세요."
   예시 3.1절에는 태극기를, 한글날에는 '그룹작업치료'라는 문구로 진행하여 기념일에 대한 의미를 되새기는 활동

3. 진행자는 참여자들이 그림을 완성했는지 확인하며 색종이와 반짝이 가루, 가위, 풀, 테이프 등 색칠 도구와 꾸미기 재료들을 준비한다.
4. 각자 원하는 색깔의 색종이와 반짝이 가루 등 다양한 꾸미기 재료를 이용하여 작품을 완성한다.
   ① 그림을 준비하고 그 위에 붙일 색종이를 찢는다.
   ② 색종이를 붙일 부분에 풀칠하고 색종이 조각을 붙인다.
   ③ 다양한 아이템을 덧붙인다(반짝이 가루, 꽃, 실, 큐빅 등).
5. 참여자들 모두 작품을 완성하면 한 명씩 작품 제목과 작품에 대한 설명을 하며 추억을 공유하도록 한다.

응용 활동

- 자연 풍경 혹은 인물 그리기(공원, 전신 인물화, 근접 인물화)
  애니메이션 캐릭터 그리기(강아지 캐릭터, 고양이 캐릭터)
  단순한 사물 혹은 과일 1개 그리기(컵, 포도, 사과)
- 한지, 셀로판지, 실, 꽃 등 여러 종류의 아이템들을 사용하게 한다.

고려 사항

- 가위 사용 중 참여자들이 손을 다치지 않도록 주의 및 교육시킨다.
- 책상에 놓아둔 도화지가 의도치 않게 움직여 활동에 방해되지 않도록 테두리를 테이프로 고정시켜 준다.
- 참여자가 자율적인 그림 그리기를 어려워한다면 보조자가 옆에서 밑그림을 추천해 준다.
- 참여자가 독립적으로 종이를 자르거나 찢는 활동이 어렵다면 보조자 혹은 같은 조의 참여자가 대신 준비하고 붙이는 과정을 함께하도록 한다.
- 독립적으로 색연필을 잡기 힘든 참여자는 펜 홀더(pen holder)를 사용하도록 한다.

활동 사진

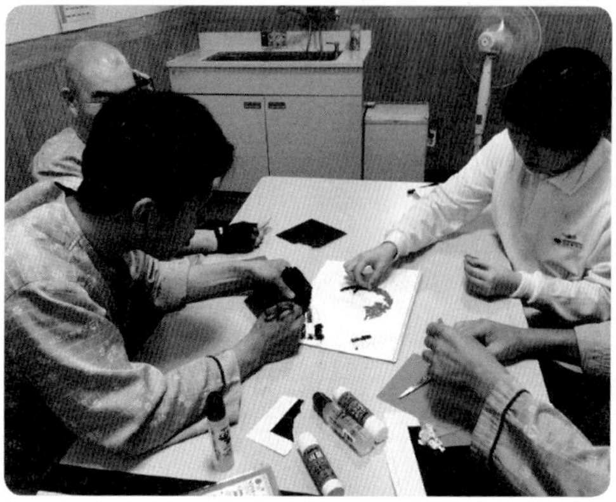

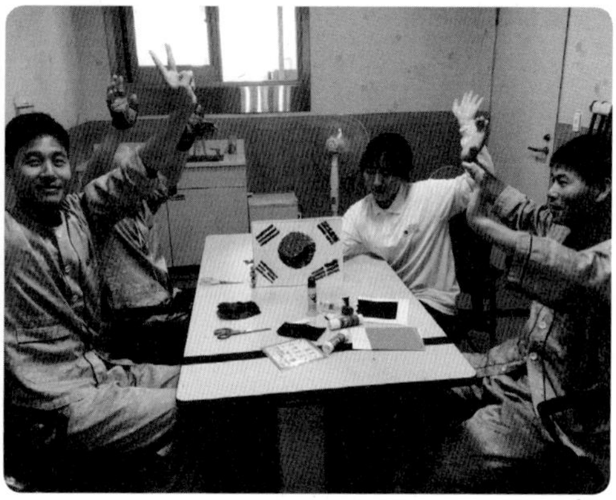

서로 그려주기

☑ 신체운동기능 증진 ☐ 인지기능 증진 ☐ 지각기능 증진 ☐ 감각기능 증진
☐ 정서심리기능 증진 ☑ 사회관계 증진 ☐ 일상생활활동 수행 향상 ☑ 의사소통능력 증진

개요

서로 그려주기는 상대방의 얼굴을 자신만의 방식으로 다양하게 표현하는 활동이다. 그림 그리는 활동을 통해 소동작 운동 증진 효과와 서로 그려준 그림으로 발표하는 시간을 가져 의사소통 및 사회성 증진에 도움을 준다.

- **인원:** 진행자 – 1명, 보조자 – 1명, 참여자 – 3~5명
- **준비물:** 스케치북, 필기도구, 책상, 의자, 4절지
- **소요시간:** 30분

진행 방법

1. 진행자는 참여자에게 방법과 주의사항을 설명한다.
2. 진행자는 참여자들에게 상대방의 모습을 그리도록 제안한다.

   진행자: "여러분은 자신의 모습이 아닌 상대방의 모습을 그려보는 활동을 진행해보도록 하겠습니다. 각자 개인의 스케치북에 상대방의 모습을 자유롭게 그려주세요. 활동이 모두 끝난 뒤 본인이 그린 그림을 발표하는 시간을 갖도록 하겠습니다. 자 그럼 시작하겠습니다."
3. 진행자는 스케치북과 필기도구를 나눠준다.

순서	내용
❶	연필을 이용해 상대방 이미지를 스케치한다.
❷	볼펜이나 사인펜으로 스케치한 부분을 따라 그린다.
❸	색연필로 그린 그림을 색칠한다.
❹	완성된 그림을 가위로 오려 4절지 위에 풀로 붙인다.

4. 진행자는 활동이 끝난 후 참여자들 서로 그린 그림을 공유하고 닮았는지, 더 추가로 그려야 할 부분이 있는지 등을 나눈다. 또한, 그림들을 전시하여 다양한 사람과 공유할 수 있는 기회를 마련한다.

응용활동

예시 1 OHP 필름 사용하여 서로 그려주기

※ 준비물: OHP 필름, 글라스데코, 테이프, 얼굴사진

순서	내용
❶	상대방 사진을 바닥에 놓고 테이프로 고정시킨다.
❷	그 위에 OHP 필름을 덮어 손으로 고정한다.
❸	글라스데코를 이용해 사진을 따라 그린다.
❹	OHP 필름 위 글라스데코가 다 마르도록 환기가 잘 되는 곳에 비치한다.

예시 2 서로 돌아가며 그려주기

※ 준비물: 스케치북, 필기도구, 책상, 의자, 8절지

1. 진행자는 참여자에게 방법과 주의사항을 설명한다.
2. 진행자는 돌아가며 참여자 한 명의 얼굴을 그리도록 한다.

   진행자: "8절지 위에 각자의 이름들이 있습니다. 해당 참여자의 얼굴을 나눠서 그리는 활동을 하도록 하겠습니다. 각자 그리고 싶은 부위를 섬세하게 그려주시기 바랍니다.
3. 진행자는 8절지 위에 참여자들이 적절하게 그림을 그릴 수 있도록 진행한다.

고려 사항

| 공통 |

- 진행자는 완성된 그림들로 인하여 참여자들이 감정이 상하지 않도록 중재한다.
- 진행자는 참여자들이 집중할 수 있는 장소를 마련한다.
- 진행자는 참여자들에게 흥미를 유발하고, 특징을 찾지 못하는 참여자를 보조해 도움을 준다.

| 편마비 참여자 |

- 마비측 손기능이 저하되는 경우, 비마비측 손을 사용해 활동을 진행하도록 한다.
- 손 기능이 저하된 참여자의 경우 보조자의 도움을 받아 진행한다.

| 절단 참여자 |

- 양측 상지절단 참여자의 경우 의수착용 후 보조자의 도움을 받아 활동을 진행한다.

활동 사진

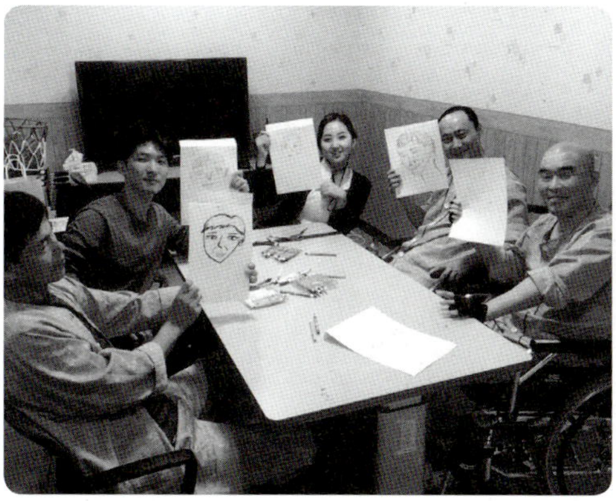

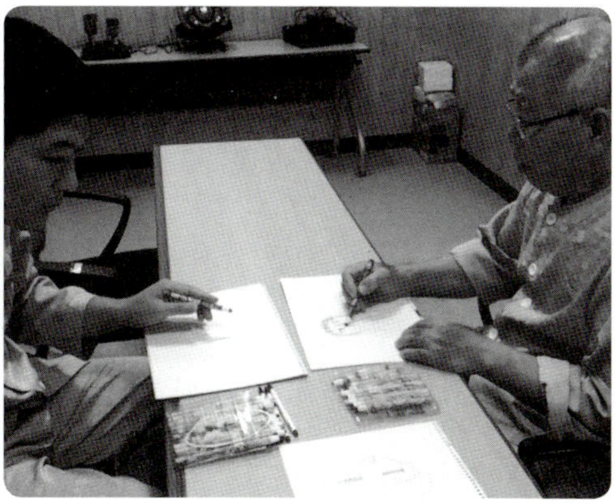

오늘은 내가 조각가!

☐ 신체운동기능 증진 ☐ 인지기능 증진 ☐ 지각기능 증진 ☑ 감각기능 증진
☑ 정서심리기능 증진 ☐ 사회관계 증진 ☐ 일상생활활동 수행 향상 ☐ 의사소통능력 증진

개요

손 석고본 뜨기는 석고붕대를 이용하여 다양한 손 모양을 본뜨고 그 위에 채색하여 각자 개성 있는 작품을 만드는 활동이다. 이 활동을 통하여 감각자극 및 집중력 향상에 도움을 주며 작품을 완성함으로써 자존감 향상에 도움을 준다.

인원: 진행자 – 1명, 보조자 – 1명, 참여자 – 4명

준비물: 석고붕대, 물, 물통, 아크릴물감, 붓, 비닐, 비닐장갑, 비닐앞치마, 신문지, 찰흙, 석고가루, 단단한 상자(또는 틀), 꾸미기재료(조개껍데기, 나뭇잎 등)

소요시간: 2일 동안 50분씩

진행 방법

1. 진행자는 미리 책상에 신문지와 비닐을 깔아준다.
2. 참여자들이 책상에 둥그렇게 모여 착석한 후 진행자는 손 본뜨기 활동에 대하여 설명한다.

   진행자: "오늘은 석고붕대를 이용하여 각자 원하는 모양의 손 모양 본뜨기를 하겠습니다. 서로서로 손에 석고붕대를 올려주어 본을 뜬 다음 물감으로 색을 칠하여 완성하도록 하겠습니다. 우선, 본을 뜰 손에 비닐장갑을 착용하세요(참여자들은 비닐장갑을 착용한다.). 제가 미리 준비한 석고붕대를 미지근한 물에 담궜다가 빼내어 하나씩 올려주세요. 석고붕대 조각들이 잘 접합될 수 있도록 물로 문질러 주세요."
3. 석고 손 본뜨기 활동을 진행한다.

예시

순서	내용
❶	참여자들은 본을 뜰 손에 서로 석고붕대를 올려준다. (물로 문질러서 석고붕대 조각이 잘 접합되도록 한다.)
❷	석고붕대가 거의 다 굳어 갈 때 살며시 손에서 분리한다. (석고붕대가 다 굳은 상태에서 분리할 시 깨질 위험이 있다.)
❸	하루 동안 건조시킨다.
❹	건조된 석고본에 연필로 밑그림을 그리고 아크릴 물감으로 개인의 취향에 맞게 색을 칠한다.

4. 진행자는 참여자들의 각자의 작품을 발표하는 시간을 마련한다.

응용활동

- 주제를 정하고 작품을 완성한다.(단, 진행자 임의로 주제 변경 가능)

※ 준비물: 찰흙, 석고가루, 상자, 꾸미기 재료(조개껍데기, 장난감 등)

예시 주제는 “바다 속 화석”

순서	내용
❶	참여자들은 단단한 상자에 찰흙을 깔아준다.
❷	꾸미기 재료(조개껍데기, 장난감 물고기 등)를 사용하여 찰흙위에 찍어준다.
❸	석고가루와 물을 1:1로 섞어서 석고반죽을 만들어 준다.
❹	석고반죽을 상자에 부어준다. 하루 동안 석고반죽을 굳힌다. 다 굳은 석고반죽과 찰흙을 분리한다. 참여자는 다 함께 만든 작품에 대하여 이야기를 나누는 소통의 장을 마련한다.

고려 사항

| 공통 |

- 손 본뜨기 활동 시 화상에 주의한다.
- 석고반죽이 기포가 생기지 않게 주의한다.
- 석고반죽을 상자 안으로 붓기 전에 굳지 않도록 주의한다.
- 피부질환, 개방성 상처 등이 있는 참여자는 제외한다.

| 편마비 참여자 |

- 비마비측을 사용하여 활동에 참여한다.
- 참여자들 사이에서 우울감을 갖지 않도록 격려한다.

클레이아트

☑ 신체운동기능 증진 ☐ 인지기능 증진 ☐ 지각기능 증진 ☐ 감각기능 증진
☑ 정서심리기능 증진 ☐ 사회관계 증진 ☐ 일상생활활동 수행 향상 ☐ 의사소통능력 증진

개요

클레이아트는 점토공예의 한 분야로 다양한 종류의 클레이 색을 배합하여 주무르거나 두드리고, 굴리고, 구멍 내고, 도구나 틀을 이용하여 조형물을 만들면서 소동작 운동을 발달시킬 수 있으며 창의력, 상상력, 표현력을 향상시킬 수 있다.

인원: 진행자 – 1명, 보조자 – 1명, 참여자 – 2~6명

준비물: 책상, 의자, 하드보드지, 테이프, 클레이, 이쑤시개, 조각용 도구(공예용 가위, 칼, 틀, 밀대 등), 꾸미기 재료(액자, 시계 등)

소요시간: 60분

진행 방법

1. 진행자는 클레이아트 활동에 대해 설명한다.

   진행자: "안녕하세요. 오늘은 '클레이아트'라는 활동을 해보려고 합니다. 주제를 정해 상상하던 것을 클레이로 만들어 표현해보도록 해요!"

2. 진행자는 참여자들이 작품을 구상할 수 있도록 이야기를 나눈다.

   진행자: "인물, 사물 등 어떤 것이든 좋으니 원하는 작품을 만들어보는 것도 좋고 본인이 가져온 액자나 시계를 클레이로 꾸며보는 것도 좋습니다."

   ※ 추석이나 설날에는 맛있는 음식들을, 삼일절에는 태극기를 만드는 것으로 진행하여 기념일에 대한 의미를 되새기는 것도 좋다.

3. 참여자들이 무엇을 만들지 정해지면 진행자가 하드보드지, 클레이, 조각용 도구를 나누어 주고 작품을 만들도록 한다.

   진행자: (하드보드지와 클레이, 조각용 도구들을 나누어 주며) "다들 생각하셨던 것을 클레이를 이용해 하드보드지 위에 표현해보도록 합시다."

예시 강아지 만들기

순서	사진	세부내용	비고
❶	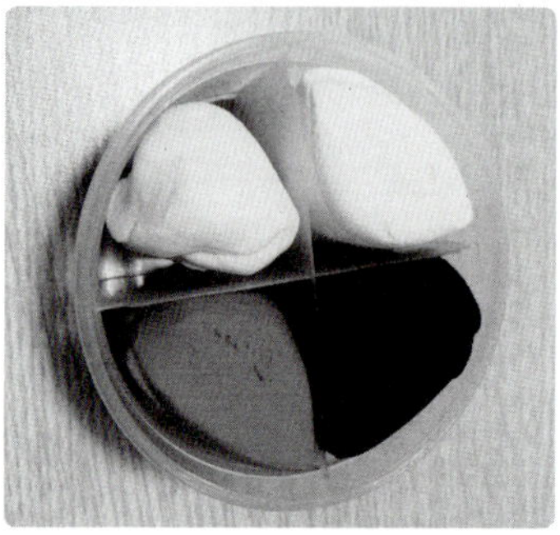	클레이 재료를 필요한 색깔별로 준비한다.	
❷	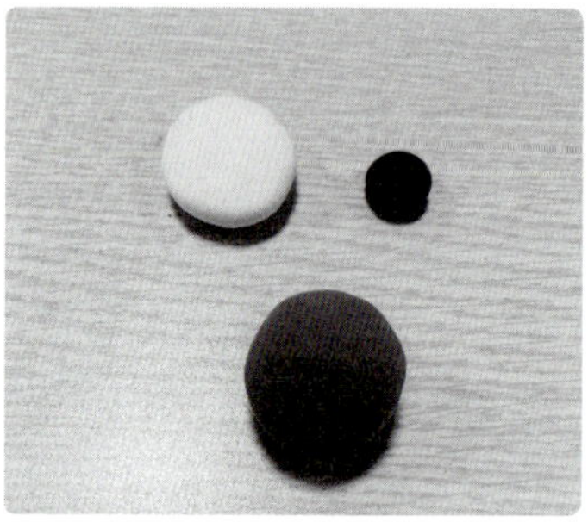	클레이를 혼합해 원하는 색상을 만든다.	
❸	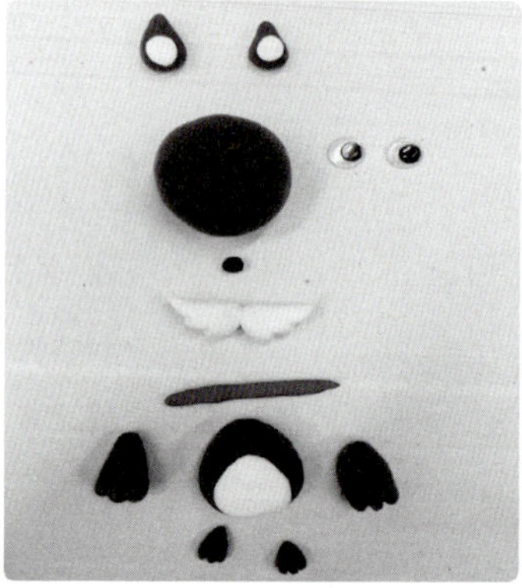	색깔별로 몸통과 머리, 수염 등 손으로 다듬어 부분별로 만든다.	
❸	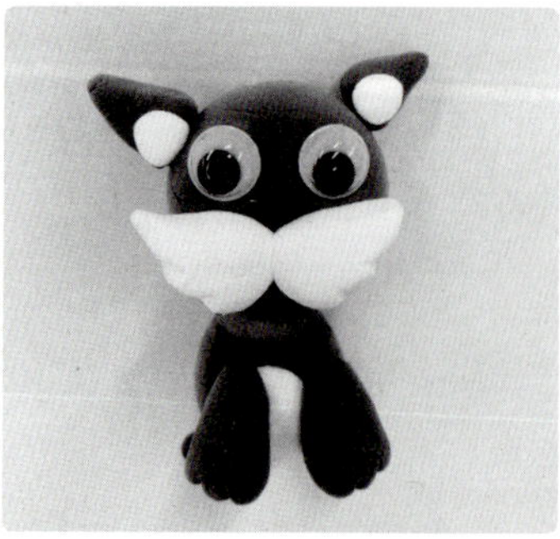	만들어놓은 부분들을 합쳐 붙인다. (이쑤시개로 뼈대를 형성하여 더욱 견고하게 만들 수 있다.)	

4. 각자 원하는 색깔의 클레이와 다양한 꾸미기 재료를 이용하여 작품을 완성한다.
5. 참여자들 모두 작품을 완성하면 한 명씩 작품 제목과 작품에 대한 설명을 하며 표현력을 키우고 추억을 공유하도록 한다.

고려 사항

- 손에 개방성 상처나 피부질환이 있는 참여자는 활동에서 제외하도록 한다.
- 책상에 놓아둔 하드보드지가 움직여 활동에 방해가 되지 않도록 테이프로 고정시켜 준다.
- 참여자가 자율적인 주제 선정을 어려워한다면 보조자가 옆에서 추천해 준다.

활동 사진

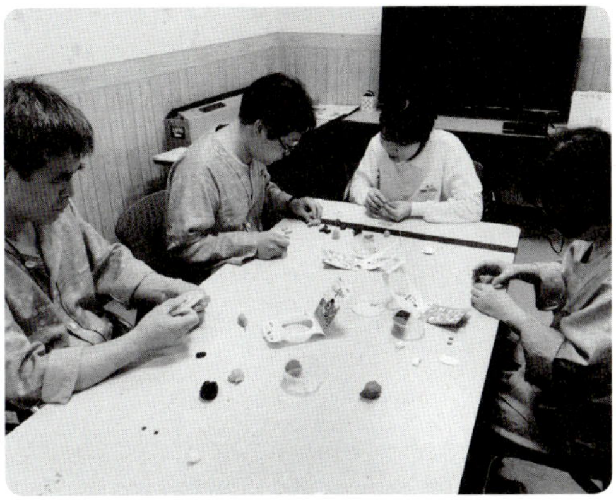

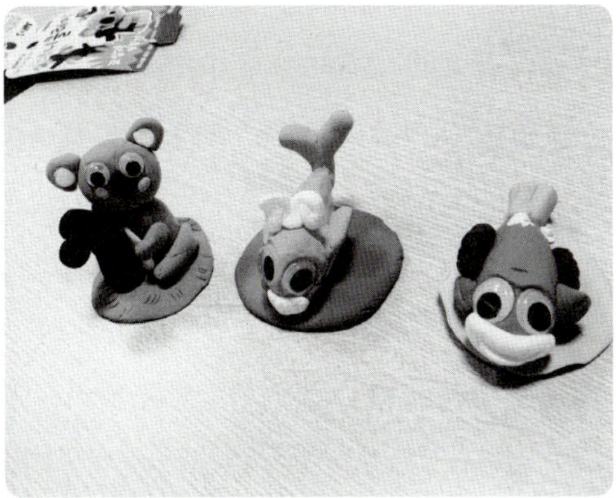

풍경화 그리기

☐ 신체운동기능 증진 ☐ 인지기능 증진 ☑ 지각기능 증진 ☐ 감각기능 증진
☑ 정서심리기능 증진 ☐ 사회관계 증진 ☐ 일상생활활동 수행 향상 ☐ 의사소통능력 증진

개요

풍경화 그리기 활동은 자연 풍경이나 도시의 환경 등 집, 병원 밖 또는 자신이 가보고 싶었던 곳의 사진을 보고 그림으로 그리는 미술활동이다. 자연이나 여러 물체들의 사진을 눈으로 보고 그림으로 표현해 봄으로써 시지각 능력 향상 및 정서안정에도 도움이 된다.

- **인원:** 진행자 – 1명, 보조자 – 1명, 참여자 – 3~4명
- **준비물:** 풍경화 사진, A4 용지, 도화지, 4B 연필, 붓, 색채물감, 파레트, 물통, 파스텔
- **소요시간:** 60분

진행 방법

1. 진행자는 활동 전 진행방법을 알려준다.
   진행자: "제가 보여드리는 풍경의 사진을 3~4등분하여 참여자분들에게 나누어 드리겠습니다. 각자 받은 사진의 부분을 자신의 도화지에 그려 완성한 뒤 각자의 그림을 합쳐 하나의 그림으로 완성해 보도록 하겠습니다. 먼저, 연필로 밑그림을 그려주시고 다 그리시면 물감으로 색칠해 주시면 됩니다."
2. 진행자와 참여자에게 풍경의 사진을 n등분하여 나누어준다.
3. 진행자는 참여자들에게 도화지를 나누어준다.
4. 참여자들은 풍경의 각자 맡은 부분을 도화지에 그리고 완성 후 다양한 채색도구를 가지고 채색한다.

예시

순서	내용
❶	연필을 사용하여 주어진 사진의 밑그림을 그린다.
❷	완성된 밑그림에 참여자가 원하는 도구로 채색한다.

5. 부분의 그림이 완성되면 참여자들은 각자 그린 부분의 그림을 합쳐서 하나의 그림으로 완성시킨다.
6. 그림이 완성되면 그림을 그리면서 느껴졌던 감정이나 생각들에 대해, 자신이 완성한 작품에 대해 이야기하는 의사소통 시간을 가진다.
7. 모든 활동이 끝나면 자신이 그린 그림을 액자에 담아 가족이나 친구, 동료에게 선물하거나 완성된 그림을 모아 치료실 벽에 전시하여 성취감이나 만족감 등 더 큰 의미 부여가 될 수 있도록 한다.

응용 활동

- 하나의 풍경 – 참여자 함께 그리기

순서	내용
❶	풍경 사진 한 가지를 정한 뒤 큰 종이에 참여자들이 함께 그림을 그린다.
❷	완성된 밑그림을 참여자들이 원하는 도구로 채색한다.

고려 사항

| 공통 |

- 도구 사용 시 어려움이 있는 참여자가 있을 시 보조자가 도움을 준다.
- 도화지를 고정하기 힘든 참여자들은 테이프로 도화지를 고정시킨다.
- 손기능의 저하가 있는 참여자의 경우 펜 홀더(pen holder)를 착용한다.

활동 사진

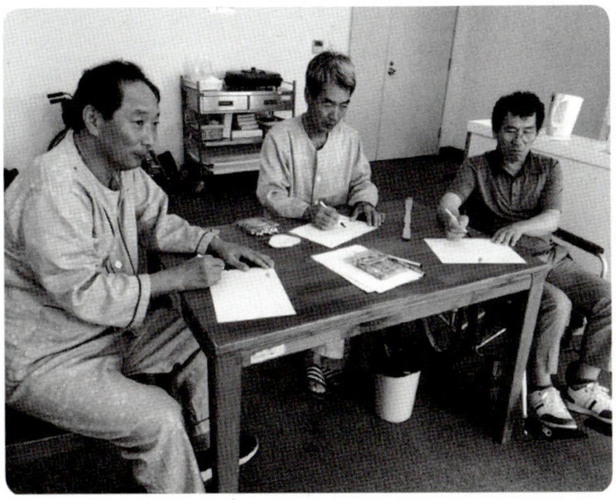
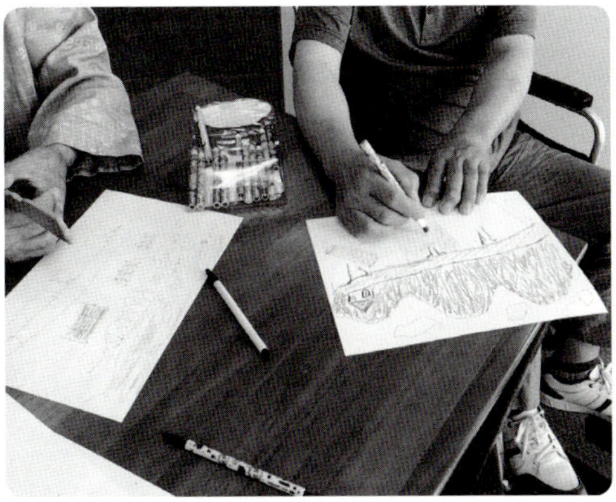

CHAPTER 07

음악 활동

음악 활동은 기타, 북 등 다양한 악기를 다같이 연주하며 노래를 배우고 부르는 활동이다. 연주가 쉬운 악기부터 어려운 악기까지 다양한 악기를 선택하여 연주할 수 있고 함께 한곡을 완성해 나가면서 성취감을 느낄 수 있다. 또한 악기를 연주하고 노래를 같이 부름으로써 정서적으로 안정을 받고 스트레스 해소에도 도움이 된다.

차례

노래 부르기(중창 & 합창)

☐ 신체운동기능 증진 ☐ 인지기능 증진 ☐ 지각기능 증진 ☐ 감각기능 증진
☑ 정서심리기능 증진 ☑ 사회관계 증진 ☐ 일상생활활동 수행 향상 ☐ 의사소통능력 증진

개요

'노래 부르기' 활동은 다양한 참여자들이 한데 어우러져 합창곡을 부르는 활동이다. 낯선 사람들과 화음을 맞추는 과정에서 유대감 형성 등 사회적 관계 증진에 도움이 되며 노래를 부르는 동안에 심리적·정서적 안정에도 도움이 된다. 또한 완성된 합창곡을 들으며 성취감, 자신감을 증진시킬 수 있으며 대중 앞에서 공연을 하는 등 취미로도 발전시킬 수 있는 활동이다.

인원: 진행자 – 1명, 참여자 – 4~20명

준비물: 악보, 반주악기

소요시간: 300분 이상

진행 방법

1. 진행자는 참여자들과 중창 & 합창곡을 선정한다.
2. 진행자는 참여자들에게 각자 파트를 나누어 배정한다.
3. 참여자들은 각자 배정받은 파트를 연습한다.
4. 개인연습, 단체연습을 반복하여 합창곡을 완성한다.
5. 진행자는 활동이 끝난 후 참여자들과 어떤 점이 어려웠고 그런 점을 어떻게 극복했는지, 또 좋았던 점은 무엇인지 서로 이야기하는 시간을 가진다.

응용활동

| 돌림노래 부르기 |

- 병원 환우들을 위해 중창 & 합창곡을 연습하여 공연한다.

| 노래 이어부르기 |

- 참여자들끼리 각자 파트를 나누고 차례대로 이어 부른다.

▶ 고려 사항

| 공통 |

- 진행자는 동요, 돌림 노래 등 누구나 쉽게 참여가능한 곡을 선정하여 모든 참여자가 거부감 없이 동참할 수 있도록 한다.
- 참여자들이 경험이 없을 시 난이도가 낮은 곡을 선정하여 참여자들이 좌절하는 것을 방지한다.

▶ 참고 악보

아리랑

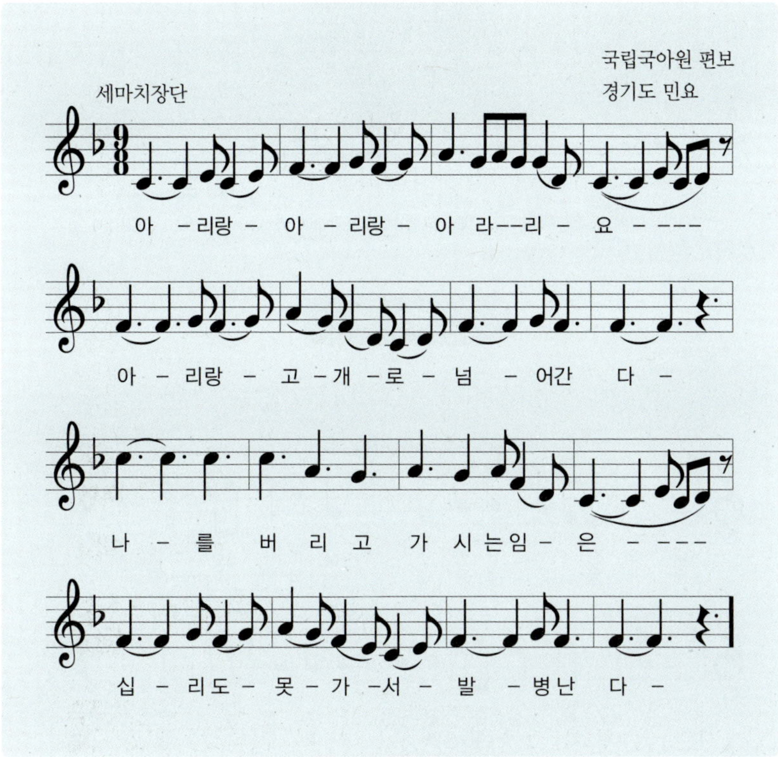
국립국아원 편보
세마치장단
경기도 민요
아 -리랑 - 아 - 리랑 - 아 라--리 - 요 ----
아 - 리랑 - 고 -개 -로 - 넘 - 어간 다 -
나 - 를 버 리 고 가 시 는임 - 은 ----
십 - 리도 - 못 - 가 -서 - 발 -병난 다 -

에델바이스

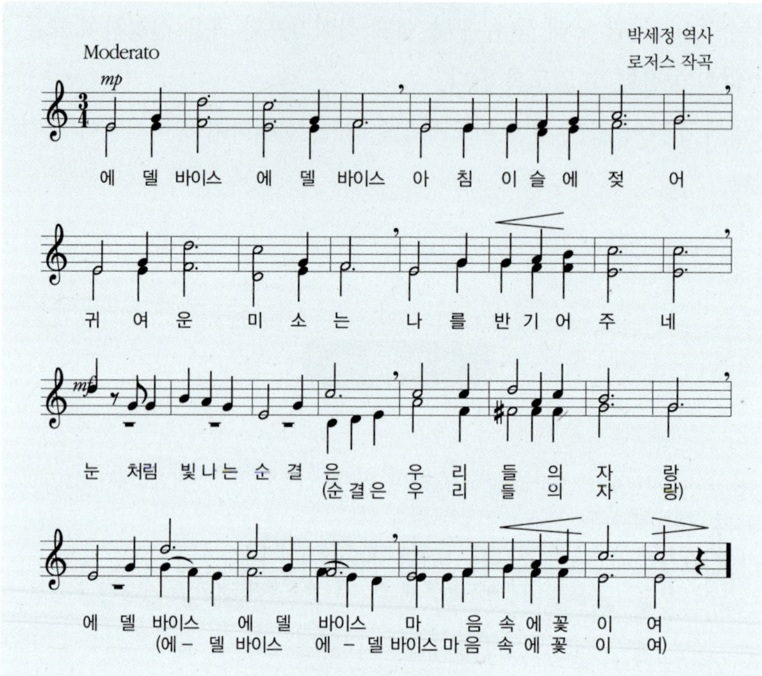
박세정 역사
로저스 작곡
Moderato
mp
에 델 바이스 에 델 바이스 아 침 이 슬 에 젖 어
귀 여 운 미 소 는 나 를 반 기 어 주 네
mp
눈 처럼 빛 나 는 순 결 은 우 리 들 의 자 랑
(순 결 은 우 리 들 의 자 랑)
에 델 바이스 에 델 바이스 마 음 속 에 꽃 이 여
(에 – 델 바이스 에 – 델 바이스 마 음 속 에 꽃 이 여)

고향의 봄

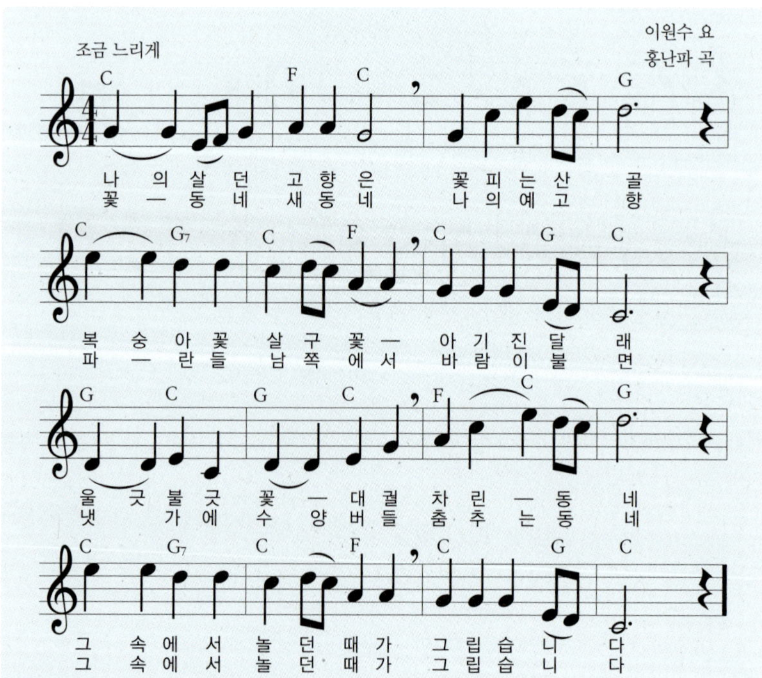
이원수 요
홍난파 곡
조금 느리게
나 의 살 던 고 향 은 꽃 피 는 산 골
꽃 — 동 네 새 동 네 나 의 예 고 향
복 숭 아 꽃 살 구 꽃 — 아 기 진 달 래
파 — 란 들 남 쪽 에 서 바 람 이 불 면
울 긋 불 긋 꽃 — 대 궐 차 린 — 동 네
냇 가 에 수 양 버 들 춤 추 는 동 네
그 속 에 서 놀 던 때 가 그 립 습 니 다
그 속 에 서 놀 던 때 가 그 립 습 니 다

즐거운 나의집

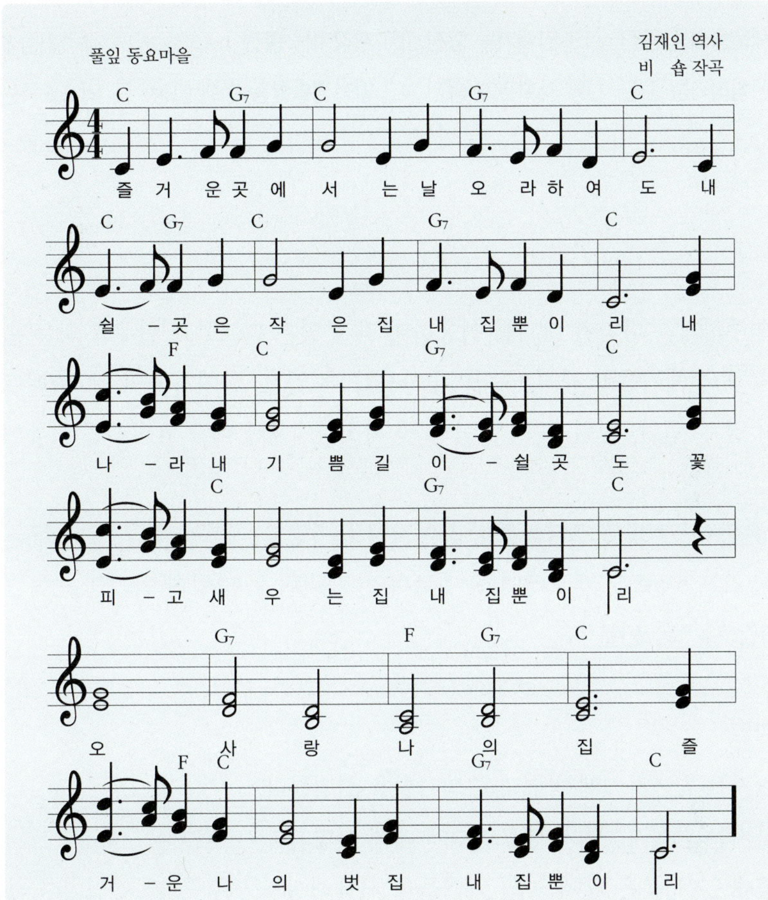
풀잎 동요마을
김재인 역사
비 숍 작곡
즐 거 운 곳 에 서 는 날 오 라 하 여 도 내
쉴 - 곳 은 작 은 집 내 집 뿐 이 리 내
나 - 라 내 기 쁨 길 이 - 쉴 곳 도 꽃
피 - 고 새 우 는 집 내 집 뿐 이 리
오 사 랑 나 의 집 즐
거 - 운 나 의 벗 집 내 집 뿐 이 리

활동 사진

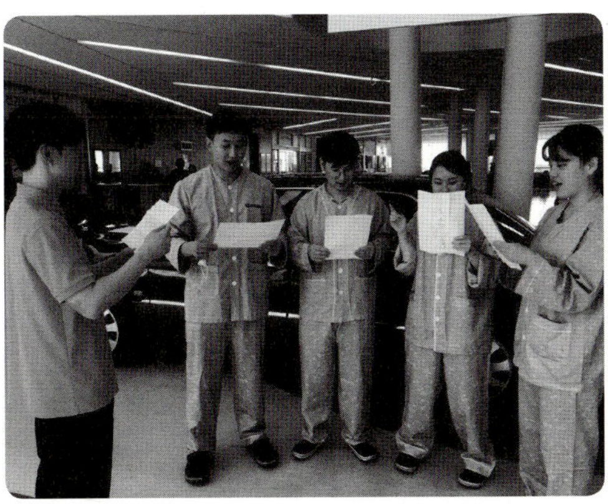

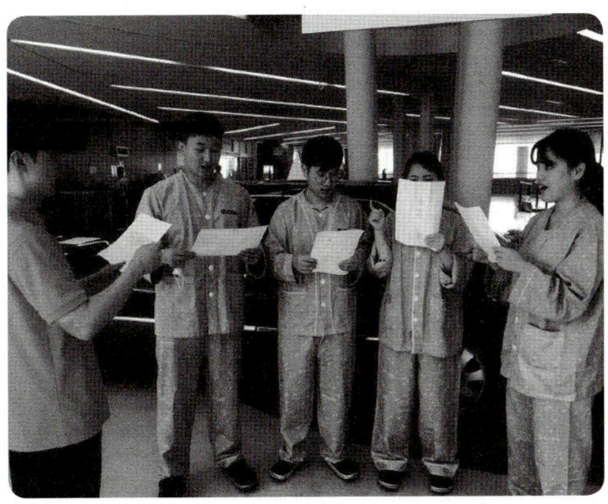

밴드 연주

☐ 신체운동기능 증진 ☐ 인지기능 증진 ☐ 지각기능 증진 ☐ 감각기능 증진
☑ 정서심리기능 증진 ☑ 사회관계 증진 ☐ 일상생활활동 수행 향상 ☐ 의사소통능력 증진

개요

밴드 연주하기는 다양한 악기를 이용하여 각자 맡은 파트들로 합주를 하는 활동이다. 활동을 통해 신체기능과 감각기능을 증진시킬 수 있고, 참여자들의 악기연주로 협동심을 이끌어 낼 수 있다. 퇴원 후 정서 함양 및 사회관계 활동에도 효과적인 활동이다.

인원: 진행자 – 1명, 보조자 – 3명, 참여자 – 4~5명

준비물: 악보, 리코더, 캐스터넷츠, 멜로디언, 탬버린 등 다양한 악기

소요시간: 주 5회 30분

진행 방법

1. 진행자는 참여자에게 방법과 주의사항을 설명한다.
2. 진행자는 참여자들에게 밴드연주에 대해 설명한다.
   진행자: "여러분은 앞에 놓인 악기들을 사용해 밴드연주를 할 것입니다. 오늘은 자신 혼자 연주를 하는 것이 아닌 옆에 참여자들과 같이 소통하며 합주를 할 예정입니다. 처음은 보조자들과 같이 따로 악기를 연습해보는 시간을 갖고 숙달되면 그때부터 같이 맞춰보도록 하겠습니다. 활동 중간 궁금한 점이 있으면 질문해 주세요.
3. 진행자는 준비된 악기와 악보를 참여자들에게 나눠준다.
4. 진행자는 참여자들과 보조자들이 악기를 연습할 시간을 준다.(20분)
5. 20분 뒤 참여자들은 다 같이 악기를 맞춰보는 시간을 갖는다.(10분)
6. 진행자는 매일 30분씩 활동을 진행한 후 가족이나 지인들이 자리해 합주를 보여줄 공간을 마련한다.
7. 진행자는 활동이 끝난 후 보완해야할 점과 좋았던 점을 참여자들과 의사소통할 시간을 마련한다.

▶ 응용활동

- 참여자들 중 연주할 수 있는 악기가 있다면 다양한 악기를 사용한다.

예시

※ 건반악기: 피아노, 멜로디언, 기타, 트럼펫 등

타악기: 장구, 북, 징, 꽹과리, 드럼, 트라이앵글, 탬버린, 캐스터넷츠 등

관악기: 리코더, 트럼펫, 하모니카 등

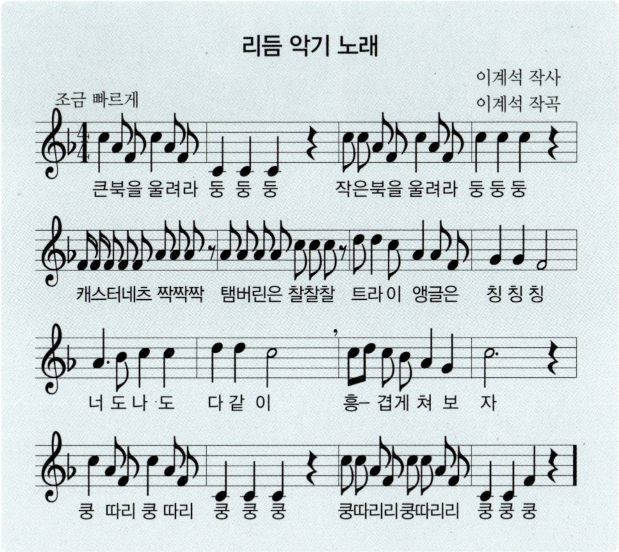
리듬 악기 노래
이계석 작사
이계석 작곡
조금 빠르게
큰북을 울려라 둥 둥 둥 작은북을 울려라 둥 둥 둥
캐스터네츠 짝짝짝 탬버린은 찰찰찰 트라 이 앵글은 칭 칭 칭
너 도 나 도 다 같 이 흥– 겹게 쳐 보 자
쿵 따리 쿵 따리 쿵 쿵 쿵 쿵따리리쿵따리리 쿵 쿵 쿵

▶ 고려 사항

| 공통 |

- 진행자는 악기들로 인한 안전상의 문제에 주의한다.
- 진행자는 참여자들이 집중할 수 있는 장소를 마련한다.
- 진행자는 참여자들에게 흥미를 유발하고, 악보를 보지 못하는 참여자를 보조해 도움을 준다.

| 편마비 참여자 |

- 마비측 손기능이 저하되는 경우, 비 마비측 손을 사용해 활동을 진행하도록 한다.
- 손 기능이 저하된 참여자의 경우 보조자의 도움을 받아 진행한다.

| 절단 참여자 |

- 양측 상지절단 참여자의 경우 의수착용 후 보조자의 도움을 받아 활동을 진행한다.

활동 사진

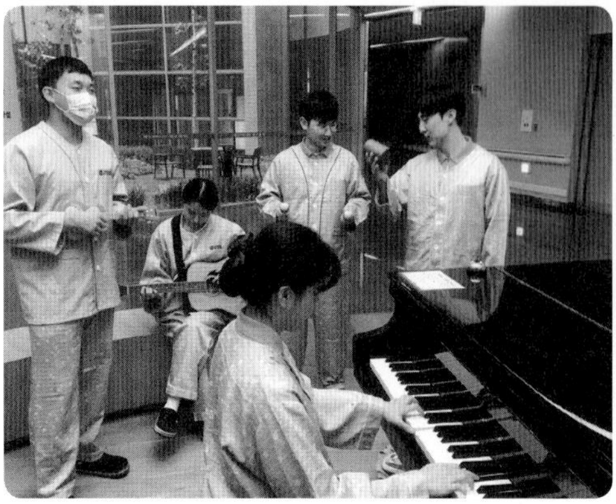

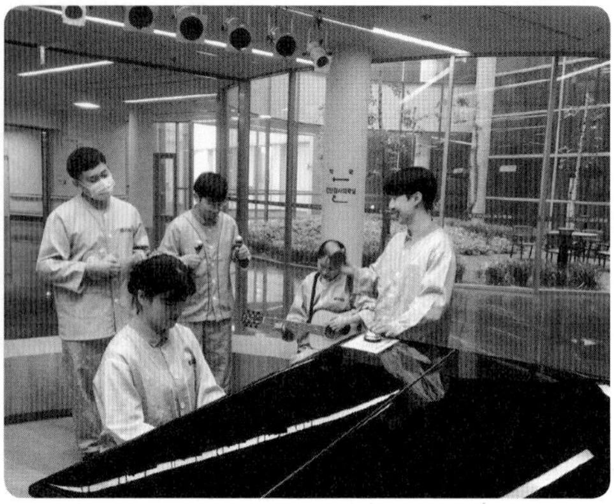

전주 듣고 노래맞추기

☐ 신체운동기능 증진 ☑ 인지기능 증진 ☐ 지각기능 증진 ☐ 감각기능 증진
☐ 정서심리기능 증진 ☐ 사회관계 증진 ☐ 일상생활활동 수행 향상 ☑ 의사소통능력 증진

개요

전주 듣고 노래맞추기는 간단한 규칙을 사용하여 남녀노소 누구나 쉽게 즐길 수 있는 활동으로 짧은 시간 동안 노래의 전주 부분만 듣고 어떤 노래인지 맞추는 활동이다. 동요, 대중가요까지 광범위하고 이를 통해 짧은 순간 전주를 들어야 하는 집중력과 전주만 듣고 노래를 떠올리는 기억력 등 다양한 인지기능 향상에 도움을 준다.

- **인원:** 진행자 – 1명, 참여자 – 3~4명
- **준비물:** 노래(동요, 트로트, 대중가요), 스피커, 찬스 카드
- **소요시간:** 20분

진행 방법

1. 진행자는 참여자에게 진행 방법과 주의사항을 설명한다.
   진행자: "참여자 모두 한 팀이 되어 진행됩니다. 진행자가 무작위로 노래의 전주 부분을 들려드리겠습니다. 노래를 듣고 각자 한 번씩 정답을 외칠 수 있고 모두 오답일 경우 모두 함께 상의하여 노래 제목을 맞춰주시면 됩니다. 제목이 생각나지 않는다면 가수 이름을 말해도 정답입니다."
2. 진행자는 무작위로 뽑은 노래의 전주 부분을 들려준다.
3. 참여자들은 전주 부분을 듣고 정답이라고 생각되는 노래를 정답으로 외친다.
4. 처음에는 개별적으로 한 번씩 정답을 외치고 모두 오답일 경우 모두 함께 상의한 뒤 정답을 외친다.
5. 활동이 끝난 후 참여자들은 전주 듣고 노래맞추기를 통해 어떤 점이 좋았는지 또 성공하지 못했을 경우 어려웠던 점은 무엇인지에 대하여 의사소통의 장을 마련한다.

활동 규칙

① 참여자는 '찬스' 카드를 사용할 수 있다.

※ 전주 부분 짧게, 전주 부분 길게, 첫소절, 후렴 등으로 중요한 부분을 들려 줄 수 있다(단, 진행자 임의로 변경가능).

② 내 차례에 노래제목이 떠오르지 않을시 '패스' 할 수 있다.

※ 패스: 1회(한 곡당)

③ 진행자는 노래 제목의 초성을 알려주어 힌트를 제공할 수 있다.

※ 예: ㅎㅈㅇ → 황진이, ㅇㄹㄷㅇㄱㅅ → 아름다운강산 등

응용 활동

- 연도별 노래, 최신가요, 나이대별 인기곡 등 익숙한 노래로 주제를 정하여 맞춰보는 시간을 갖는다.

고려 사항

| 공통 |

- 진행자는 참여자의 연령을 고려하여 노래를 다양하게 제공한다.
- 주변의 소음이나 청각적으로 방해를 받지 않는 실내에서 수행한다.
- 진행자는 노래 소리가 너무 크거나 작지 않도록 조절해 준다.
- 진행자는 참여자가 짧은 순간 집중할 수 있게 노래를 들려주기 전 '시작'이라는 사인을 준다.

활동 사진

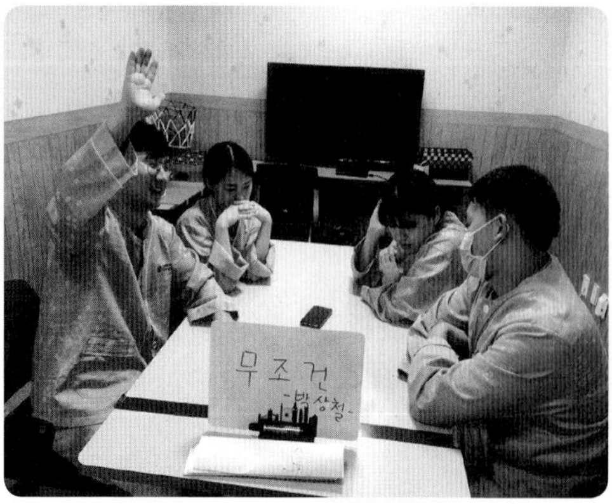

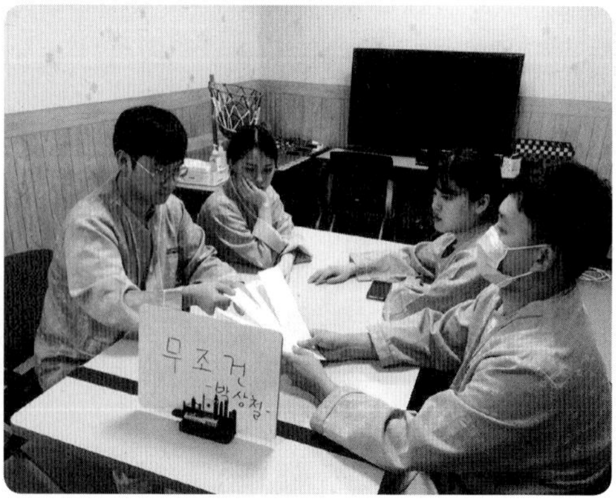

공예 활동

공예 활동은 여러 가지 재료를 이용하여 다양한 작품을 만들 수 있다. 공예를 하면서 장시간의 집중력, 인내심을 기를 수 있고 자신만의 새로운 아이디어를 창의적으로 창출하여 새로운 경험에 대한 자신감을 향상시킬 수 있다. 완성된 공예품은 가족 · 친구 · 지인들에게 선물을 드릴 수 있다.

차례

리본 공예

☐ 신체운동기능 증진 ☐ 인지기능 증진 ☐ 지각기능 증진 ☑ 감각기능 증진
☑ 정서심리기능 증진 ☑ 사회관계 증진 ☐ 일상생활활동 수행 향상 ☐ 의사소통능력 증진

개요

리본 공예는 리본과 철사 등 간단한 준비물로 남녀노소 누구나 쉽게 만들 수 있는 활동이다. 이 활동을 통하여 집중력 향상 및 정서적 안정에 도움을 주며 다양한 작품을 완성함으로써 자존감 향상에 도움을 준다.

인원: 진행자 – 1명, 보조자 – 1명, 참여자 – 4~6명

준비물: 3cm 폭의 리본 45cm, 2cm 폭의 리본 34cm, 1cm 폭의 리본 5cm, 집게핀, 양면테이프, 글루건, 철사심, 가위, 라이터, 신문지

소요시간: 30분

진행 방법

1. 진행자는 미리 책상에 신문지를 깔아주고 올이 풀리지 않도록 각 리본의 끝을 라이터를 이용하여 그을려 준비한다.
2. 참여자들은 책상에 착석한 후 진행자는 헤어핀 만들기 활동에 대하여 설명한다.
   진행자: "오늘은 리본을 이용하여 헤어핀을 만들어 보겠습니다. 각자 앞에 리본, 철사 등 준비물이 놓여져 있습니다. 저를 따라서 천천히 순서대로 헤어핀을 만들어 보도록 하겠습니다."
3. 헤어핀 만드는 방법

순서	내용
❶	두 개의 리본을 반으로 접는다(3cm 폭의 리본 45cm, 2cm 폭의 리본 34cm).
❷	반 접은 리본 중간에 양면테이프를 붙인다.
❸	반 접은 중간 부분에 리본을 돌려 대어 준다.
❹	반대쪽도 리본을 돌려 대어 준다(8자 모양).

순서	내용
❺	화살표 방향으로 리본을 모아준다.
❻	철사로 2번 정도 감아서 고정해준다.
❼	큰 리본에 글루건을 이용하여 그 위에 작은 리본을 붙여준다.
❽	1cm 폭의 리본 5cm으로 중간 부분을 감고 글루건을 이용하여 붙여준다.
❾	6cm 집게핀과 리본을 글루건을 이용하여 붙여준다.

4. 진행자는 참여자들의 각자의 작품을 발표하는 시간과 누구에게 선물할지 등을 이야기 나눌 수 있도록 진행한다.

응용활동

- 꽃 볼펜 만들기(단, 진행자 임의로 다양하게 적용 가능)

예시 꽃 볼펜 만들기

※ 준비물: 조화수국 4~5쪽, 뒷부분 마개가 있는 볼펜, 리본, 양면테이프(얇은 것), 포장지, 가위

순서	내용
❶	볼펜에 얇은 양면테이프를 일자로 길게 붙여준다.
❷	볼펜의 앞쪽부터 리본을 꼼꼼히 감아 준다. (리본이 겹치지 않도록 끝부분을 맞추어서 감아 준다.)
❸	리본 뒷부분 마개를 빼준다.
❹	조화의 줄기 부분을 대각선으로 잘라준다.
❺	조화를 볼펜 뒷부분에 꽂아준다.(조화 5개 정도를 꽂아 빠지지 않도록 한다.)
❻	리본을 만들어서 글루건을 이용하여 붙여준다.
❼	포장지를 이용하여 꽃다발 형식으로 포장한다.

고려 사항

| 공통 |

- 글루건, 라이터 사용 시 화상에 주의한다.
- 양손 사용 참여자들을 대상으로 한다.
- 피부질환 및 화상환자들은 제외한다.

활동 사진

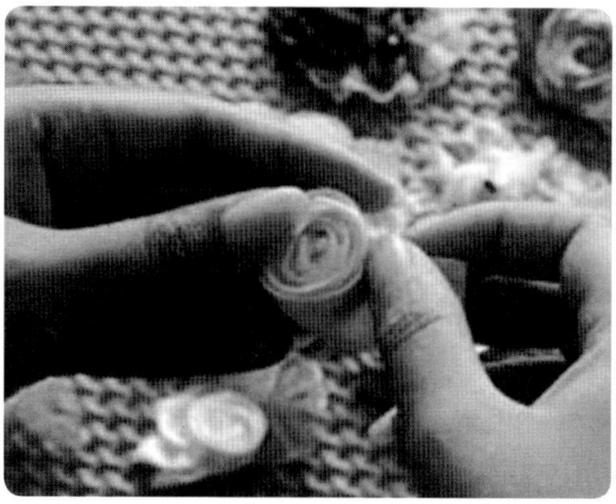

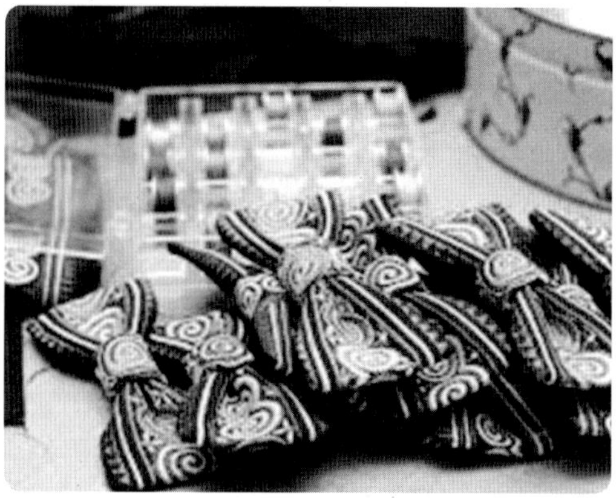

복주머니 만들기

☑ 신체운동기능 증진 □ 인지기능 증진 □ 지각기능 증진 □ 감각기능 증진
☑ 정서심리기능 증진 □ 사회관계 증진 □ 일상생활활동 수행 향상 □ 의사소통능력 증진

개요

복주머니 만들기는 부직포 및 종이를 이용하여 도안을 그리고 바느질(홈질)하여 각자 복주머니를 만드는 활동이다. 이 활동은 소동작 운동을 증진시켜 주고 집중력 향상에 도움을 준다. 또한, 복을 불러들이는 의미를 담고 있어 설 명절 때 가족, 친척, 친구에게 좋은 선물로 이용될 수 있다.

- **인원:** 진행자 – 1명, 보조자 – 1명, 참여자 – 4명
- **준비물:** 종이, 부직포, 펀치, 볼펜, 자, 털실, 바늘, 양면테이프, 칼 등
- **소요시간:** 30분

진행 방법

1. 진행자는 복주머니 만들기 활동에 대하여 설명한다.

   진행자: "복주머니 만들기 활동은 부직포를 이용하여 각자 원하는 모양의 복주머니 모양을 만드는 활동입니다. 복주머니 모양으로 부직포를 2개 자른 뒤 구멍 뚫을 곳을 표시하고 펀치기계로 구멍을 뚫고 서로 홈질해 주시면 됩니다. 그리고 남은 부직포로 각자 스타일로 복주머니를 꾸며주시면 됩니다."
2. 복주머니 만들기 활동을 진행한다.

예시

순서	내용
❶	먼저 복주머니 도안을 그리고 부직포 위에 그린다. (같은 사이즈로 2개 준비, 도안보다 1cm 크게 여유를 두고 자른다.)
❷	부직포에 구멍 뚫을 곳을 표시한 뒤 부직포를 겹친 상태에서 펀치로 구멍을 뚫은 뒤 앞면에 올 부직포는 조금 잘라준다.
❸	펀치로 뚫은 구멍을 털실로 아래에서 위 방향으로 홈질한다.
❹	홈질이 완성된 복주머니를 남은 부직포를 활용해 여러 장식을 만들어 꾸며준다.

3. 진행자는 참여자들의 각자의 작품을 발표하는 시간을 마련한다.

응용활동

- 종이접기로 복주머니 만들기

예시

순서	내용
❶	3등분을 접고 펼친 3등분의 바깥쪽을 선에 맞춰 접는다.
❷	접어진 부분에 풀칠을 하고 그림과 같이 접는다.
❸	복주머니 모양 완성

고려 사항

| 공통 |

- 가위 사용 시 손을 다치지 않도록 주의한다.
- 홈질이나 칼을 사용하는 활동은 보조자의 도움을 받는다.
- 수부손상 참여자 중 통증과 손가락 굽힘이 어려운 참여자는 제외한다.

| 편마비 참여자 |

- 비마비측을 사용하여 활동에 참여한다.

비누 만들기

☐ 신체운동기능 증진 ☐ 인지기능 증진 ☐ 지각기능 증진 ☐ 감각기능 증진
☑ 정서심리기능 증진 ☑ 사회관계 증진 ☐ 일상생활활동 수행 향상 ☐ 의사소통능력 증진

개요

비누 만들기는 천연 재료들을 이용하여 자신만의 방식으로 다양하게 만드는 활동이다. 활동을 통해 일상생활능력과 신체기능을 증진시킬 수 있고, 참여자들이 직접 만드는 목적 있는 활동으로 적극적인 참여를 이끌어낼 수 있다. 정서 함양 및 친목도모를 위한 치매예방에도 효과적인 활동이다.

- **인원:** 진행자 – 1명, 보조자 – 1명, 참여자 – 3~5명
- **준비물:** 비닐장갑, 색소, 향 오일, 종이컵, 지퍼팩, 천연분말
- **소요시간:** 30분

진행 방법

1. 진행자는 참여자에게 방법과 주의사항을 설명한다.
2. 진행자는 참여자들에게 천연비누의 효능과 과정에 대해 설명한다.
   진행자: "여러분은 앞에 놓인 재료들을 사용해 천연비누를 만들 것입니다. 천연비누는 피부미백, 주름개선, 미세먼지 등에 효과적입니다. 본인들이 만든 천연비누를 가족들이나 지인들에게 선물해보는 시간을 가져볼까 합니다. 자 그럼 제가 만드는 방법을 설명 드리겠습니다. 활동 중간 궁금한 사항이 있으면 질문해주세요."
3. 진행자는 준비물을 참여자들에게 나눠준다.

순서	내용
❶	천연비누 베이스가 들어있는 지퍼팩에 천연분말을 넣는다.
❷	골고루 섞어준다.
❸	지퍼팩을 열고 오일을 넣고 골고루 섞어준다.
❹	원하는 모양을 손으로 성형해준다.
❺	고급 수제비누 완성

4. 진행자는 활동이 끝난 후 참여자들 개개인의 비누를 포장지로 감싸 마무리하고, 보완해야 할 점과 좋았던 점을 참여자들과 의사소통할 시간을 마련한다.

응용활동

비누로 양초 만들기

※ 준비물: 강판, 비누, 비커, 가스버너, 빙초산, 크레파스, 몰드

순서	내용
❶	비누를 강판에 갈아 가루로 만든다.
❷	비누 가루를 비커에 넣고 물을 섞는다.
❸	비누가 물에 녹도록 가열한다.
❹	비누가 녹으면 1:1 비율로 같은 양의 빙초산을 넣어준다.
❺	비커를 얼음물에 담가 식힌다.
❻	딱딱하게 굳은 성분만 꺼내서 조각을 내준다.
❼	조각들을 다시 비커에 담아 녹인 뒤 색을 내기 위해 크레파스를 넣고 같이 더 녹인다.
❽	틀에 부어 심지와 같이 식히면 완성

고려 사항

- 진행자와 보조자는 재료들로 인한 안전상의 문제에 주의한다.
- 진행자는 통풍과 환기가 잘되는 장소를 마련한다.
- 진행자는 참여자들에게 흥미를 유발하고, 활동에 제한된 참여자를 보조해 도움을 준다.
- 진행자는 미리 만드는 방법을 숙지한다.

활동 사진

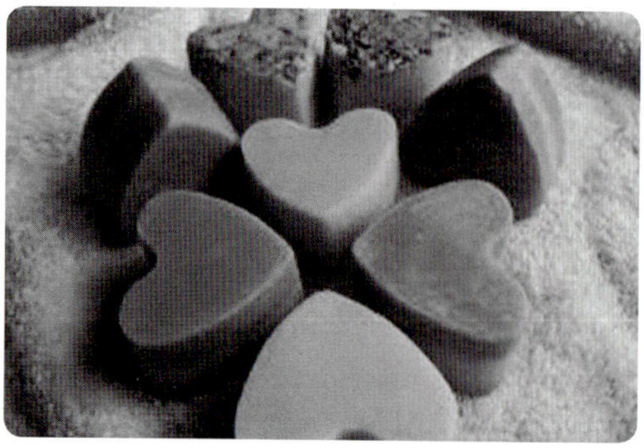

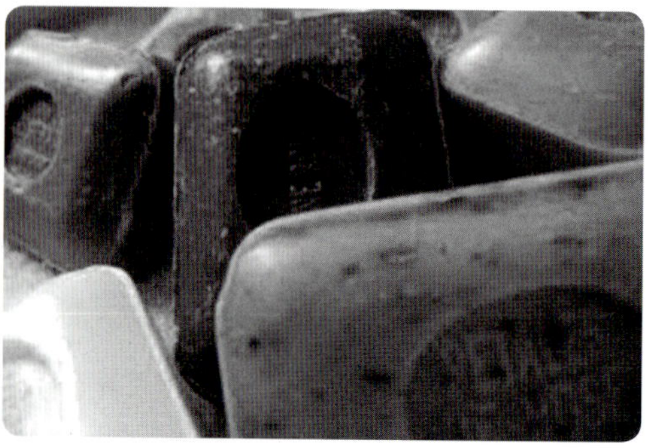

석고방향제 만들기

☐ 신체운동기능 증진 ☐ 인지기능 증진 ☐ 지각기능 증진 ☑ 감각기능 증진
☑ 정서심리기능 증진 ☐ 사회관계 증진 ☐ 일상생활활동 수행 향상 ☐ 의사소통능력 증진

개요

석고방향제 만들기는 향을 섞은 석고물을 몰드에 넣어 건조시킨 뒤 각자 개성에 맞게 꾸미는 활동으로 이 활동을 통해 석고방향제가 완성되기 전까지 인내와 끈기가 필요로 하며 완성 후 얻어지는 성취감 등을 통해 자존감 향상에 도움을 줄 수 있다.

인원: 진행자 – 1명, 보조자 – 1명, 참여자 – 4명

준비물: 석고재료 – 석고분말, 정제수, 실리콘몰드, 향료, 에탄올, 빨대, 석고유화제(올리브리퀴드), 종이컵, 나무젓가락, 저울

소요시간: 2일 동안 30분씩

진행 방법

1. 진행자는 미리 책상에 준비물을 준비하고 참여자에게 나눠주며, 활동 방법을 설명한다.
   진행자: "오늘은 석고방향제 만들기 활동을 진행하겠습니다. 총 이틀에 걸쳐 진행되며 1일차에는 석고물을 만들어 몰드에 넣고 건조시키는 단계까지 진행할 예정이며, 2일차에는 굳어진 석고방향제를 참여자 개인의 개성에 맞게 꾸미기로 석고 방향제 만들기 활동이 끝이 납니다. 참여자들은 종이컵과 나무젓가락을 하나씩 받으시고 앞에 놓여진 몰드 중 자신이 원하는 몰드 하나와 향을 선택해 주세요. (몰드와 향 선택완료) 그 다음 석고물을 만들어 몰드 안에 넣고 굳혀 꾸미기까지 진행하면 됩니다."

–1일째(30분)

2. 몰드에 넣을 석고물을 만들어 석고모양 만들기 활동을 진행한다.

예시

순서	내용
❶	참여자들은 석고분말, 물, 향료, 올리브 리퀴드 비율 = 10 : 3 : 1 : 1 넣고, 2~3분간 저어준다.
❷	몰드에 살살 부어주는데, 반죽을 다 부은 후 기포가 올라오면 에탄올을 뿌려 터트려준다.
❸	5분 정도 지나 살짝 굳었을 때 빨대를 꽂아 구멍을 만들어준다.(리본 구멍)

3. 진행자는 참여자들에게 다음시간의 활동을 미리 공지하고 마친다.

-2일째(30분)

4. 진행자는 건조된 석고를 준비하고, 참여자들은 자신의 석고를 꺼내어 확인한다.
5. 참여자들은 각자 개성에 맞게 물감이나 드라이플라워, 사인펜 등을 이용하여 꾸민다.

순서	내용
❹	꽂아 두었던 빨대를 제거하고 주변을 칼 또는 사포를 이용하여 정리한다. 그리고 나의 개성에 맞게 꾸며준다.
❺	석고방향제를 다 꾸몄으면 리본끈을 구멍에 넣어 완성시킨다.

6. 완성된 석고방향제를 망사주머니에 넣어 포장한다.
7. 자신이 선물하고자 하는 사람에게 작은 쪽지와 선물하면 활동은 마무리된다.
8. 그 후 참여자들은 왜 그 사람에게 선물하고자 하는지와 만들면서 떠오른 생각과 느낀 점에 대하여 의사소통의 장을 마련한다.

응용활동

- 내가 원하는 몰드 만들기
- 준비물: 꾸미기재료 – 물감, 드라이플라워, 색연필, 사인펜 등
  포장재료 – 망사주머니, 리본끈, 편지지
  몰드만들기재료 – 도안, 투명필름지, 글루건, 테이프, 가위

예시 타원형 몰드

순서	내용
❶	참여자는 타원형 도안을 프린트한다.
❷	투명필름지를 적당한 두께의 띠로 잘라준다.
❸	투명필름지를 세워 모양둘레에 맞춰 투명필름지 끝을 붙여준다.

순서	내용
❹	도안 라인을 따라서 글루건을 쏴주고 그 위에 띠를 붙여준다.
❺	테이프로 위에 모양을 잡아주면 몰드 완성된다.

고려 사항

| 공통 |

- 진행자는 미리 만드는 방법을 숙지하고, 환기가 잘 되는 장소를 마련한다.
- 석고모양 테두리 정리과정 중 사포 또는 칼 사용의 위험에 주의한다.
- 글루건 사용 시 화상에 주의한다.

| 편마비 참여자 |

- 비마비측을 사용하여 활동에 참여한다.

| 절단 참여자 |

- 의수를 착용한 참여자는 옆에서 보조자 한 명이 도와준다.

| 인지기능이 저하된 참여자 |

- 만드는 과정 동안 보조자는 1:1로 붙어 계속적으로 언어적인 지시를 해준다.

활동 사진

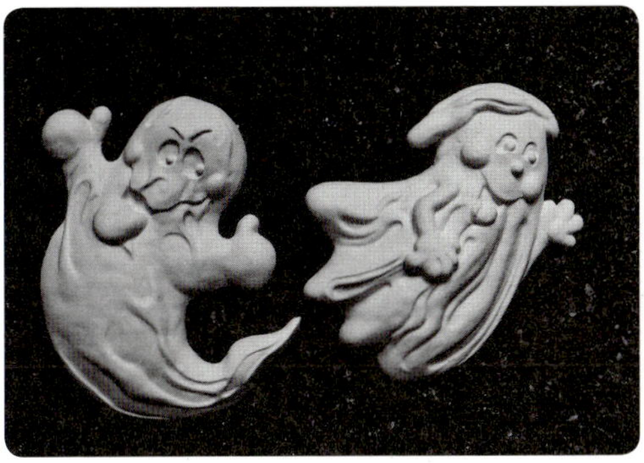

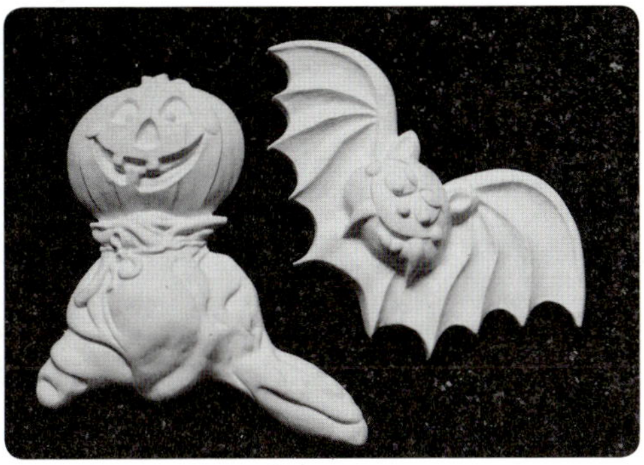

컬러비즈

☐ 신체운동기능 증진 ☑ 인지기능 증진 ☑ 지각기능 증진 ☐ 감각기능 증진
☐ 정서심리기능 증진 ☐ 사회관계 증진 ☐ 일상생활활동 수행 향상 ☐ 의사소통능력 증진

개요

컬러비즈는 비즈공예의 한 분야로 소동작 운동과 색상인식, 패턴인식 등의 인지지각 훈련에 효과적이며, 활동하는 동안에 집중력을 요구한다. 이 활동은 인지치료 중인 참여자들과 노인 치매 예방에도 좋은 치료법으로 이용된다.

인원: 진행자 – 1명, 보조자 – 1명, 참여자 – 2~4명

준비물: 테이프, 컬러비즈, 도안, 모양판, 비즈용 집게, 기름종이, 다리미, 부자재(열쇠고리, 핸드폰 고리, 자석, 브로치 핀)

소요시간: 60분

진행 방법

1. 진행자는 컬러비즈 활동에 대해 설명한다.
   진행자: "안녕하세요. 오늘은 '컬러비즈'라는 활동을 해보려고 합니다. 만들고 싶은 모양을 정해 비즈로 만들어 표현해보도록 해요!"
2. 진행자는 참여자들이 작품을 구상할 수 있도록 이야기를 나눈다.
   진행자: "인물, 사물 등 어떤 것이든 좋으니 원하는 작품을 만들어보는 것도 좋고 제가 준비해 놓은 도안을 보며 만드는 것도 좋습니다."
3. 참여자들이 무엇을 만들지 정해지면 진행자가 컬러비즈에 필요한 재료와 도구를 나누어 주고 작품을 만들도록 한다.
   진행자: (컬러비즈와 도구들을 나누어 주며) "다들 생각하셨던 것을 비즈로 표현해보도록 합시다."

예시 거북이 만들기

순서	내용
❶	테이프로 모양판이 움직이지 않게 고정시킨 후 모양판 위에 원하는 패턴으로 비즈를 올린다.
❷	완성한 컬러비즈 위에 기름종이를 올린다.
❸	다리미를 이용하여 10초간 다림질한다.
❹	기름종이를 벗겨내듯이 떼어내 완성한다.
❺	부자재를 붙여 사용하고 싶은 참여자는 열쇠고리, 핸드폰 고리, 자석, 브로치 핀 등 다양한 재료를 이용하여 작품을 만든다.

4. 각자 원하는 색깔의 비즈와 부자재를 이용하여 작품을 완성한다.
   ※ 진행자는 의미 있는 활동을 만들기 위해 비즈로 참여자의 이름을 만들거나 이니셜을 만들도록 진행할 수도 있다.
5. 참여자들 모두 작품을 완성하면 한 명씩 작품 제목과 작품에 대한 설명을 하며 표현력을 키우고 작품을 전시하거나 선물하거나 개인 장식품으로 두도록 한다.

고려 사항

- 다리미를 사용할 때 주의할 수 있도록 충분한 교육을 하고 감각 기능에 손상이 있는 참여자는 보조자가 다림질을 도와주도록 한다.
- 집게를 스스로 잡기 어려운 참여자는 테이프를 이용하여 집게를 손에 고정시켜 줄 수 있도록 한다.
- 협응 능력이 저하되는 참여자는 모양판이 움직이지 않게 바닥 면에 테이프를 붙여 고정시켜 준다.
- 참여자가 자율적인 주제 선정을 어려워한다면 진행자가 준비해놓은 도안을 추천해 준다.
- 기름종이는 재사용이 가능하므로 충분히 활용할 수 있도록 한다.

활동 사진

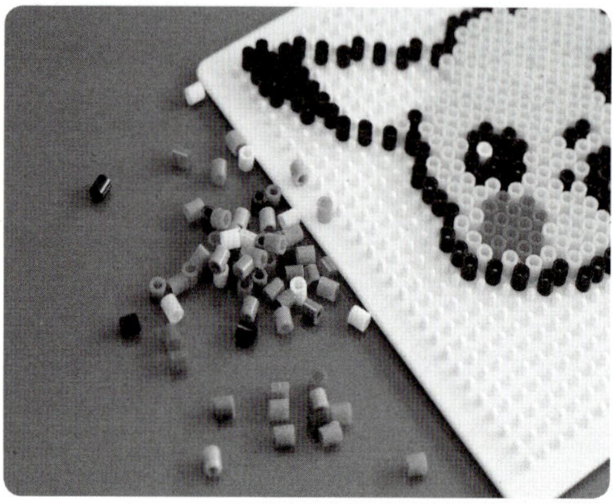

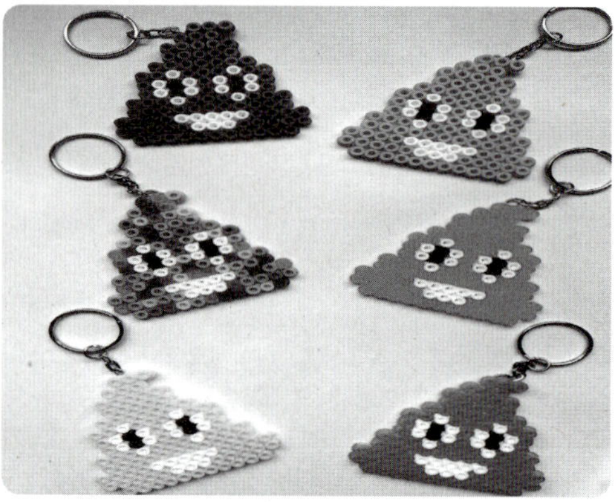

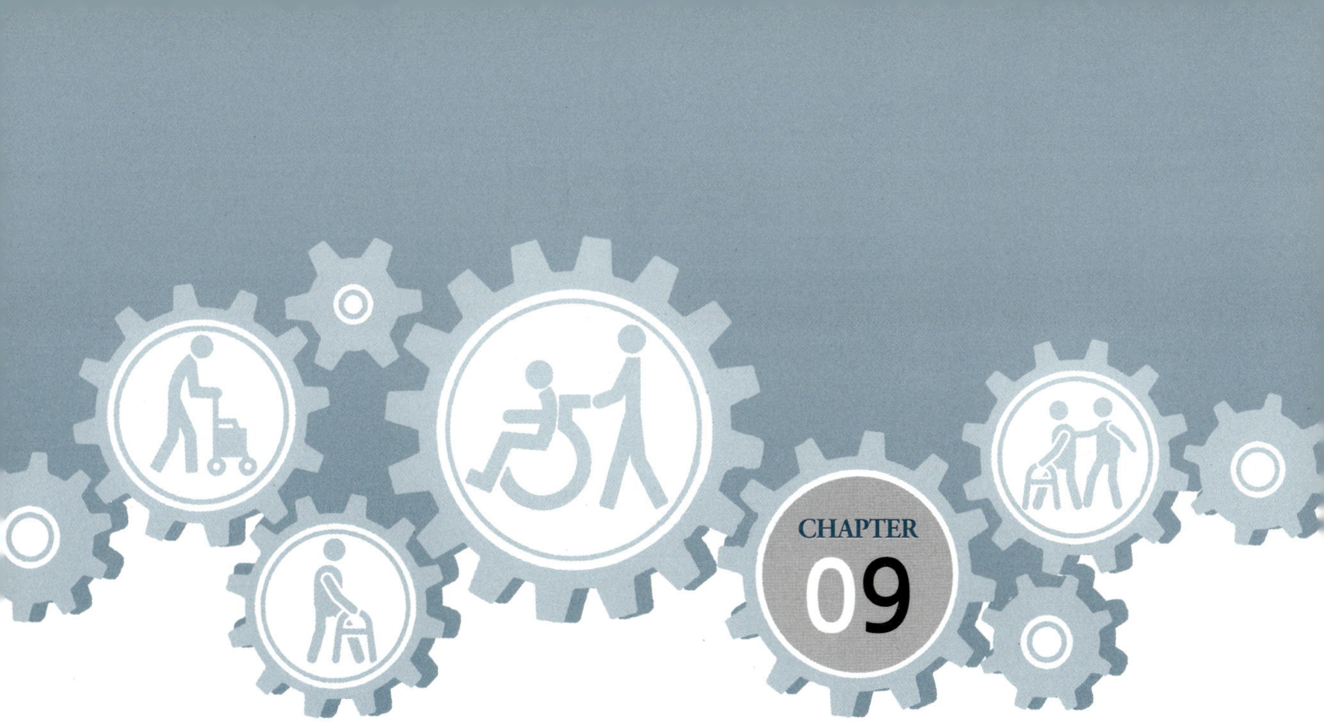

원예 활동

원예 활동은 식물을 매개로 하여 꽃꽂이 활동, 꽃다발 만들기, 공예 등 다양한 활동들을 할 수 있다. 원예활동을 통하여 새로운 사고와 창조의 기회를 갖고 참여자에게 자신감과 책임감을 갖게 한다. 또한 성취동기를 유발하여 사회적 재활능력을 높이고 적응하는 데 효과적이다.

차례

꽃꽂이 하기

☐ 신체운동기능 증진 ☐ 인지기능 증진 ☐ 지각기능 증진 ☐ 감각기능 증진
☑ 정서심리기능 증진 ☑ 사회관계 증진 ☑ 일상생활활동 수행 향상 ☐ 의사소통능력 증진

개요

꽃꽂이는 화초나 나뭇가지를 플로랄 폼에 꽂고 꾸미며 감상하는 활동으로 심리적 안정감을 가져다 준다. 어버이날, 스승의 날, 생일과 같은 특별한 날을 기념하여 완성된 꽃 화분을 가족이나 지인에게 선물하며 성취감 및 사회성 증진에도 도움을 줄 수 있다.

- **인원:** 진행자 – 1명, 보조자 – 1명, 참여자 – 4~6명
- **재료:** 꽃, 화분, 플로랄 폼(오아시스), 칼, 가위, 물
- **소요시간:** 30분

진행 방법

1. 진행자는 꽃꽂이 활동에 대해 설명한다.

   진행자: "안녕하세요. 오늘은 어버이날을 맞이하여 카네이션을 이용한 '꽃꽂이' 활동을 해보려고 합니다. 여러 색깔의 카네이션과 화초들이 준비되어 있는데요. 각자 원하는 꽃을 골라 화분을 만들어 예쁘게 꾸며보도록 하겠습니다."
2. 참여자들에게 원하는 색상의 꽃과 함께 도구를 준비해 준다.
3. 만드는 방법을 설명하며 보여준다.

   예시 카네이션 화분 만들기

   ① 플로랄 폼을 화분에 들어갈 크기로 잘라준다.

   ② 화분에 잘라둔 플로랄 폼을 넣고 원하는 색의 카네이션과 카네이션을 돋보이게 할 미니장미, 러스커스 등을 준비한다.

   ※ 화분의 크기에 따라 꽃의 개수를 조절한다(화분에 가득 찰 정도).

   ③ 준비한 꽃의 줄기를 손가락 네 마디만큼 남겨두고 끝부분을 뾰족하게 대각선으로 가위로 자른다.

   ④ 잘라둔 꽃을 물에 적신 플로랄 폼에 꽂아 장식한다.

4. 만들어진 꽃 화분을 보며 어디에 둘 것인지, 누구에게 선물할 예정인지, 어떻게 관리해야 하는지 공유하며 꽃말을 찾아보고 이야기를 나눈다.

진행자: "오늘은 카네이션을 이용한 꽃꽂이를 해봤는데요. 붉은 카네이션은 존경, 깊은 사랑이라는 의미가 있습니다. 어버이날을 맞이하여 부모님께 혹은 평소 존경하던 분께 선물해 보는 것이 어떨까요?"

순서	꽃 이름	꽃말
❶	카네이션	분홍색 – 영원한 사랑 붉은색 – 존경, 우정, 깊은 사랑과 애정 하얀색 – 순수한 사랑, 순결, 성실
❷	장미	분홍색 – 행복한 사랑, 맹세 붉은색 – 열렬한 사랑, 기쁨, 아름다움, 욕망 하얀색 – 존경, 순결, 순진, 결백, 매력
❸	튤립	분홍색 – 애정과 배려 붉은색 – 열정적인 사랑, 사랑의 고백 하얀색 – 실연, 순결, 새로운 시작

고려 사항

- 칼이나 가위 등 날카로운 도구 사용 시 주의한다.
- 가시가 있는 꽃을 사용할 시 주의한다.
- 꽃가루나 특정 꽃 알레르기 반응이 있는 참여자는 사전에 조사하여 활동에서 제외한다.

활동 사진

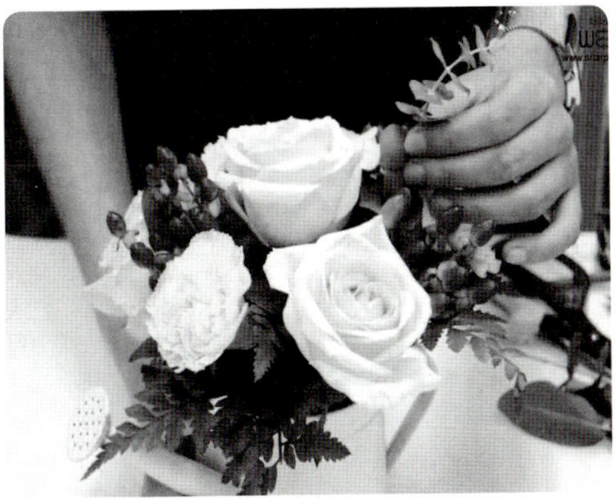
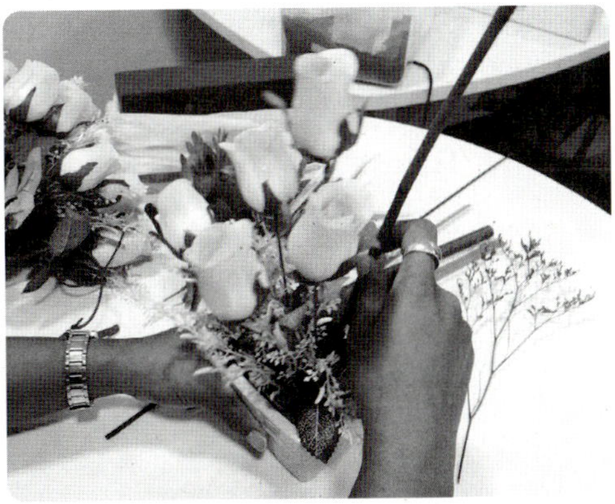

꽃다발 만들기 DIY

☐ 신체운동기능 증진 ☐ 인지기능 증진 ☐ 지각기능 증진 ☐ 감각기능 증진
☑ 정서심리기능 증진 ☑ 사회관계 증진 ☑ 일상생활활동 수행 향상 ☐ 의사소통능력 증진

개요

DIY는 'do-it-yourself'의 약어로 소비자가 원하는 물건을 직접 만들어 사용하는 데서 나온 말로 현대인들에게 유행처럼 번지고 있다. 꽃다발 만들기 활동을 통해 심리적 혹은 신체적 적응력을 기르고, 육체적 재활과 정신적 회복을 추구하는 전반적인 활동으로 참여자에게 도움을 줄 수 있다.

인원: 진행자 – 1명, 보조자 – 1명, 참여자 – 4명

준비물: 생화 또는 드라이플라워(꽃종류 세 가지 이상), 포장지, 한지 또는 유산지, 리본, 철사, 가위, 원예용가위, 스카치 테이프, 목장갑, 비닐위생장갑, 키친타올, 편지카드

소요시간: 90분

진행 방법

1. 진행자는 미리 책상에 준비물을 준비하고 참여자에게 나눠주며, 활동 방법을 설명한다.

   진행자: "오늘은 꽃다발 만들기 활동을 진행하겠습니다. 우선 앞에 놓여진 여러 종류의 꽃들을 다듬고 다듬어진 꽃을 철사로 모양을 잡아 묶어 원하는 색의 포장지에 원하는 모양으로 포장해주시면 됩니다. 그 꽃다발은 보호자 또는 감사한 분에게 선물하도록 하겠습니다."
2. 내가 원하는 꽃을 골라 손질하고 포장하여 꽃다발을 만든다.

순서	내용
❶	꽃다발 사이즈에 맞게 길이를 잘라 꽃대 옆에 자란 잎들을 정리한다.
❷	꽃 모양 배치 고른다. ① 원형(위에서 볼 때 꽃 전체가 보임) ② 사선형(정면으로 볼 때 꽃 전체가 보임)

순서	내용
❸	메인 꽃을 중심으로 주변을 다른 꽃들로 감싸 모양이 흐트러지지 않게 철사로 묶는다.
❹	묶은 꽃다발 밑부분은 키친타올 두 장으로 감싸 비닐 위생장갑을 끼워 그 안에 종이컵 물 1/3양을 넣어 테이프로 감싼다.
❺	한지 두 장을 마름모 모양으로 포개어 감싸고 그 후 원하는 색의 포장지 2장을 골라 덮어 리본으로 묶어주면 완성된다.

3. 편지카드에 선물하고자 하는 사람에게 감사의 마음을 담아 작성한다.
4. 그 후 참여자들은 돌아가며 자신의 꽃다발이 주는 느낌에 대해 설명하고 누구에게 왜 선물하려고 하는지에 대해 이야기를 나누는 등 의사소통의 장을 마련한다.

응용활동

물꽃이 만들기

※ 준비물: 꽃다발 만들기 후 남은 꽃 사용, 투명 유리병, 물

순서	내용
❶	줄기가 정리되어 있는 원하는 꽃을 골라 준비한다.
❷	용기는 상관없이 투명그릇으로 준비하고 2/3만큼 물을 채운다.
❸	준비해둔 꽃을 병에 담고 원하는 위치에 배치한다.
❹	완성한다.

고려 사항

| 공통 |

- 진행자는 참여자의 도구 사용 시 안전에 대하여 주의한다.
- 보조자는 손 기능 저하가 있는 참여자를 보조해준다.
- 진행자는 인지기능이 저하된 참여자 또는 정신질환을 가진 참여자의 돌발 상황에 대비하여 주의 깊게 관찰한다.

활동 사진

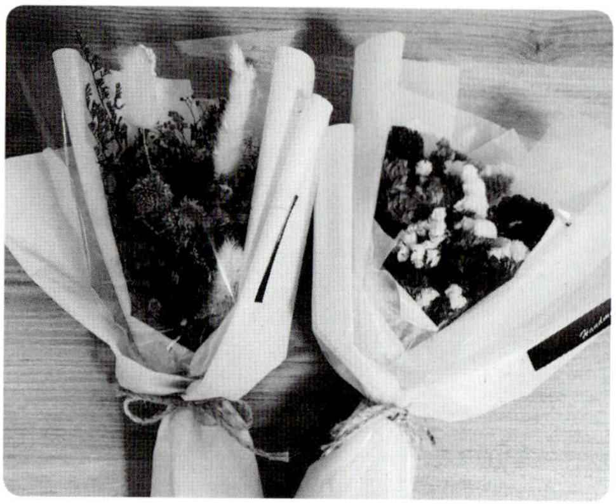

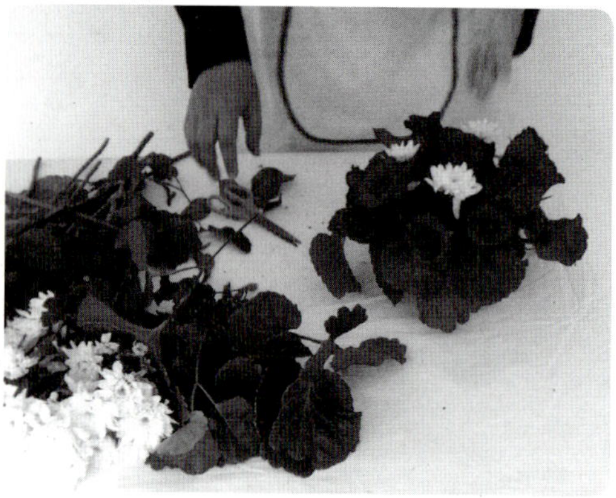

리스 만들기

☐ 신체운동기능 증진 ☐ 인지기능 증진 ☐ 지각기능 증진 ☐ 감각기능 증진
☑ 정서심리기능 증진 ☑ 사회관계 증진 ☑ 일상생활활동 수행 향상 ☐ 의사소통능력 증진

개요

리스 만들기 활동은 주변에서 쉽게 구할 수 있는 재료들로 남녀노소 누구나 쉽게 만들 수 있는 활동이다. 이 활동을 통해 일상생활능력과 소동작 운동을 증진시킬 수 있고 참여자들이 직접 만들어 본 후 집 안이나 병실, 치료실 등 여러 공간에 설치할 수 있는 실용적인 활동이다.

인원: 진행자 – 1명, 보조자 – 1명, 참여자 – 4명

준비물: 리스 틀(넝쿨, 나무 틀 등), 조화(나뭇잎, 나뭇가지, 풀, 열매), 솔방울, 글루건, 나무 푯말 등

소요시간: 60분

진행 방법

1. 진행자는 리스 만들기 활동에 대하여 설명한다.
   진행자: "리스를 여러 재료를 활용해 만들어보는 활동을 하겠습니다. 참여자분들 각자 스타일대로 재료를 선택하여 꾸며주시면 됩니다."
2. 리스 공예 활동을 진행한다.

예시

순서	내용
❶	넝쿨, 나무 등을 이용해 둥글게 틀을 잡고 돌돌 안으로 밖으로 돌려가며 원형 틀을 만든다.
❷	리스 틀 위에 비슷한 색깔의 재료(나뭇가지, 나뭇잎 등)를 꽂은 후 단단하게 꼬아준다.
❸	푸른 계열의 잎을 원하는 부분에 꽂아준다.
❹	알록달록한 색깔이 있는 재료(붉은 열매 등)을 원하는 부분에 꽂아준다.
❺	리스가 완성되면 리스 가운데 기념일, 글자를 나타내는 나무 푯말을 붙인다. 예: 크리스마스, 화장실, ○○의 방 등

3. 모든 활동이 끝나면 자신이 만든 리스를 가족이나 친구, 동료에게 선물하거나 완성된 리스를 집 안이나 치료실 벽에 전시하여 성취감이나 만족감 등 더 큰 의미 부여가 될 수 있도록 한다.

응용활동

옷걸이로 리스 만들기

※ 준비물: 옷걸이, 조화(나뭇잎, 나뭇가지, 풀), 털실, 목화솜, 글루건 등

예시

순서	내용
❶	옷걸이를 이용해 둥글게 원형 틀을 만든다.
❷	각종 나뭇가지, 나뭇잎 등을 글루건으로 붙여준다.
❸	털실, 목화솜 등을 이용해 자신만의 스타일대로 꾸며준다.

고려 사항

| 공통 |

- 진행자, 참여자들은 재료들로 인한 안전상의 문제에 주의한다.
- 보조자는 활동 참여가 힘든 참여자를 보조해 도움을 준다.
- 수부손상 참여자 중 통증과 손가락 굽힘이 어려운 참여자는 제외한다.

활동 사진

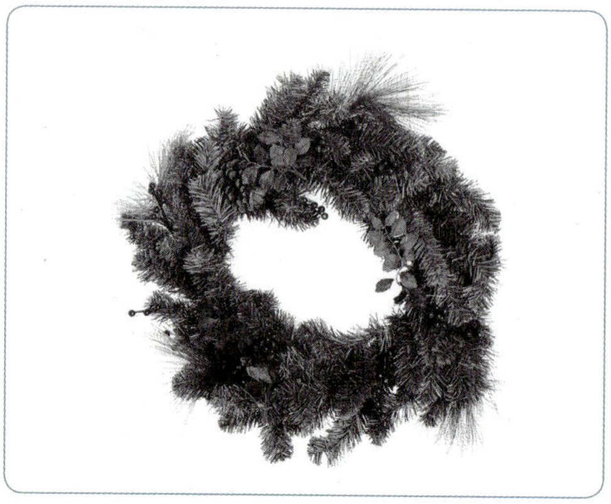

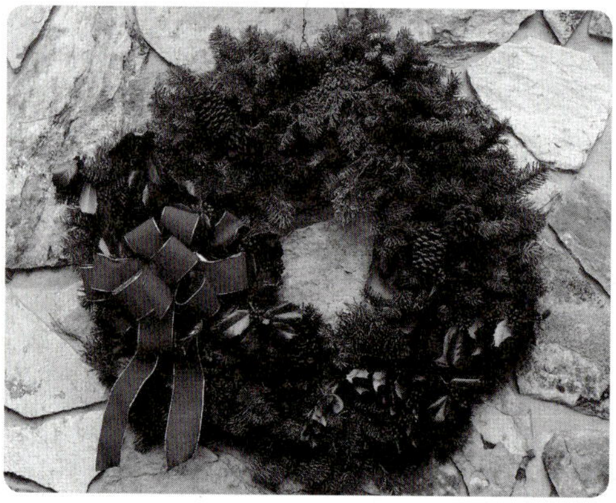

압화 책갈피 만들기

☐ 신체운동기능 증진 ☐ 인지기능 증진 ☐ 지각기능 증진 ☐ 감각기능 증진
☑ 정서심리기능 증진 ☑ 사회관계 증진 ☑ 일상생활활동 수행 향상 ☐ 의사소통능력 증진

▶ 개요

압화 책갈피 만들기는 여러 가지 압화를 이용하여 자신만의 책갈피를 만드는 활동이다. 이 활동은 집중력과 창의력 향상을 유도하며, 책갈피를 만들어 가족 및 지인들에게 선물함으로써 자신감 향상 및 삶의 긍정적인 태도를 향상하는 데 도움을 준다.

▶ **인원:** 진행자 – 1명, 보조자 – 1명, 참여자 – 5명

▶ **준비물:** 압화꽃, 한지, 리본, 이쑤시개, 만능본드, 코팅지, 가위, 펀치, 위생장갑, 싸인펜

▶ **소요시간:** 30분

▶ 진행 방법

1. 진행자는 참여자들에게 활동의 진행방법에 대해 설명한다.

   진행자: "안녕하세요. 오늘은 압화꽃을 이용하여 자신만의 개성이 넘치는 책갈피를 만들어보겠습니다. 압화꽃을 한지에 붙이고, 자신의 신념 또는 좌우명이나 평소에 봐두셨던 좋은 글귀를 적어 넣은 다음 코팅하면 완성됩니다. 완성품은 본인이 책갈피로 사용하셔도 되고 주변 지인들에게 선물하셔도 좋습니다. 그럼 지금부터 활동을 시작하겠습니다."

2. 압화 책갈피 만드는 방법

순서	내용
❶	책갈피로 사용할 한지를 원하는 크기대로 잘라준다.
❷	자신의 좌우명 또는 좋은 글귀를 새겨넣는다(마지막에 자신의 이름 넣기).
❸	만능본드를 한지에 적당량을 짜준다.
❹	이쑤시개로 본드를 찍어서 줄기와 꽃에 바르고 다른 한지 색종이에 붙여준다.
❺	코팅지를 이용하여 한지의 앞면, 뒷면으로 붙여준다.
❻	펀치를 이용하여 중간에 구멍을 뚫어주고, 리본을 달아준다.

3. 진행자는 함께 만든 개성있는 압화 책갈피를 참여자들끼리 공유할 수 있는 시간을 마련한다.

고려 사항

- 진행자는 참여자들이 가위, 펀치 사용 시 안전에 주의하고, 코팅지의 모서리 부분에 손이 베이지 않도록 주의한다.
- 만능본드 사용 시 피부질환이 있는 참여자는 위생장갑을 착용한다.

활동 사진

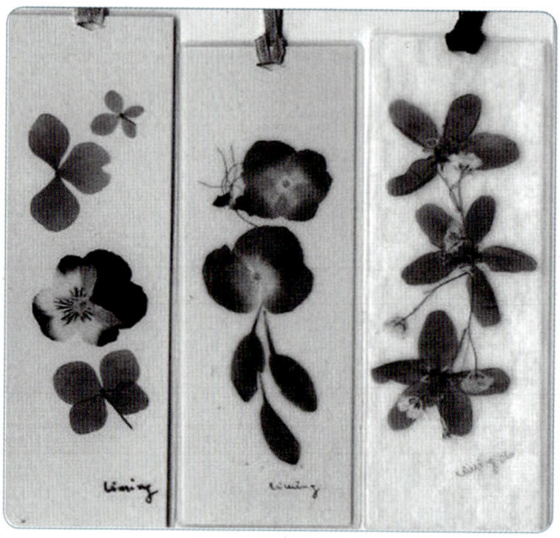

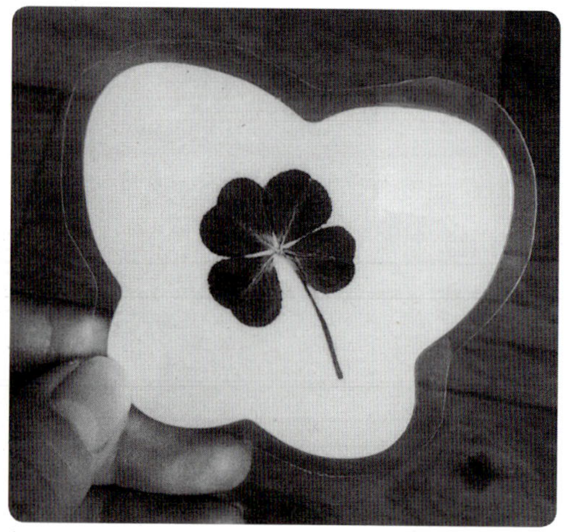

콩나물 키우기

- [ ] 신체운동기능 증진
- [ ] 인지기능 증진
- [ ] 지각기능 증진
- [ ] 감각기능 증진
- [x] 정서심리기능 증진
- [x] 사회관계 증진
- [x] 일상생활활동 수행 향상
- [ ] 의사소통능력 증진

개요

콩나물 키우기는 콩나물 콩을 이용하여 콩나물을 키우는 활동이다. 간단한 재료로 쉽게 키울 수 있기 때문에 남녀노소 누구나 쉽게 참여할 수 있는 활동이다. 키우는 과정 안에서 심리적 안정감 및 자존감이 향상되며 직접 수확하고 먹음으로써 일상생활능력을 증진에 영향을 줄 수 있고 치매 예방에도 효과적인 활동이다.

인원: 진행자 – 1명, 보조자 – 1명, 참여자 – 3~5명

준비물: 콩나물 콩, 페트병 2개, 검정 비닐봉지, 송곳, 커터 칼

소요시간: 1~4일

진행 방법

1. 진행자는 참여자에게 진행 방법과 주의사항을 설명한다.
2. 진행자는 참여자들에게 콩나물의 효능에 대해 설명한다.
   진행자: "여러분은 앞에 놓인 재료들을 사용해 콩나물을 키워보도록 하겠습니다. 콩나물은 유리 아미노산인 아스파라긴을 함유하여 피로회복에 좋은 음식입니다. 본인들이 직접 콩나물을 만들어보면서 시중 콩나물이 어떻게 자라는지 알아보는 시간을 가져볼까 합니다.
3. 진행자는 준비물을 참여자들에게 나눠준다.

순서	내용
❶	콩나물 콩을 반나절 이상 물에 불려 놓는다.
❷	페트병 두 개를 각각 반으로 잘라 아랫부분만 준비한다.
❸	한 개의 페트병 밑면에 송곳으로 구멍을 뚫어준다.
❹	구멍이 뚫리지 않은 페트병이 아래로 가도록 페트병 2개를 겹쳐준다(물 받침으로 사용하기 위함).

순서	내용
❺	불려놓은 콩을 페트병에 넣어 물을 충분히 부어준 뒤 햇빛이 들지 않도록 검정 비닐봉지로 덮어준다.
❻	아침, 저녁으로 콩나물에 물을 부어주고 4~5일이 지나면 콩나물이 자란다.

4. 진행자는 활동이 끝난 후 참여자들 개개인의 콩나물 무침을 만들어 보는 시간을 따로 가지거나 검정 비닐봉지에 담아 마무리하고, 보완해야 할 점과 좋았던 점을 참여자들과 의사소통할 시간을 마련한다.

▶ 응용활동

예시 1 콩나물 무침

※ 준비물: 콩나물(200g), 소금(1/4T), 고춧가루(1T), 다진마늘(1/2T), 다진파(1T), 참기름(1+1/2T), 참깨(1T)

순서	내용
❶	냄비에 물 300mL, 소금(1/3T)넣고 물이 끓으면 콩나물을 넣고 중간불로 4분간 삶는다.
❷	콩나물만 채로 건져 볼에 담고 준비한 양념을 넣고 버무린다.

▶ 고려 사항

- 송곳과 같은 뾰족한 도구 사용 시 다치지 않도록 주의한다.
- 진행자는 참여자들이 활동할 수 있는 장소를 마련한다.
- 진행자는 참여자들에게 흥미를 유발하고, 보조자는 활동에 제한된 참여자를 보조해 도움을 준다.

▶ 활동 사진

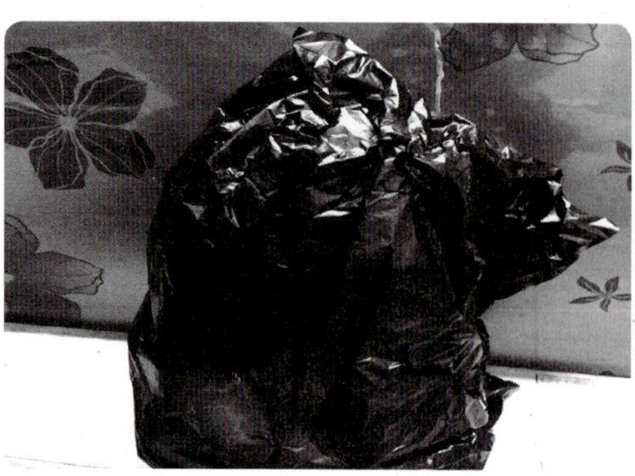

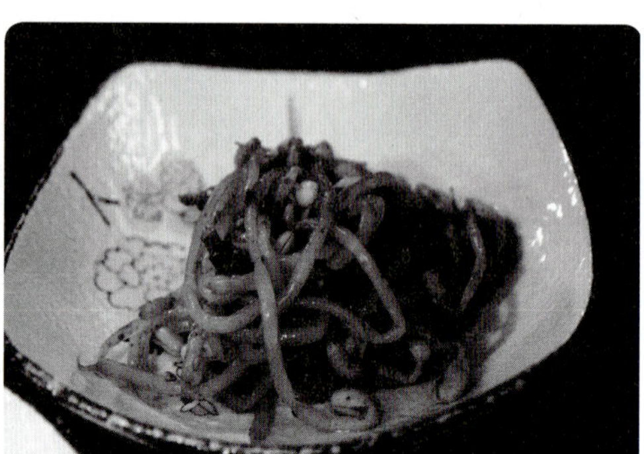

텃밭 가꾸기

☐ 신체운동기능 증진 ☐ 인지기능 증진 ☐ 지각기능 증진 ☐ 감각기능 증진
☑ 정서심리기능 증진 ☑ 사회관계 증진 ☑ 일상생활활동 수행 향상 ☐ 의사소통능력 증진

개요

'텃밭 가꾸기'는 주변에서 흔히 볼 수 있는 고추모종, 방울토마토 모종 등을 심어 재배하는 활동으로 사회적, 교육적, 심리적 혹은 신체적 적응력을 기르고 육체적 재활과 정신적 회복을 추구하는 전반적인 활동을 의미한다. 이 활동을 통하여 심리적인 안정을 얻음으로 우울증을 극복할 수 있으며 나아가 통증 감소의 효과도 있는 것으로 알려져 있다. 또한 누구나 쉽게 참여할 수 있고 직접 재배한 채소를 먹거나, 꽃을 봄으로서 성취감과 자존감을 고취시킬 수 있는 활동이다.

인원: 진행자 – 1명, 보조자 – 1명, 참여자 – 5명

준비물: 텃밭, 고추 모종, 방울토마토 모종, 채소씨앗, 퇴비, 비료, 모종삽, 큰삽, 괭이, 막대기(50cm), 노끈, 목장갑, 밑반찬, 밥, 퐁퐁, 수세미, 식기구(그릇, 수저)

소요시간: 약 2달

진행 방법

1. 진행자는 참여자들에게 활동의 진행방법에 대해 설명한다.

   진행자: "안녕하세요. 오늘은 텃밭 가꾸기 활동을 해보도록 하겠습니다. 한 달 정도의 활동이고, 거름을 주고 씨앗을 심어서 관리한 뒤 함께 채소를 먹어보는 활동까지 진행하도록 하겠습니다. 우선, 텃밭 주변의 잡초를 제거하겠습니다."

2. 텃밭 가꾸기 활동

순서	세부 내용	비 고
• 1회차(30분)		
❶	텃밭 주변의 잡초를 제거한 후, 큰 삽을 이용하여 고랑 중간에 퇴비가 들어갈 수 있도록 한다.	목장갑, 비닐장갑, 큰 삽, 퇴비
❷	퇴비를 골고루 뿌려주고 큰 삽을 이용하여 덮어준다.	

순서	세부 내용	비 고
• 2회차(1회기 진행 1주일 후, 30분)		
❸	모종삽을 이용하여 채소모종(고추, 방울토마토)을 심거나 채소씨앗을 뿌려준다.	모종삽, 채소모종
❹	채소 위에 물을 뿌려준다.	물주기
• 3회차(30분)		
❺	텃밭 테두리의 지점을 정하여 땅에 막대기를 꽂는다.	막대기, 노끈
❻	노끈을 이용하여 막대기 바깥쪽으로 테두리를 두른다.	
• 4회차(30분)		
❼	막대기를 땅에 꽂아주어, 막대기와 줄기를 노끈을 이용하여 묶어준다.	막대기, 노끈, 물주기
❽	물주기를 이용하여 모종에 물을 부어준다.	
• 5회차(70분)		
❾	전정가위와 손을 이용하여 채소를 수확한다.	전정가위, 바구니, 밑반찬, 밥, 수저, 접시
❿	채소를 바구니에 잘 정리한다.	
⓫	직접 재배한 채소들과 각자 한 가지씩 들고 온 밑반찬 등을 식탁에 준비한다.	
⓬	다함께 식사를 한 후, 설거지 및 뒷정리를 한다.	

3. 진행자는 주기적으로 참여자들이 관리할 수 있도록 지도하며 함께 재배한 채소를 다 함께 모여서 먹으면서 채소를 재배하면서 있었던 재미있었던 일, 어려웠던 일, 직접 재배한 채소의 맛 등에 대하여 이야기를 나눌 수 있는 의사소통의 장을 마련한다.

고려 사항

- 진행자는 도구(큰 삽, 모종삽, 괭이 등)를 사용하거나, 무거운 퇴비 사용 시 참여자들이 다치지 않도록 주의한다.
- 진행자는 휠체어를 이용하는 참여자들에게도 잡초를 담는 봉지들기, 채소에 물주기 등의 임무를 맡겨 다 함께 참여할 수 있도록 진행한다.
- 진행자는 참여자들에게 주기적으로 물을 주고 관리할 수 있도록 지도한다.
- 농약 사용 시 안전에 주의하고 특히 인지기능 저하 참여자들의 경우 보조자의 도움 하에 활동을 진행할 수 있도록 한다.

활동 사진

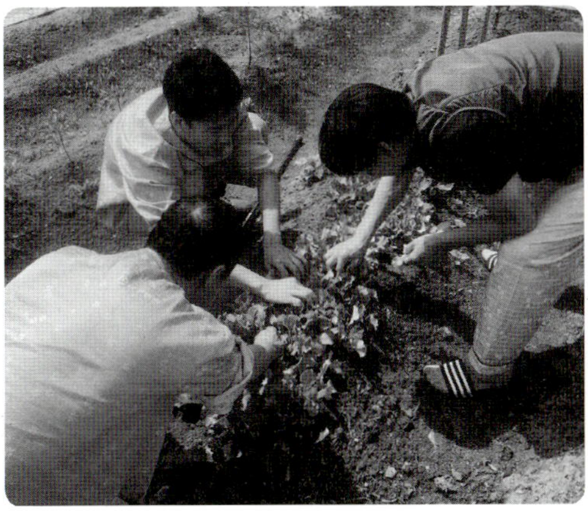

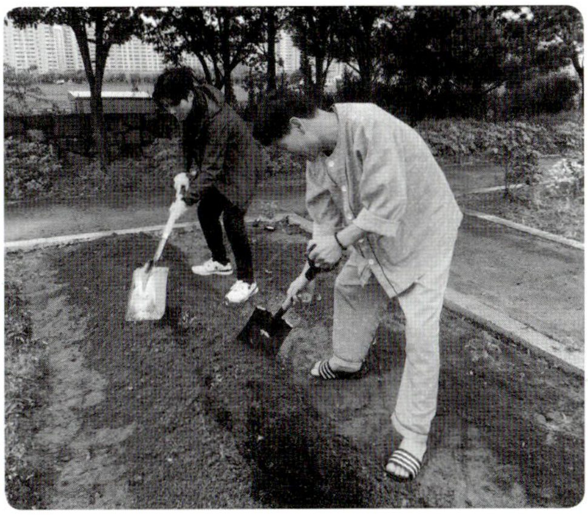

화분 가꾸기

☐ 신체운동기능 증진 ☐ 인지기능 증진 ☐ 지각기능 증진 ☐ 감각기능 증진
☑ 정서심리기능 증진 ☐ 사회관계 증진 ☑ 일상생활활동 수행 향상 ☐ 의사소통능력 증진

개요

'화분 가꾸기'는 꽃을 가꾸면서 몸과 마음의 병을 치료하는 심리요법인 원예치료의 한 종류이다. 꽃을 옮겨 심으며 심리적인 안정을 얻음으로 우울증을 극복할 수 있으며 나아가 통증 감소의 효과도 있는 것으로 알려져 있다. 또한 누구나 쉽게 참여할 수 있고 자신만의 화분을 보며 성취감과 자존감을 고취시킬 수 있는 활동이다.

인원: 진행자 – 1명, 참여자 – 4~5명, 보조자 – 1명

준비물: PET병(2L), 화분 받침대, 천, 배양토, 물, 모종삽, 깔개, 앞치마, 송곳, 칼, 팻말, 봉숭아 꽃, 앞치마, 꾸미기 재료(스티커, 유성매직 등)

소요시간: 40~60분

진행 방법

1. 진행자는 참여자들에게 활동의 진행방법에 대해 설명한다.
   진행자: "앞에 있는 봉숭아꽃을 화분에 옮겨 심고 가꾸는 활동을 하겠습니다. PET병을 꾸며 화분을 만들고 꽃을 옮겨 심은 다음 자신만의 이름을 붙여주면 되겠습니다. 활동을 시작하겠습니다."
2. 화분 가꾸기 활동

순서	내용
❶	PET병, 배양토, 물, 모종삽, 꽃 등 준비물을 테이블 위에 준비한다.
❷	PET병의 ⅓지점을 자른 후 바닥에 물이 빠질 구멍을 뚫어준다.
❸	PET병을 각자(조)의 개성에 맞도록 꾸민다.
❹	흙을 반 정도 채우고 잘 눌러준 다음 준비해온 꽃(식물)을 옮겨 심는다.
❺	이름을 정하여 팻말에 기입한 다음 완성된 화분에 꽂는다.

3. 완성된 화분의 모양과 이름에 담긴 의미, 이름을 지은 이유에 대해서 이야기하고 옮겨 심은 봉숭아꽃의 특징, 꽃의 개화시기, 꽃말 등에 대해 토의하는 시간을 가진다. 또한 활동을 하며 느꼈던 점, 좋았던 점에 대해 공유하는 시간을 가진다.

고려 사항

- 칼이나 송곳에 의해 다치는 일이 발생하지 않도록 주의한다.
- 진행자는 참여자들의 신체능력에 따라 역할을 적절히 배분하여 모든 참여자가 활동에 참여하도록 한다.

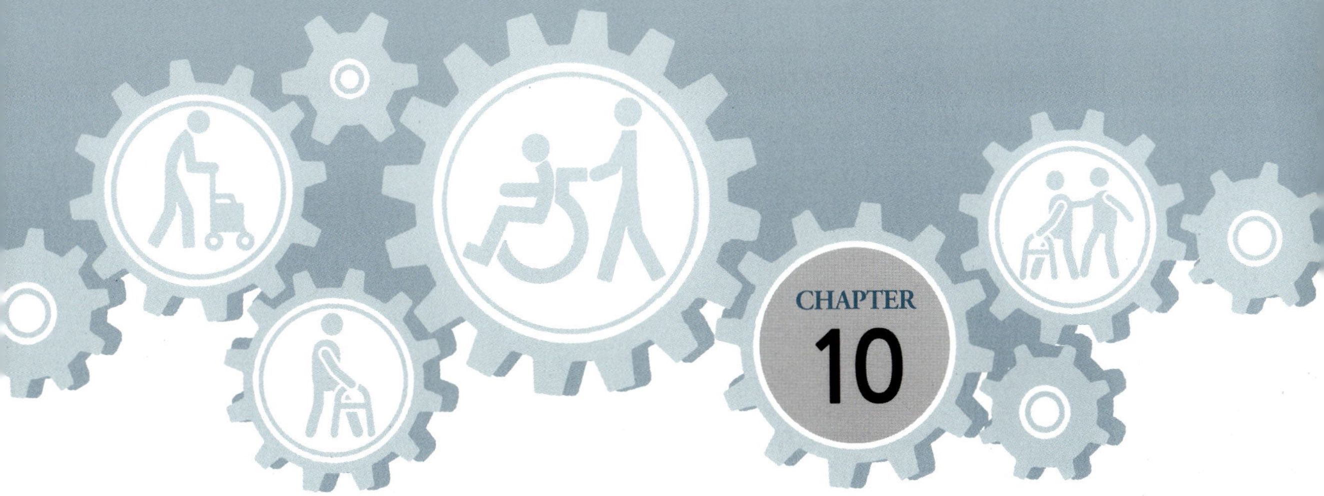

CHAPTER 10

요리하기

요리하기 활동을 하는 것은 참여자에게 긍정적인 의미를 부여할 수 있다. 친숙한 음식을 만들면서 자발적이고 능동적인 참여를 유발시킨다. 음식을 만드는 과정 안에서 서로 역할을 분담하여 타인과 함께 협동하고 배려하는 시간을 가질 수 있다. 또한, 결과물을 타인에게 선물하거나 성공적인 결과물에 대하여 성취감 및 자존감을 향상시킨다. 음식마다 본인만의 개성을 나타낼 수도 있으며 함께 나눠먹으면서 다른 참여자들과 소통하는 시간을 가지고 사회관계 증진에 긍정적인 영향을 줄 수 있다.

차례

김치전 만들기

☐ 신체운동기능 증진 ☐ 인지기능 증진 ☐ 지각기능 증진 ☐ 감각기능 증진
☑ 정서심리기능 증진 ☑ 사회관계 증진 ☑ 일상생활활동 수행 향상 ☑ 의사소통능력 증진

재료: (4인분 기준)

반죽	부침가루 1컵(100g), 물 2/3컵(140g), 달걀 1개(60g), 소금 1/4티스푼(1g), 식용유 3티스푼(39g)
주재료	배추김치 4장(100g), 다진 돼지고기(300g), 풋고추 1개(20g), 붉은 고추 1개(20g)

도구: 가스레인지 혹은 버너, 프라이팬, 뒤집개, 국자, 볼, 비닐장갑, 앞치마, 접시, 젓가락 혹은 포크

소요시간: 30분

진행 방법

1. 진행자는 진행 순서와 방법에 대해 설명한다.

   진행자: "안녕하세요. 오늘은 모두 같이 '김치전'을 만들어 보려고 합니다. 함께 역할을 분담하고 어려워하는 사람이 있으면 서로 도와가며 화합된 모습을 볼 수 있도록 기대하겠습니다. (김치전 만드는 순서와 방법에 대해 설명한다.)"

2. 김치전 만드는 방법

   ① 배추김치는 속을 털고 1cm 길이로 썬다.

   ② 풋고추와 붉은 고추는 길이 2cm, 두께 0.3cm 정도로 어슷 썬다.

   ③ 볼에 배추김치와 다진 돼지고기, 달걀, 부침가루, 소금을 넣고 물을 조금씩 부어가며 반죽을 한다.

   ④ 앞·뒤로 노릇하게 지져낸 후 보기 좋게 접시에 옮겨 담는다.

※ 응용활동: 부추전, 해물파전 등

활동 사진

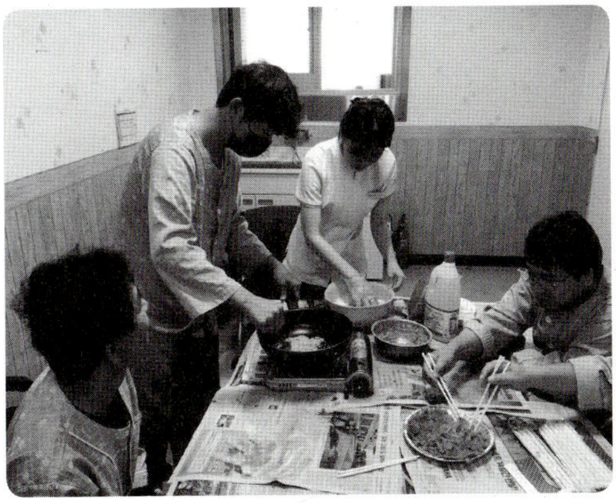

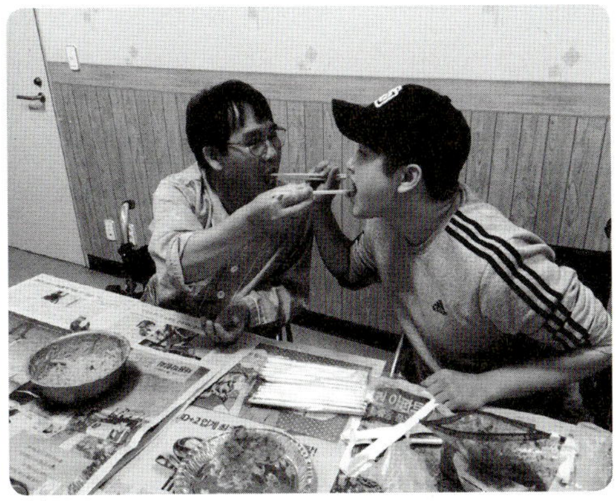

주의 및 고려사항

| 활동 시작 전 |

- 요리하기 진행 전 참여자의 기능수준을 고려하여 도구와 환경을 준비한다.
- 참여자들의 수준을 고려하여 자리를 배치한다.
- 재료는 미리 준비를 해둔다(야채 썰어두기 등).
- 화상, 칼, 채칼, 가위 등의 사용에 대한 안전사고 예방교육을 실시한다.
- 가스버너, 가스레인지, 전자레인지 등의 사용 시 화재에 주의한다.

| 활동 진행 중 |

- 신체적 기능 수준이 저하된 참여자에게는 담당 보조자를 지정해준다.
- 인지기능 수준이 저하된 참여자에게는 언어적인 단서를 준다.
- 일회용 장갑, 앞치마를 착용하고 손을 깨끗이 씻어 손 위생 및 청결에 유의한다.
- 최대한 참여자가 활동에 참여할 수 있도록 진행한다.
- 참여자들의 컨디션, 진행속도를 고려하여 진행한다.
- 참여자들 간에 원활한 소통의 기회를 마련한다.

| 활동 종료 후 |

- 요리활동에 대한 소감 및 경험을 공유하는 시간을 가진다.
- 완성품과 함께 사진촬영 시간을 가진다.

도시락 만들기

☐ 신체운동기능 증진 ☐ 인지기능 증진 ☐ 지각기능 증진 ☐ 감각기능 증진
☑ 정서심리기능 증진 ☑ 사회관계 증진 ☑ 일상생활활동 수행 향상 ☑ 의사소통능력 증진

김밥 만들기

- **재료:** (4인분 기준)
  밥, 소금, 식용유, 올리고당, 통깨, 참기름, 오이 2개, 김밥 햄 2팩, 단무지, 당근 2개, 맛살(크래미 종류), 직사각형 어묵 3장, 계란 8개
- **도구:** 프라이팬, 주걱, 식칼, 김밥 포장용기(포장지), 김 발, 일회용 접시, 일회용 장갑, 일회용 비닐봉지, 도마, 채칼
- **소요시간:** 60분

진행 방법

1. 진행자는 '김밥 만들기' 활동에 대하여 설명하고, 활동 전 참여자들의 손 위생 및 청결에 유의한다.
   진행자: "오늘은 시중에서도 흔히 팔고 먹을 수 있는 김밥을 만들어볼까 합니다. 제가 준비한 재료들과 참여자 분들이 준비해온 물품들을 활용하여 진행해 볼까 합니다. 활동 중간 궁금한 사항이 있으면 질문해주세요."
2. 김밥 만드는 방법
   ① 계란 소금 4꼬집과 설탕 1/3 스푼을 넣어 잘 섞은 후 프라이팬에 지단을 부쳐 얇게 돌돌 말아 채 썰어준다.
   ② 크래미를 잘게 찢어 식용유를 살짝 둘러 노르스름하게 볶아준다.
   ③ 김밥 햄은 뜨거운 물에 한번 데치고 식용유를 두르고 노르스름하게 구워준다.
   ④ 당근은 채칼을 이용해 손질한 뒤, 소금을 2꼬집 넣고 숨이 죽을 때까지 볶아준다.
   ⑤ 채 썬 어묵을 뜨거운 물에 데치고 식용유를 두르고 볶다가 올리고당과 간장 1스푼을 넣고 마무리해준다.
   ⑥ 밥이 완성되면 고루 섞어주고 간 통깨와 참기름, 소금을 넣고 잘 섞어준다.

⑦ 완성된 재료들을 옆에 두고, 김밥 김의 거친 면에 밥을 얇게 펴고 그 위에 재료들은 가지런히 놓아준다.

⑧ 김밥을 돌돌 말아서 김발로 꾹꾹 눌러준 뒤 썰어서 완성한다.

유부초밥 만들기

▶ **재료:** (4인분 기준)
유부, 밥, 소고기, 당근, 양파, 스팸, 참치, 시판용 후리가케, 배합초 등

▶ **준비물:** 양푼이, 숟가락, 주걱, 칼, 도마, 비닐장갑, 앞치마, 접시 등

▶ **소요시간:** 30분

▶ 진행 방법

1. 진행자는 '유부초밥 만들기' 활동에 대하여 설명하고, 활동 전 참여자들의 손 위생 및 청결에 유의한다.
   진행자: "오늘은 여러 재료들을 활용해 유부초밥을 만들어보는 활동을 하겠습니다. 참여자분들 각자 재료를 선택하여 만들어주시면 됩니다. 활동을 시작하기 전에 먼저 손을 깨끗이 씻은 후 활동을 시작하도록 하겠습니다."
2. 유부초밥 만드는 방법
   ① 당근, 양파 등 채소를 잘게 썰어준다.
   ② 소고기, 스팸 등 넣을 재료를 잘게 썰어준다.
   ③ 기름을 넣지 않은 마른 프라이팬에서 채소를 약불로 볶는다.
   ④ 식용유를 넣고 프라이팬에 스팸을 약불로 볶는다.
   ⑤ 재료를 밥에 넣고 같이 섞는다.
   ⑥ 유부피에 밥을 채워 넣는다.

▶ 활동 사진

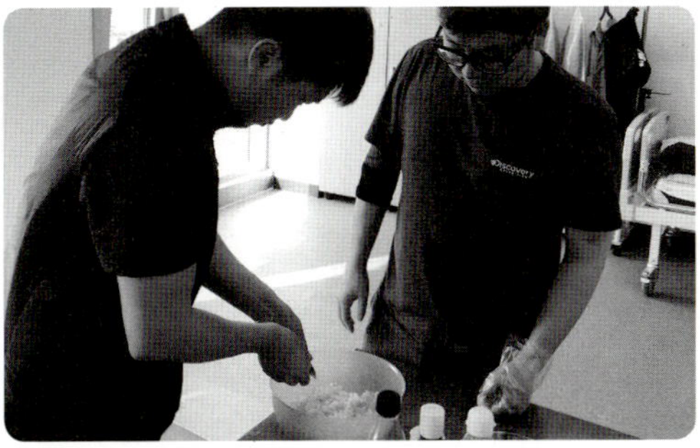

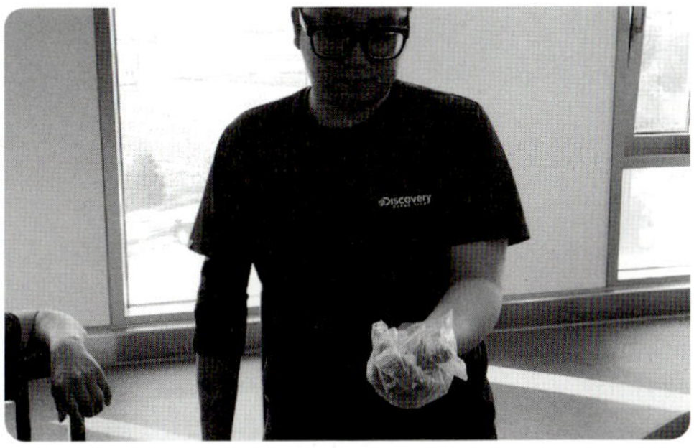

주먹밥 만들기

- **재료:** (2인분 기준)

  밥(330g), 캔 참치 1통(150g), 김자반(10g), 부추(15g), 마요네즈(2큰술), 참기름(1/2큰술), 검은깨(1/2큰술), 깨(1/2큰술), 후춧가루 약간, 소금
- **부재료:** 토핑용 마요네즈, 통깨, 검정깨 약간씩

  (단, 신행자에 따라 수먹밥 안에 들어가는 재료가 변경 가능)

  ※ 재료: 참치, 베이컨, 소고기, 스팸 등
- **준비물:** 양푼, 도마, 칼, 숟가락, 일회용 장갑, 체, 접시
- **소요시간:** 30분

진행 방법

1. 진행자는 '주먹밥 만들기' 활동에 대하여 설명하고, 활동 전 참여자들의 손 위생 및 청결에 유의한다.

   진행자: "오늘은 주먹밥을 만들어 보도록 하겠습니다. 참여자들은 손을 청결하게 씻은 후 시작하도록 하겠습니다."
2. 주먹밥 만드는 방법

   ① 캔 참치를 체에 받친 다음 꾹꾹 눌러 기름기를 제거한다.

   ② 부추는 송송 썰어 준비한다.

   ③ 밥에 기름기를 쏙 뺀 참치, 김자반, 다진 부추, 통깨, 검정깨, 마요네즈를 넣어 고루 섞는다.

   ④ 참기름, 후춧가루도 넣어준다(필요에 따라 소금간을 해준다).

   ⑤ 한 스푼 정도의 밥을 떠 올려 뭉친 다음 동그랗게 둥글린다.

   ⑥ 접시에 담고 마요네즈를 뿌리고 통깨와 검정깨를 뿌리면 완성이다.

※ 응용활동: 삼각김밥 등

샌드위치 만들기

☐ 신체운동기능 증진 ☐ 인지기능 증진 ☐ 지각기능 증진 ☐ 감각기능 증진
☑ 정서심리기능 증진 ☑ 사회관계 증진 ☑ 일상생활활동 수행 향상 ☑ 의사소통능력 증진

- **재료:** (4인분 기준)

  식빵 8장, 작은참치통조림 2캔, 큰 양파 1개, 스위트 옥수수 콘 작은 통 1개, 상추 8장, 치즈 4장, 마요네즈
- **준비물:** 양푼이, 숟가락, 주걱, 칼, 일회용 접시, 일회용 장갑, 일회용 앞치마, 물티슈, 샌드위치 포장용기(포장지)
- **소요시간:** 50분

진행 방법

1. 진행자는 '참치마요 샌드위치 만들기' 활동에 대하여 설명하고, 활동 전 참여자들의 손 위생 및 청결에 유의한다.

   진행자: "안녕하세요. 오늘은 참치와 마요네즈를 곁들인 샌드위치를 만들어 보도록 하겠습니다. 활동을 시작하기 전에 먼저 손을 깨끗이 씻은 후 활동을 시작하도록 하겠습니다."
2. 참치마요 샌드위치 만드는 방법

   ① 식빵 테두리를 칼(식빵용 칼)을 이용하여 자른다.

   ② 양파를 먹기 좋은 크기로 잘게 자른다.

   ③ 미리 기름기를 제거해둔 참치와 옥수수, 양파를 볼에 넣고 주걱을 이용하여 마요네즈와 함께 버무린다.

   ④ 식빵 위에 미리 손질해둔 상추 2장을 올린다.

   ⑤ 볼에 담긴 속재료를 숟가락을 이용하여 적당량 덜어 펴 바른다.

   ⑥ 치즈 1장을 올리고 식빵을 덮는다.

   ⑦ 완성된 참치마요 샌드위치를 먹기 좋은 크기로 잘라 접시에 두거나, 포장용기를 이용하여 포장한다.

※ 응용활동: 랩샌드위치, 모닝빵 샌드위치 등

케이크 만들기

☐ 신체운동기능 증진 ☐ 인지기능 증진 ☐ 지각기능 증진 ☐ 감각기능 증진
☑ 정서심리기능 증진 ☑ 사회관계 증진 ☑ 일상생활활동 수행 향상 ☑ 의사소통능력 증진

재료: 케이크 시트, 생크림, 장식용 초콜릿, 제철과일

준비물: 일회용 접시, 일회용 장갑, 일회용 앞치마, 물티슈, 깔개, 테이블

소요시간: 40분

진행 방법

1. 진행자는 케이크 만들기에 대해서 설명하고 활동 전 유의사항에 대해서 안내한다.
   진행자: "안녕하세요. 오늘은 초콜릿, 생크림, 여러 가지 과일을 이용하여 케이크를 만들어 보도록 하겠습니다. 활동을 시작하기 전에 먼저 손을 깨끗이 씻은 다음 활동을 시작하도록 하겠습니다."
2. 케이크 만드는 방법
   ① 테이블, 깔개 등 케이크를 만들기 위한 준비물을 준비한다.
   ② 케이크 시트 위에 생크림을 골고루 잘 덮어준다.
   ③ 초콜릿, 제철 과일 등을 이용하여 참여자들의 기호에 맞게 장식한다.

※ 응용활동: 컵케이크 만들기 등

제철 과일주스 만들기

☐ 신체운동기능 증진 ☐ 인지기능 증진 ☐ 지각기능 증진 ☐ 감각기능 증진
☑ 정서심리기능 증진 ☑ 사회관계 증진 ☑ 일상생활활동 수행 향상 ☑ 의사소통능력 증진

- **재료:** (4인분 기준)
  딸기 500g, 바나나 4개, 꿀 4~5 스푼, 얼음, 물 800mL
- **도구:** 일회용 장갑, 일회용 앞치마, 믹서기, 과도, 도마, 일회용 컵(인원수 만큼)
- **소요시간:** 25분

진행 방법

1. 진행자는 '제철 과일주스 만들기' 활동에 대하여 설명하고, 활동 전 참여자들의 손 위생 및 청결에 유의한다.
   진행자: "안녕하세요. 오늘은 제철 과일을 이용하여 맛있는 생과일주스를 만들어 보도록 하겠습니다. 활동을 시작하기 전에 먼저 손을 깨끗이 씻은 후 활동을 시작하도록 하겠습니다."
2. 제철 과일주스 만드는 방법
   ① 참여자들은 각자 1인 기준의 제철과일을 깍둑썰기로 잘라준다.
   ② 딸기, 바나나, 물 200mL, 얼음을 넣어준다(1인 기준).
   ③ 믹서기 뚜껑을 닫고 곱게 갈아준다.
   ④ 일회용 컵에 예쁘게 담아준다.
   ⑤ 참여자 한 명씩 돌아가면서 만든다.

CHAPTER 11

기타 활동

기타 활동은 미디어 활동 외 달력 만들기, 계획표 만들기 등의 생각하고 회상하는 시간을 가지며 자신의 감정이나 의견을 공유할 수 있는 활동들이다. 그리고 사회적으로 발생하는 핫 이슈에 대해 알아보고 일상으로 복귀 후 빠른 적응을 돕는 데 유익한 활동들이다.

차례

계획표 만들기

☐ 신체운동기능 증진 ☐ 인지기능 증진 ☐ 지각기능 증진 ☐ 감각기능 증진
☑ 정서심리기능 증진 ☐ 사회관계 증진 ☑ 일상생활활동 수행 향상 ☐ 의사소통능력 증진

개요

계획표 만들기 활동은 아들러의 생애진로사정 LCA 구조를 사용하여 참여자 자신이 원하는 앞으로의 방향을 잡을 수 있는 좋은 방법이다. 각 참여자들 자신의 생활에 맞추어 하루일과를 계획하고 실행하여 일주일을 기준으로 확인하는 과정으로 진행한다. 이 활동을 통하여 규칙적인 생활로 생활리듬을 맞추고 일상으로의 복귀 후 빠른 적응과 질적인 삶을 살아갈 수 있도록 도움을 줄 수 있다.

생애진로사정(LCA) 구조

구분	항목	내용
① 진로사정	직업경험	이전 직업, 가장 좋았던 점, 싫었던 점, 다른 직업에서의 경험
	교육	지금까지 받았던 교육 및 훈련에 대한 전반적인 평가, 지식/기술 기능의 수준이나 형태를 위한 교육 또는 훈련, 자격증
	여가활동	여가시간의 활용, 사회활동
② 전형적인 하루	내담자가 개인이 자신의 생활을 어떻게 조직하는지 발견	
	의존적–독립적 성격차원, 자발적–체계적 성격차원(양극차원)	
③ 강점 및 장애	내담자 스스로 생각하는 3가지의 주요 장점과 약점을 말함	
	현대 내담자가 직면하고 있는 문제나 환경적 장애를 탐구	
	극복하기 위해 가지고 있는 대처자원이나 잠재력을 탐구	
④ 요약	면접에서 얻은 정보(1, 2, 3)에 대하여 재차 강조하고 반복 확인	
	스스로 자신에 대해 알게 된 내용을 요약해보도록 함으로써 자기인식을 증진	
	목표달성 계획을 세우게 함	
	목표설정 또는 문제해결 연결	

인원: 진행자 – 1명, 보조자 – 1명, 참여자 – 3~5명

준비물: A4 용지, 사인펜, 색연필, 스티커, 연필, 지우개, 가위, 색종이 등

소요시간: 30분(계획표 만들기), 7일(계획표 실천 점검)

진행 방법

1. 진행자는 활동의 준비물을 나눠주고 진행방법과 주의사항을 설명한다.
   진행자: "오늘은 '계획표 만들기'라는 활동을 진행하겠습니다. 총 3가지의 질문(진로사정, 전형적인 하루, 강점 및 장애)을 하는데 제가 물어보는 질문들에 대하여 작성한 뒤 자신이 생활하고 있던 불필요한 시간들은 지우고 의미 있는 목표를 설정해주시면 됩니다. 그 후 계획을 A4 용지에 꾸미고 작성하면 계획표 만들기는 완성입니다."
2. 참여자는 앞에 놓여진 연필과 지우개를 사용하여 실제 이루어지고 있는 하루일과와 진행자의 질문에 대해 적어 본다.
3. 참여자는 현재 하루일과와 질문에 대한 답을 비교하고 불필요한 것들은 지운다.
4. 지우고 남은 일과를 기준으로 시간을 분배하여 하루일과를 정리한다.
5. 참여자는 A4 용지 2/3 정도의 크기로 종이에 동그라미 그린 후 동그라미 안에 시간을 표시하여 미리 정리해둔 일과를 적는다.
6. 꾸미기도구를 사용하여 일과표를 자신의 개성에 맞게 꾸민다.
7. 완성되면 일주일을 계획표대로 생활한다.
8. 계획을 세운대로 생활을 잘 하였는지 일주일 후에 확인하는 시간을 가지면서 효율적 또는 비효율적으로 사용한 시간들에 대해서 이야기하는 시간을 가진다.

응용활동

- 붙이는 계획표 만들기(단, 진행자 임의로 다양하게 적용 가능).

예시 붙이는 계획표 만들기

※ 준비물: 부직포, 숫자스티커, 가위, 글루건, 벨크로, 종이, 보드마카, 네임펜 등

순서	내용
❶	부직포를 적당한 크기로 잘라 판을 만든다.
❷	판 크기의 2/3 정도의 사이즈로 동그라미 모양을 자른 후 판에 붙인다.
❸	숫자스티커를 사용하여 동그라미 안에 시계를 만든다.
❹	일과시간에 맞춰 부직포를 잘라 동그라미를 나눈다.
❺	하루일과를 종이에 적어 해당 구역에 붙인다.

고려 사항

| 공통 |

- 가위나 칼 같은 도구 사용 시 안전에 주의하며, 손기능이 저하된 참여자는 보조자가 옆에서 보조한다.
- 인지기능이 저하된 참여자는 보조자가 옆에서 활동에 벗어나지 않게 보조한다.
- 편마비 참여자의 경우 글쓰기 보조도구(writing aid)를 적용한다.

예시

생활계획표

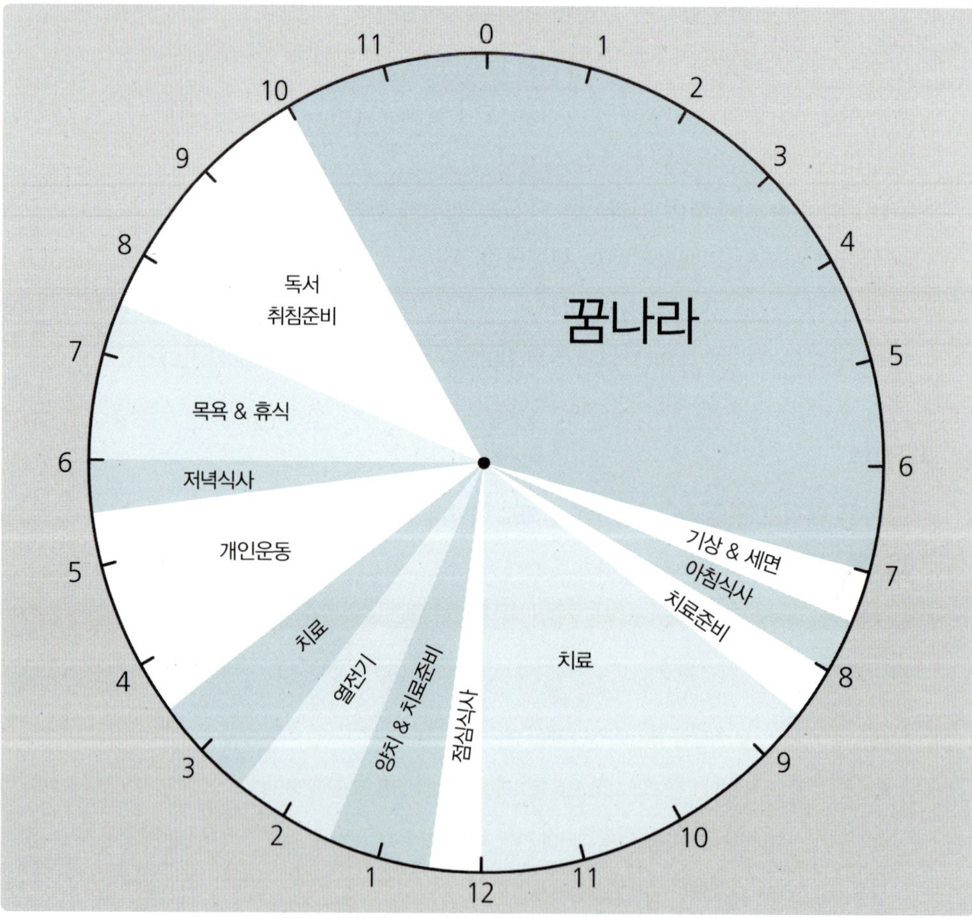

뉴스 공유하기

☐ 신체운동기능 증진 ☑ 인지기능 증진 ☐ 지각기능 증진 ☐ 감각기능 증진
☐ 정서심리기능 증진 ☑ 사회관계 증진 ☐ 일상생활활동 수행 향상 ☑ 의사소통능력 증진

개요

뉴스는 새로운 소식을 전해주는 방송으로 여러 분야의 종합적인 정보를 신속·정확하게 파악할 수 있다. 기사를 보고 사회변화에 관심을 갖게 함으로써 사회성을 증진시켜줄 수 있으며 요약 및 발표를 통한 의사소통능력까지 증진시킬 수 있다.

인원: 진행자 – 1명, 보조자 – 1명, 참여자 – 2~4명

준비물: 책상, 의자, 스마트폰 혹은 노트북(포털사이트를 통한 뉴스 기사), 기사 요약지

소요시간: 50분

진행 방법

1. 진행자는 '뉴스 공유하기' 활동에 대해 설명한다.
   진행자: "안녕하세요. 오늘은 네이버, 다음, 야후, 구글 등 포털사이트에서 뉴스 기사를 읽고 함께 공유해보려고 합니다. 스마트폰이나 노트북으로 각자 원하는 기사를 선택해서 요약지에 정리를 하고 발표해보도록 할게요." (진행자는 최근 대두되는 기삿거리를 미리 준비하여 진행하여도 좋고, 참여자들이 직접 다양한 분야의 기사를 찾아서 진행하는 방법도 좋다.)
2. 참여자들은 10분간 원하는 기사를 선택하여 읽는다.
3. 진행자는 10분 후 기사 읽기를 중단시키고 기사 요약지를 나누어 준다.
4. 참여자들은 형식에 맞춰 15분간 기사를 요약하여 정리한다.
5. 함께 기사에 대한 의견을 공유하고 토론하는 시간을 가진다.
   진행자: (토론 후) "오늘 많은 기사들을 접해 보았는데요. 서로 정말 유익한 소식들을 전해 주었습니다. 좋은 정보를 가르쳐주어 감사하다는 말을 나누고 가장 유익하고 핵심을 잘 찾아 공유해준 참여자 *** 님에게 오늘의 기자 왕으로 선정하여 박수를 치며 마무리하도록 하겠습니다."

고려 사항

- 언어장애가 있는 참여자는 보조자가 대신 읽고 공유할 수 있도록 한다.
- 기사를 읽는 시간이 오래 걸리는 참여자들이 있다면 읽고 요약하는 시간을 더욱 늘려 준다.
- 글을 읽기에 제한이 있는 참여자는 뉴스 방송 프로그램으로 대체하여 기사를 접하도록 한다.
- 폭력적·선정적 단어 사용을 자제시키고 바람직한 언어 사용을 유도한다.
- 참여자들에게 적극적 경청과 공감적 수용 자세를 유도한다.
- 진행자는 참여자들이 정치적이거나 개인적인 의견으로 충돌이 일어나지 않도록 중재한다.

기사 요약지

분야		정치 · 경제 · 사회 · 스포츠 · 자동차 · 생활/문화 · 세계 · IT/과학 · 연예 · 기타
제목		
핵심내용	누가	
	언제	
	어디서	
	무엇을	
	어떻게	
	왜	
요약		
나의 생각		

달력 만들기

☐ 신체운동기능 증진 ☑ 인지기능 증진 ☐ 지각기능 증진 ☐ 감각기능 증진
☑ 정서심리기능 증진 ☐ 사회관계 증진 ☑ 일상생활활동 수행 향상 ☐ 의사소통능력 증진

개요

'달력 만들기'는 다양한 참여자들이 한 달의 달력을 만들고 꾸미는 활동이다. 날짜를 적는 과정에서 지남력, 순서화, 개념 형성 등에 대해 도움이 되며 기념일에 있었던 재미있는 이야기 혹은 쉽게 경험하기 힘든 특별한 일화를 나누며 심리적 안정을 얻도록 한다. 또한 앞으로의 계획, 꼭 해보고 싶은 일들을 달력에 적고 삶을 설계하며 미래에 대한 설렘으로 즐거운 삶을 살아갈 수 있는 원동력이 되고 심리적 안정 효과도 기대할 수 있는 활동이다.

- **인원:** 진행자 – 1명, 보조자 – 1명, 참여자 – 4명
- **준비물:** 4절지, 사인펜, 색연필, 가위, 풀, 매직, 풀, 꾸미기 재료(리본, 나비, 하트, 꽃, 구름 모양 스티커)
- **소요시간:** 40분

진행 방법

1. 진행자는 준비물 거치 등 활동을 위한 준비를 한다.
2. 진행자는 참여자들에게 활동에 대해 설명하고 파트를 나눈다.
   진행자: "달력 만들기를 해보겠습니다. □월의 달력을 만들어 볼건데 달력이 완성되고 나면 여러분들은 그 달에 계획되어 있는 일들을 달력에 적어주시면 되겠습니다. 그러면 활동 진행하겠습니다."
3. 달력 만들기

순서	내용
❶	4절지 위에 틀을 그린다.
❷	월, 일, 요일을 나누어 표시한다.
❸	참여자들은 기념일이나 향후 하고 싶은 일, 계획된 일정 등을 기록한다.
❹	각 컨텐츠 별로 꾸미기 재료를 이용하여 알맞게 꾸민다.

4. 활동이 종료된 후 진행자는 참여자들이 앞으로 삶에 대한 미래의 계획, 달력의 기념일에 있었던 재밌는 에피소드, 국가지정기념일의 의미 등을 공유할 수 있는 시간을 가지도록 유도한다.

응용활동

- 1~12월 달력 만들기
  - 연중 달력을 만드는 활동을 한다. 연중 기념일, 특별한 계획, 앞으로 해보고 싶은 일을 적는 활동을 한다.
- 역사달력 만들기
  - 각 일자별로 과거에 있었던 역사적인 날들(3.1절, 3.15 부정선거, 4.19 혁명, 6.25 전쟁 정전협정일 등)을 달력에 기록하며 우리의 역사를 되새기는 시간을 가진다. 정보가 부족할 시 인터넷 검색엔진을 활용한다.
- 여행달력 만들기
  - 참여자가 가고 싶은 국·내외 지역의 여행계획을 세운다. 최소단위는 4박 5일이며 1일차 여행 출발일부터 실제 동일하게 작성하도록 한다. 모두 작성한 참여자는 다른 참여자와 자신의 여행계획에 대해서 공유하는 시간을 가진다.

고려 사항

| 공통 |

- 가위 사용 시 다치지 않도록 주의한다.
- 인지 또는 손 기능에 저하가 있는 참여자는 진행자 또는 보조자가 힌트를 주며 진행하도록 한다.
- 달력에 계획을 적을 때는 실현가능한 것으로 적으며 참여자들이 계획을 실행하지 못해 좌절하는 경우가 없도록 한다.

예시

5월

일	월	화	수	목	금	토
		1	2	3	4	5
						어린이날
6	7	8	9	10	11	12
		어버이날	결혼기념일			
13	14	15	16	17	18	19
		스승의 날				
20	21	22	23	24	25	26
		석가탄신일		일본여행 출발		귀국
27	28	29	30	31		

동영상 시청하기

☐ 신체운동기능 증진 ☑ 인지기능 증진 ☐ 지각기능 증진 ☐ 감각기능 증진
☑ 정서심리기능 증진 ☐ 사회관계 증진 ☐ 일상생활활동 수행 향상 ☑ 의사소통능력 증진

개요

동영상 시청하기는 다양한 영상을 통해 기본적인 시사, 상식 등 사회관계 증진에 있어서 효과적이고, 영상 시청을 통해 참여자들의 역사적인 인식, 흥미 유발, 정서심리 기능증진에 효과적인 활동이다. 또한 동영상 시청 후 언어, 상상력과 사고의 증진도 함께 동반할 수 있다.

- **인원:** 진행자 – 1명, 참여자 – 5~10명
- **준비물:** USB, 텔레비전, 동영상매체(유튜브 영상, 영화 등)
- **소요시간:** 30~60분

진행 방법

1. 진행자는 참여자에게 시청할 영상을 소개한다.

   진행자: "오늘은 역사에 관한 영상을 볼까 합니다. 우리들의 역사를 한번 되새겨보고 생각해보는 시간을 가지도록 하겠습니다. 영상을 모두 시청 후 몇 가지 질문을 제가 하도록 하겠습니다. 집중해서 시청해주세요."
2. 진행자는 참여자들이 집중할 수 있도록 조명을 조절한다.
3. 진행자는 30분 동안 시청 후 5분 정도 쉬는 시간을 두고 시청한다.
4. 진행자는 영상을 모두 시청 후 퀴즈를 낸다.

   예시

   ① 임진왜란이 일어난 해는 언제입니까?

   → 1592년

   ② 임진왜란 당시 3대 대첩은 무엇입니까?

   → 진주대첩, 행주대첩, 명량대첩

   ③ 거북선이 최초로 출현한 전투는 무슨 전투입니까?

→사천해전

④ 이순신 장군이 13척의 배로 133척 배를 울돌목에서 제압한 해전은 무엇입니까?

→명량해전

⑤ 임진왜란 당시 최초로 승리한 해전은 무엇입니까?

→옥포해전

5. 진행자는 참여자들과 역사에 관한 얘기를 공유하고 그 당시 상황을 되돌아보는 시간을 마련한다.

응용활동

- 다양한 영상들을 준비해 이야기하는 시간을 마련한다.

프로그램	논의점
명량 (영화)	우리들이 알고 있던 역사적인 사실과 그 당시 시대적 배경의 상황을 고려해보며 우리 선조들의 삶을 알아보고 이순신 장군의 업적을 되돌아보는 시간을 가져보는 시간을 갖도록 하겠습니다.
세상을 바꾸는 시간 15분	본인들의 하루 일과에 있어 깊게 생각해본 적 있습니까? 아마 다들 흘러가는 시간 속에 지내는 사람들이 대부분일 것입니다. 그런 삶보다 본인들의 하루 일과를 체계적으로 정리해나가 하루를 보내 보는건 어떨까요? 지금 보실 영상을 다른 사람들의 세상을 바꾸는 시간은 어떤지 한 번 보도록 하겠습니다.
유튜브 영상 (예: 나 혼자 산다)	살다보면 혼자 지내는 시간들이 많습니다. 다른 사람들은 어떻게 혼자만의 시간을 보내고, 그중 연예인들은 어떻게 지내는지 본인의 삶과 연관지어 생각해보는 시간을 갖도록 하겠습니다.

※ 주제: 역사, 시사, 영화, 유튜브 영상 등 다양한 매체활용(진행자 임의로 변경 가능)

고려 사항

| 공통 |

- 진행자는 참여자들이 집중할 수 있는 장소를 마련한다.
- 정치적으로 문제가 되거나 폭력적, 선정적인 영상들은 제외한다.
- 진행자는 참여자들이 시각적으로 집중할 적당한 시간을 두고 영상을 시청하도록 한다.

영상 감상문

제목	
느낀점	
비고	

일상생활 꿀팁 공유하기

☐ 신체운동기능 증진 ☐ 인지기능 증진 ☐ 지각기능 증진 ☐ 감각기능 증진

☐ 정서심리기능 증진 ☑ 사회관계 증진 ☑ 일상생활활동 수행 향상 ☑ 의사소통능력 증진

개요

'꿀팁 공유하기'라는 활동은 참여자들 개인의 생활 속에서 사용하는 나만의 팁 또는 자신이 경험한 재활치료 중 도움이 되었던 효과성을 공유하는 활동으로 서로의 비슷한 상황을 이해하고 생활 속 팁을 공유하여 일상을 더 윤택하게 살아 갈 수 있게 환경을 제공하여 일상생활활동 수행 향상에 도움을 줄 수 있다.

- **인원:** 진행자 – 1명, 참여자 – 4~6명
- **준비물:** A4 용지, 연필, 지우개
- **소요시간:** 30분

진행 방법

1. 진행자는 활동의 진행방법을 설명한다.
   진행자: "오늘은 우리가 자신의 삶속에서 얻은 팁을 참여자들에게 발표하여 서로 공유하는 시간을 가지겠습니다. 15분 동안 자신의 경험들 중에서 예를 들어 손에 힘이 없는 참여자일 경우 신발을 신을 때 항상 가지고 다니는 카드로 구두주걱처럼 사용하는 등 유용한 팁을 최소 다섯 개 이상 종이에 적고 참여자들 서로 공유하는 시간을 갖도록 하겠습니다. 지금부터 작성해 주세요."
2. 참여자는 자신의 생활 속 팁들을 생각하여 종이에 작성한다.
3. 작성을 끝마친 참여자들은 진행자의 주도하에 발표를 시작한다.
4. 참여자들 서로 일상생활 속 팁들의 발표가 끝난 후 참여자 개인 이외의 팁 중에 가장 참신했던 것이 무엇인지, 또 팁을 어떻게 변형해서 사용하면 더 좋을지에 대하여 의사소통의 장을 마련한다.

응용활동

- 꿀팁 대방출 전단지 만들기

  참여자들의 다양한 팁 중 베스트5을 선정해 전단지 같이 만들어 우리 그룹 참여자뿐만 아니라 많은 사람들에게도 공유할 수 있게 종이에 작성하여 치료실 벽면에 붙여놓는 응용활동이다.

  ※ 준비물: 4절지, 보드마카, 색연필, 사인펜, 색종이, 가위, 칼 등

꿀팁 대방출

1 신발신기

설명 손가락에 힘이 없는 사람은 카드를 활용하여 구두주걱처럼 사용한다.

2 머리묶기

설명 긴머리의 여성일 경우 머리를 돌돌 말아 집게를 사용하여 머리를 묶는다.

3 밥먹기

설명 숟가락 사용이 가능한 사람은 포크수저를 이용해 식사할 때 용이하게 사용한다.

4 등닦기

설명 균형이 있는 사람은 벽에 타올을 두고 등을 위아래로 움직이며 사용한다.

5 세수하기

설명 선자세 또는 앉은자세로 세숫대야의 위치를 같게 하여 얼굴을 넣고 도리도리한다.

추가예시

- 양말신기
- 스마트폰 사용하기
- 걷기(편마비 참여자)
- 휠체어타기(척수손상 참여자)
- 언어(실어증 참여자)

고려 사항

- 손기능이 저하된 참여자는 펜 홀더(pen holder)를 사용하여 보조한다.
- 인지기능이 저하된 참여자는 진행자가 옆에서 활동에 벗어나지 않게 보조한다.
- 응용활동 시 가위와 칼 같은 도구 사용의 안전에 주의한다.

일상생활 꿀팁 공유하기

분야	기본적 일상생활 · 수단적 일상생활 · 여가 · 교육 · 사회적 참여 · 수면과 휴식 · 놀이 · 일	
목록	방법 1	
	방법 2	
	방법 3	
	방법 4	
	방법 5	
주의 사항		

추억 사진첩 만들기

☐ 신체운동기능 증진 ☐ 인지기능 증진 ☐ 지각기능 증진 ☐ 감각기능 증진
☑ 정서심리기능 증진 ☑ 사회관계 증진 ☐ 일상생활활동 수행 향상 ☑ 의사소통능력 증진

개요

'추억 사진첩 만들기'는 몇 달 동안 해온 프로그램 사진, 꾸미기 재료 등을 이용하여 사진첩을 만드는 활동이다. 참여한 다양한 프로그램을 회상해보며 그에 따른 참여자들 간에 의사소통을 통하여 사회화 기능 및 유대감 향상에 도움을 준다. 응용활동으로 제일 기억에 남는 활동을 사진과 꾸미기 재료를 이용하여 '액자 만들기' 활동을 활용하여도 좋다.

인원: 진행자 – 1명, 보조자 – 1명, 참여자 – 4~6명

준비물: 추억 사진첩(샘플), 사진첩 틀, 꾸미기 재료(색종이, 사인펜, 색연필, 볼펜, 스티커 등), 인화사진, 가위, 풀 등

소요시간: 40분

진행 방법

1. 진행자는 미리 사진첩 틀을 만들어 준비하고 책상에 준비물을 올려둔다.
2. 진행자는 참여자들에게 활동에 대해 설명한다.
   진행자: "오늘은 우리가 참여한 다양한 프로그램에 대하여 회상하는 시간을 가지고 지금까지 찍었던 사진들과 꾸미기 재료를 이용하여 '추억의 사진첩'을 만들어 보도록 하겠습니다."
3. 진행자는 미리 인화해온 사진들을 참여자들과 함께 보면서 기억 회상하는 시간을 가질 수 있도록 진행한다.
4. 추억의 사진첩 만들기

순서	내용
❶	참여자들은 활동 순서대로 혹은 본인이 제일 기억에 많이 남는 순서대로 사진첩 틀에 한 장씩 붙인다.
❷	사진 옆에 어떤 활동이었는지, 활동했을 때 있었던 에피소드를 간단하게 작성한다.
❸	꾸미기 재료를 사용하여 추억의 사진첩을 만든다.

5. 활동이 종료된 후 진행자는 참여자들 각자 추억 사진첩의 순서를 어떤 기준으로 만들었는지, 가장 기억에 남는 활동에 대하여 발표하고 서로 나눌 수 있는 시간을 마련한다.

응용활동

- 추억액자 만들기

예시 추억액자 만들기 활동

※ 준비물: 추억 액자(샘플), 액자틀, 꾸미기 재료(색종이, 골판지, 사인펜, 색연필, 볼펜, 스티커 등), 인화사진, 가위, 풀 등

순서	내용
❶	참여자들은 활동 순서대로 혹은 본인이 제일 기억에 많이 남는 활동에 대하여 이야기를 나눈다.
❷	액자틀을 각자 취향에 맞게 꾸미기재료를 이용하여 꾸민다.
❸	액자틀 위에 가장 기억에 남는 활동사진을 붙이고 활동에 대한 에피소드 등을 작성한다.

고려 사항

| 공통 |

- 가위 사용 시 다치지 않도록 안전에 주의한다.
- 진행자는 모든 참여자가 대화에 참여할 수 있도록 진행한다.
- 양손 사용이 어려운 참여자들은 꾸미는 활동 중 보조자가 보조하여 진행한다.

통증 완화법

☑ 신체운동기능 증진 ☐ 인지기능 증진 ☐ 지각기능 증진 ☑ 감각기능 증진
☑ 정서심리기능 증진 ☐ 사회관계 증진 ☐ 일상생활활동 수행 향상 ☐ 의사소통능력 증진

개요

'통증 완화법'이라는 활동은 참여자들이 서로 알고 있는 해소법을 공유하거나 진행자의 지도하에 다양한 부위 통증을 해소법을 공유하는 활동이다. 이 활동으로 참여자들 간의 흥미유발, 친밀감 통증을 해소함으로써 정서 심리의 안정감을 증진시킬 수 있고, 또한 여러 자극을 통해 감각기능 증진에 도움을 줄 수 있다.

- **인원:** 진행자 – 1명, 보조자 – 2명, 참여자 – 4~5명
- **준비물:** 매트, 짐볼, 치료용 막대(thera bar), 수건
- **소요시간:** 30분

진행 방법

1. 진행자는 활동의 진행방법과 주의사항을 설명한다.
2. 진행자는 참여자에게 통증부위에 관한 해소법을 설명한다.
   진행자: "오늘은 참여자들 간의 통증해소법을 공유해보는 시간을 가져볼까 합니다. 목, 어깨, 허리, 손 등 여러분들이 알고 있는 방법과 제가 알고 있는 방법과 참여자 여러분이 알고 있는 방법들을 공유하면서 서로에게 직접 적용해보도록 하겠습니다."
3. 진행자는 보조자와 함께 참여자들 간의 활동에 적합한 장소로 이동한다.
   ※ 이동시 도움이 필요한 참여자는 보조자가 옆에서 보조한다.
4. 진행자는 참여자들과 정해진 매트에서 각자 알고 있었던 통증 해소법을 공유한다.
5. 진행자는 보조자와 함께 참여자들을 보조해 활동을 진행한다.
6. 진행자는 참여자들과 활동 도중 어려웠던 점과 도움이 됐던 점을 이야기하는 의사소통의 장을 마련한다.

통증완화법

구분	사진	방법
목통증 해소법	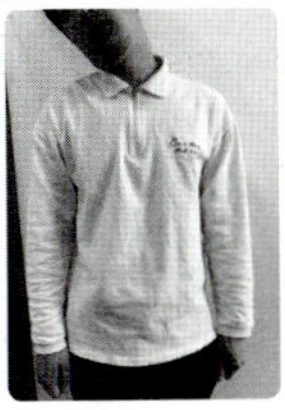 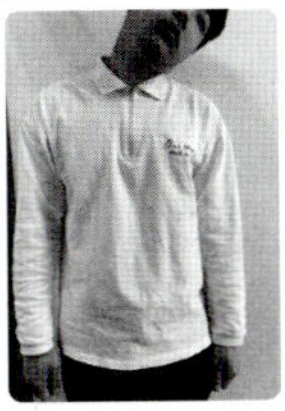	1. 목을 좌우로 천천히 넘긴다(5초 정도씩 교대로 5회).
	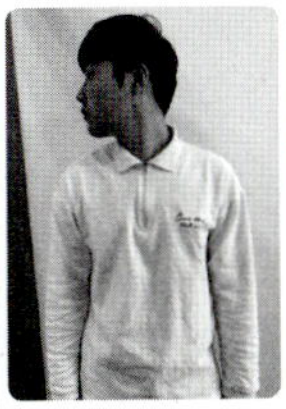 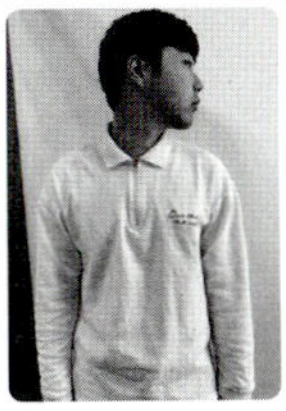	2. 얼굴을 좌우로 천천히 돌린다(목 근육이 조금 당기는 위치까지 1초씩 교대로 5회).
	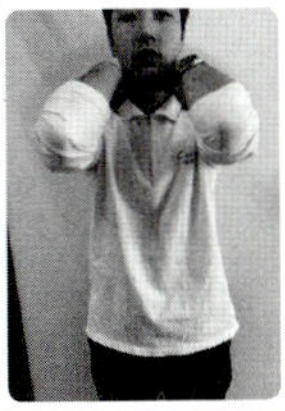 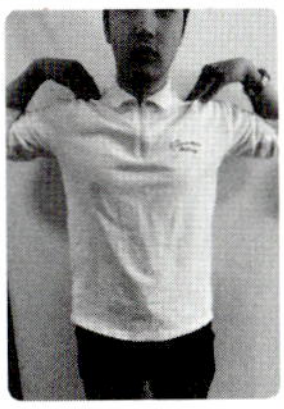	3. 어깨를 크게 천천히 돌리기(앞 돌리기와 뒤 돌리기를 5회씩)
어깨통증 해소법	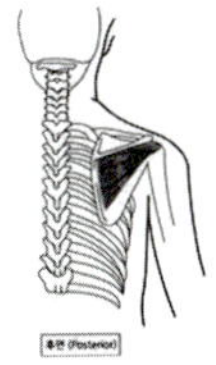 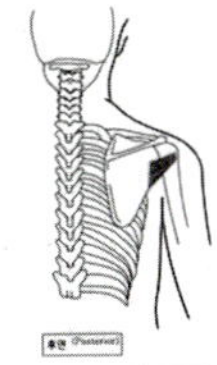 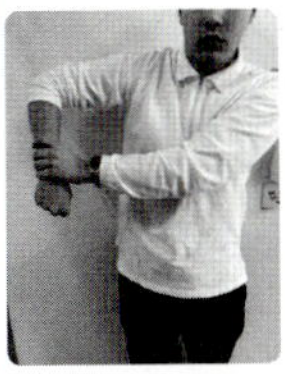 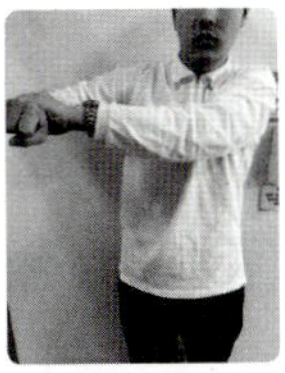	평소 어깨 통증이 심한 사람은 이 근육들에 주목할 필요가 있다. 극하근과 소원근이 뭉쳐 짧아지게 되면 팔뼈를 어깨뼈 쪽으로 많이 당기게 되고 관절의 공간이 좁아져 충동을 일으킨다. 1. 한쪽 팔을 직각으로 구부린 채로 벽에 대준다. 2. 나머지 손으로 팔을 아래로 내려주면서 어깨 뒤쪽이 스트레칭되는 것을 느낀다. 3. 이와 같은 동작을 총 15초 3세트로 진행한다.
허리통증 해소법	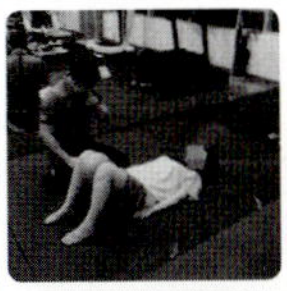 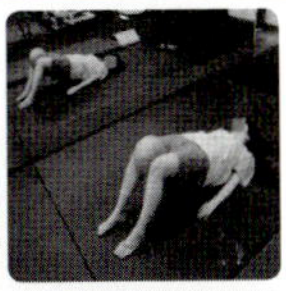 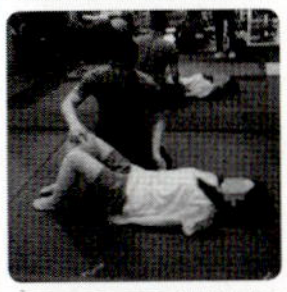 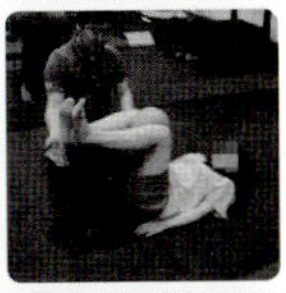 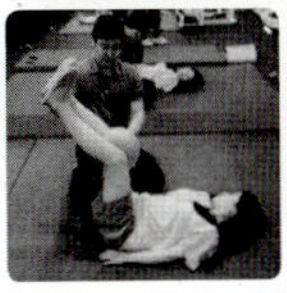 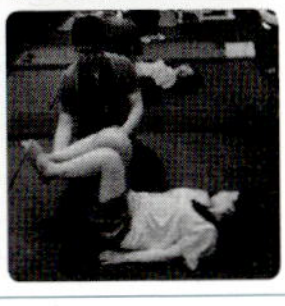	1. 매트에 누워 무릎은 구부린 채 다리 사이에 공을 넣는다. 2. 엉덩이를 들어올려 실시(10개 3세트로 시행) 3. 무릎을 구부린 채 발을 하늘을 향해 든다(7개 3세트로 시행).

고려 사항

| 공통 |

- 진행자는 균형능력이 저하된 참여자는 안전에 항상 주의한다.
- 진행자는 참여자가 정해진 장소 안에서 활동할 수 있게 보조한다.
- 진행자는 인지기능이 저하된 참여자는 보조자가 옆에서 활동에 벗어나지 않게 보조한다.
- 진행자와 보조자는 활동 도중 어려움이 있는 참여자를 보조한다.